U0131431

瑜伽最適體位 3D解剖書

The Key Poses of Yoga

瑞龍醫生（Ray Long）著
克里斯・麥西爾（Chris Macivor）繪圖
賴孟怡 譯

目錄

瑜伽體位：一把打開身體覺知的鑰匙

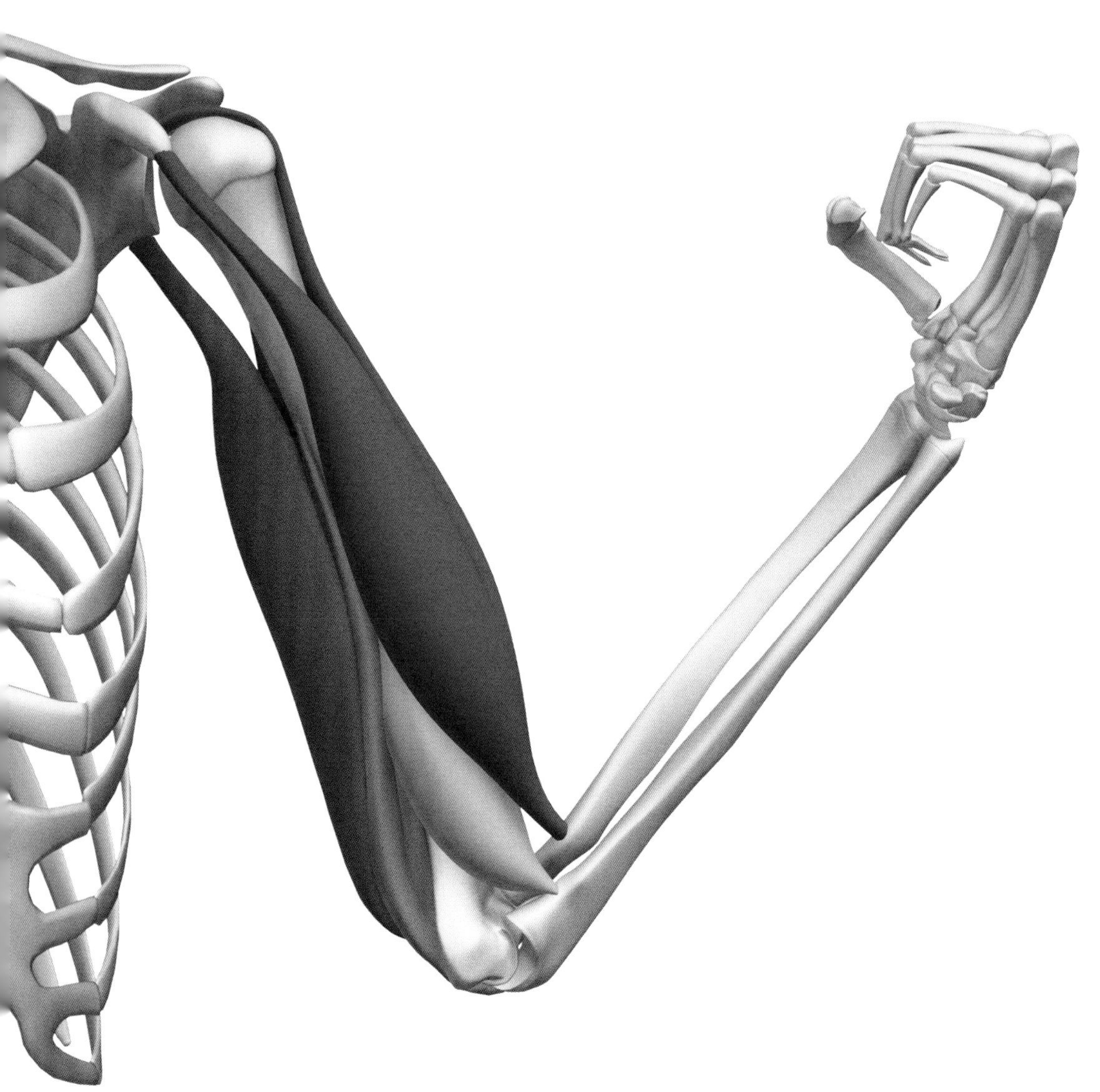

羅伯特．強森（Robert A. Johnson）是我的第一個心靈導師，他教導我凡事要先「知道事情的真實面」。雖然他指的是一般生活準則，但也適用於哈達瑜伽的學習。

在上一本《瑜伽3D解剖書》中，我們側重的是骨頭、關節、韌帶和肌肉，探討它們的形狀和功能之間的關係。同樣的道理，我們也可以從某個瑜伽體位的姿勢及形狀，看出它要帶給我們的功能是什麼。

關節需要和好幾束肌肉共同合作來產生動作。在本頁插圖中，我們可以看到肱二頭肌和肱肌如何屈曲手肘，以及如何伸展反向的拮抗肌（即上臂後方的肱三頭肌）。

每個瑜伽體位都需要某幾個特定的肌肉群共同合作，才能達到最理想的狀態。我稱它們為某個體位的協同肌，懂得運用特定體位的肌肉群，便能強化並穩定你想呈現的姿勢。

再來看右頁插圖的分腿前彎式（Prasarita Padottanasana），就可更清楚了解這個觀念。在這個站姿體位中，收縮大腿前面、臀部和軀幹的肌肉——包括股四頭肌、腰肌和腹直肌，可以深化這個體位，並伸展位於大腿後面、臀部及脊椎兩側的拮抗肌。這就是為什麼練習瑜伽時，要連同協同肌群一起運作才能獲得最理想的效益。

瑜伽體位就像是一把「鑰匙」，打開我們對身體的覺知。以前彎體位來說，在伸展身體前方的肌肉時，同時也能放鬆背部的肌肉群；而後彎體位的效果正好相反。由此可知，體位不同，功能也隨之不一樣。對瑜伽解剖學有些基本的認識，就能學到暗藏於這些姿勢背後的功用。

在這本《瑜伽最適體位3D解剖書》中，我們希望能透過圖文對照的方式，幫助讀者在學瑜伽的過程中更容易上手。書中，我們解構了55種哈達瑜伽的基本體位，看看主要的關節和肌肉收縮時處在哪個關鍵位置，以及肌肉群在不同體位時如何伸展。本書共分為三部，第一部探討的是肌肉伸展的生物力學和生理學理論，第二部是解剖學基礎知識，第三部則是透過解構不同的體位來實際看看這些理論的應用。

練習瑜伽的過程，其實就是在探索我們自己的身體。不同的瑜伽系統對每個體位的詮釋未必一致（這很正常），姿勢也會稍有差異，這要看師承系統及傳授者的經驗而定。從自己的練習中獲得樂趣，並從中找出對你來說「最好」的解釋，這才是最重要的事。這是一趟探索身體的旅程，你會發現什麼對你有用，並逐漸累積自己獨特的瑜伽經驗，而這趟旅程不會結束。

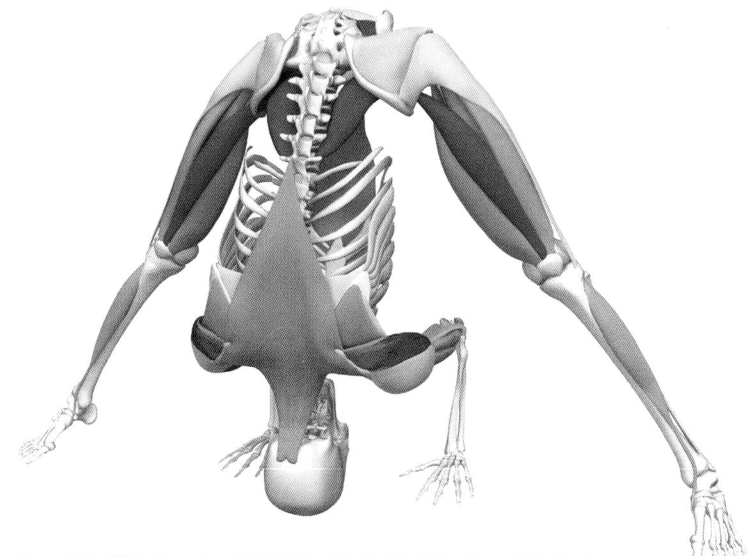

圖1：手肘彎曲時，肱二頭肌和肱肌互為協同肌。肱三頭肌是手肘的伸肌，在彎曲手肘的動作中是拮抗肌。

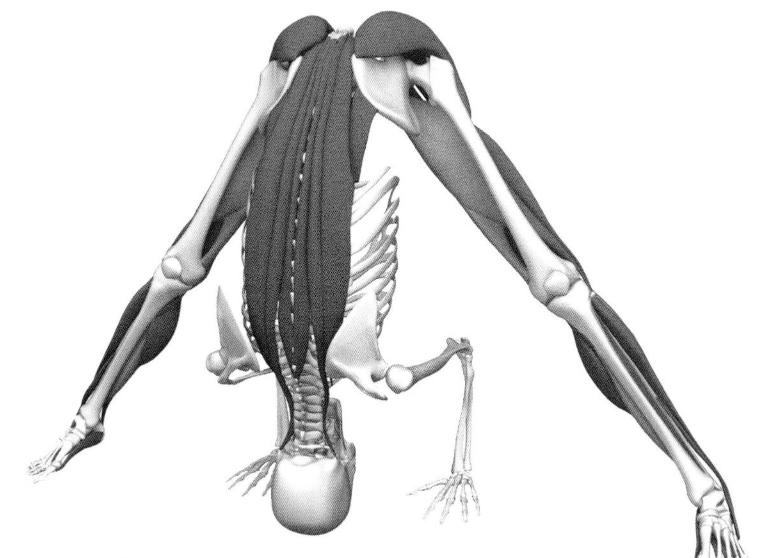

圖2：分腿前彎式（Prasarita Padottanasana）的協同肌（藍色）和拮抗肌（紅色）。

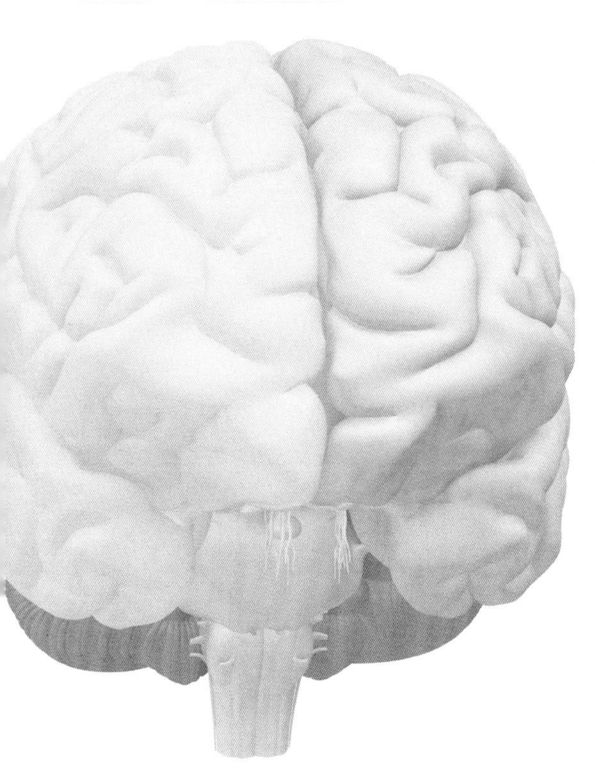

如何使用本書

善用你的右腦來學瑜伽。右腦具有創意和空間的覺知，因此視覺藝術家通常都是以右腦來進行他們的藝術工作。如果請某個藝術家幫我們畫個手肘，他通常不會直接畫得很具體，而是先讓想法轉成視覺模式，再以藝術方式呈現。藝術家下筆時要考慮的因素很多，包括形狀、角度、光線和陰影，這樣才能呈現出獨特的成果。這個開創性的觀念，來自貝蒂．愛德華博士（Dr. Betty Edwards）的著作《像藝術家一樣思考》（*Drawing on the Right Side of the Brain*）。

學瑜伽也可以這樣做，比如你可以將「下犬式」看成是伸直的四肢和彎曲的臀部。在這個體位中，我們可以透過「活化肌肉」的過程，主動調整運用肌肉的方式，創造出最好的姿勢。在「下犬式」中，我們收縮肱三頭肌來伸展手肘；收縮四頭肌來拉直膝蓋，以及收縮髖部的屈肌來屈曲軀幹。一旦我們了解瑜伽解剖學的基本原理，就能將這個概念運用在任何體位。如此一來，我們就可使用肌肉骨骼系統讓身體做出瑜伽姿勢，就像是雕刻家使用刷子和鑿子來創作一樣。將認知轉化成右腦思維，會讓我們在做瑜伽時有如進入冥想狀態。

在本書中，我們會說明如何啟動或放鬆特定的肌肉來達到深化或提升瑜伽體位的目標。首先，請讀者採用「完形」（Gestalt）[1]的角度，單純用欣賞的心態來觀看這些圖片，讓它們進入你的潛意識。然後將體位逐一拆解，更深入觀察關節與其相連結的肌肉是如何運作的。

梵文Drishti是指凝視點，意思是在學習瑜伽時，要運用你對身體的知識來創造凝視點，用心靈之眼灌注你的注意力。建議你在練習任何體位時，一次只注意單一的肌肉群即可。先將注意力放在大肌肉群來做出特定動作，然後再使用較小的肌肉來調整。動作要緩慢溫和，逐漸將解剖學和生理學的知識融為一體。要知道在你練習瑜伽時，大腦會下意識地將你所學到的一切統合在一起。

最後一句話：做得安全又樂在其中，才是學瑜伽的不二目標。

註1：Gestalt是德國字，描述的是一種整體的概念，德國心理學家發現人類對視覺圖像的認知並非根據各個分離的片段，而是一種經過知覺系統串連組織後的形態與輪廓。

如何找出你的最適體位？

Step1

一次只觀察一個體位解剖圖

仔細觀察一個體位的3D解剖圖，讓每個體位的姿勢、形態進入你的深層記憶。

Step2

拆解每個動作的關節與肌肉關係

拆解是學會的訣竅。觀察記憶之後，要進一步拆解該動作中的關節與其相連的肌肉是如何運作的。

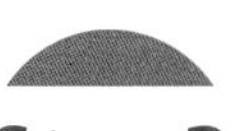
Step3

練習時，先掌握單一大肌肉群

做瑜伽時，解剖學的知識可以讓你更專注。首先，你要將注意力放在大肌肉群上面，做出特定的瑜伽動作。

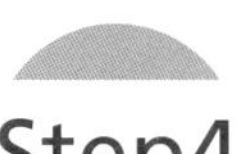
Step4

再調整小肌肉群，直到找到你的最舒適體位

擺出特定姿勢後，再使用較小的肌肉群來修正，調整時動作要緩慢溫和，將解剖學知識與身體感知結合成一體，抓到你最感舒適的體位，這就是你的最適體位。

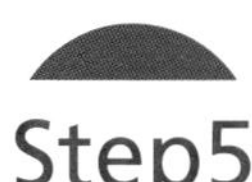
Step5

讓大腦記住你的最適體位

找到你最感舒適的體位後，大腦就會下意識地開始記住你每次的努力成果。每次練瑜伽時，要同時觀想身體的肌肉運作，右腦就會讓身體直覺做出你的最適體位，產生喜悅感及幸福感。

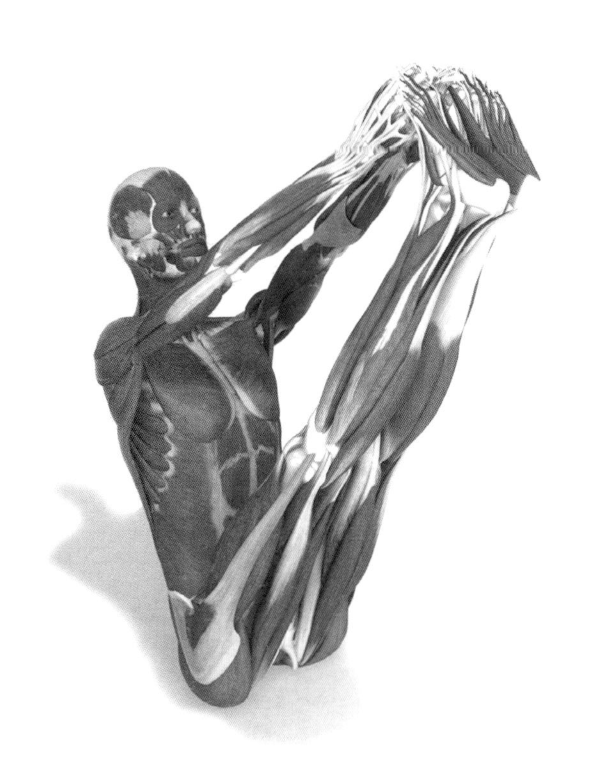

PART 1

緒論

1 以生物力學解構伸展原理

幾年前，我請益瑜伽大師艾揚格（B.K.S. Iyengar）：「精通瑜伽的關鍵為何？」大師舉起手，指著每根手指的表面，然後說：「你必須平衡身體每個部位的能量。」

「哈達」（Hatha）在梵語中，意指太陽／月亮，暗示瑜伽也要講求陰陽協調。以這個角度來思考大師的話，便不難理解哈達瑜伽的精髓所在。

了解生物力學的機制與交互作用，是平衡身體力氣與能量的關鍵因素之一。我們的大腦可以有意識的控制身體的生物力學，比如控制骨骼肌如何移動骨頭和關節，發送訊號給肌肉，使肌肉收縮或放鬆，讓身體可以做出特定的瑜伽姿勢。

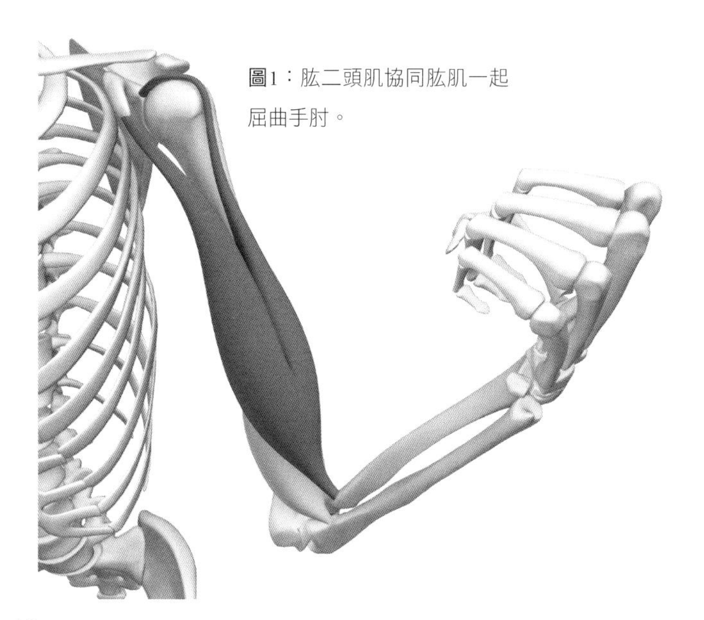

圖1：肱二頭肌協同肱肌一起屈曲手肘。

肌肉群包覆著關節，並依照會產生收縮或放鬆的動作而分成以下幾類。主動肌又稱原動肌，是提供主要力量的肌肉，讓身體產生動作；協同肌是協助主動肌完成動作的肌肉；拮抗肌與主動肌的角色相反，當主動肌收縮時，拮抗肌會配合放鬆，讓動作得以完成（參見圖1）。不同形態的肌肉各司其職、協調運作，身體各部位的能量就能達到平衡。

關節的靈活度與穩定度——生物力學中的陰陽

關節的靈活度與穩定功用，就像陰陽原理，一張一弛，此消彼長。靈活度越大，穩定度就越低，反過來也一樣。肌肉骨骼的生物力學可以清楚解說這樣的過程。對於某個特定關節的運動方式，有下面這三個決定性因素：

1.骨頭形狀
2.關節囊韌帶構造
3.圍繞關節的肌肉群

形成關節的骨頭形狀，決定了關節的活動範圍。例如髖關節，是股骨頭和髖臼的結合，是一種穩定性高的深球窩關節，三個平面的動作都會受限，這樣的穩定性才能承受身體的重量。肩關節是屬於淺球窩關節，活動性更大，比髖關節靈活許多，相對的，穩定性就比較低（參見圖2）。

圍繞關節的關節囊和韌帶稱為關節囊韌帶構造。關節囊和韌帶是由纖維結締組織所形成，關節囊韌帶構造除了可將骨頭連結在一起之外，還能決定關節的靈活度和穩定度，它們的功能就像是關節骨頭的活動接桿。就像骨頭一樣，關節囊韌帶的形狀也與其功能密切相關。

穩定性高的關節（如薦髂關節），其組成骨頭是以粗厚的韌帶連結在一起，因此關節的活動範圍很有限。相反的，肩關節活動大，因此組成骨頭是以細薄的韌帶連結在一起，有更好的展延性。

最後我們要談的是圍繞關節的肌肉——穩定肌群。肌肉收縮不僅能產生動作，還可以穩定關節。肌肉收縮時會影響關節的靈活度，肌肉越僵緊，關節的活動範圍就越小；相反的，肌肉越放鬆，關節的靈活度就會增加。身體伸展時，會拉長特定關節的穩定肌群，讓關節有更多活動空間。瑜伽就是一個伸展肌肉的好運動，可讓關節處的肌肉變得更長，增加整個身體的活動範圍。

瑜伽姿勢無法做到位的因素很多，包括關節的靈活度和穩定度、肌肉收縮的程度、關節囊韌帶構造的鬆緊度，以及骨頭的形狀，也可能是受到以上好幾個因素的影響。

青春期過後生長板會關閉，骨頭形狀就定型，再也無法改變。骨頭形狀因人而異，因此很難判斷某個人是因為骨頭形狀而做不好瑜伽動作。關節囊韌帶構造的狀態，也是讓瑜伽動作受限的因素之一。此外，韌帶的伸展程度也有限，過度伸展會傷害到韌帶，可能影響到關節的穩定度。

由此可知，我們沒辦法改變骨頭的形狀和韌帶的長度，要改善身體的靈活度，我們唯一可以掌握的就是從改變穩定肌群下手。這是好事一件，事情變得簡單多了，因為骨骼肌的長度是可以靠我們的意識改變的，而且透過瑜伽的練習可以安全地改善身體的活動幅度。

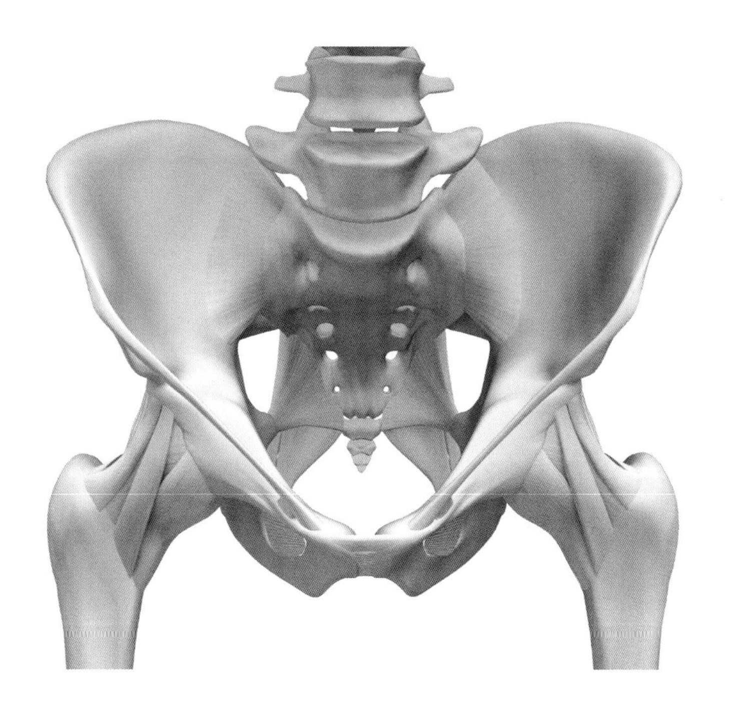

圖2：髖關節（上圖）與肩關節（下圖）都是屬於球窩關節構造，髖關節是深球窩構造，而肩關節是淺球窩構造（圖中可見韌帶）。

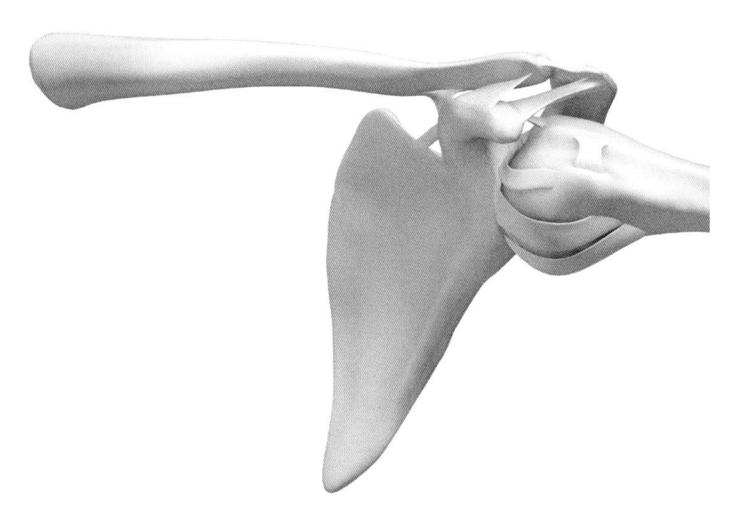

什麼是伸展？

骨骼肌通常是透過肌腱固定到在骨骼的兩端，一端稱為「起端」，另一端稱為「止端」。基本上，伸展某塊肌肉時，會讓起端離止端更遠。我們可以保持骨骼肌的起端不動，只移動止端部分，或是反過來也行。這兩頁的插圖是以棘上肌和膕旁肌為例說明

圖1：胸大肌將肱骨拉往身體中線，這個動作會讓附著於肱骨頭的棘上肌遠離它的起端，也就是肩胛骨位置。

下圖是採鷹式（Garudasana）體位，圖中可以看出移動棘上肌（包覆肩關節的肌肉之一）的起端或止端可以拉長肌肉的長度。

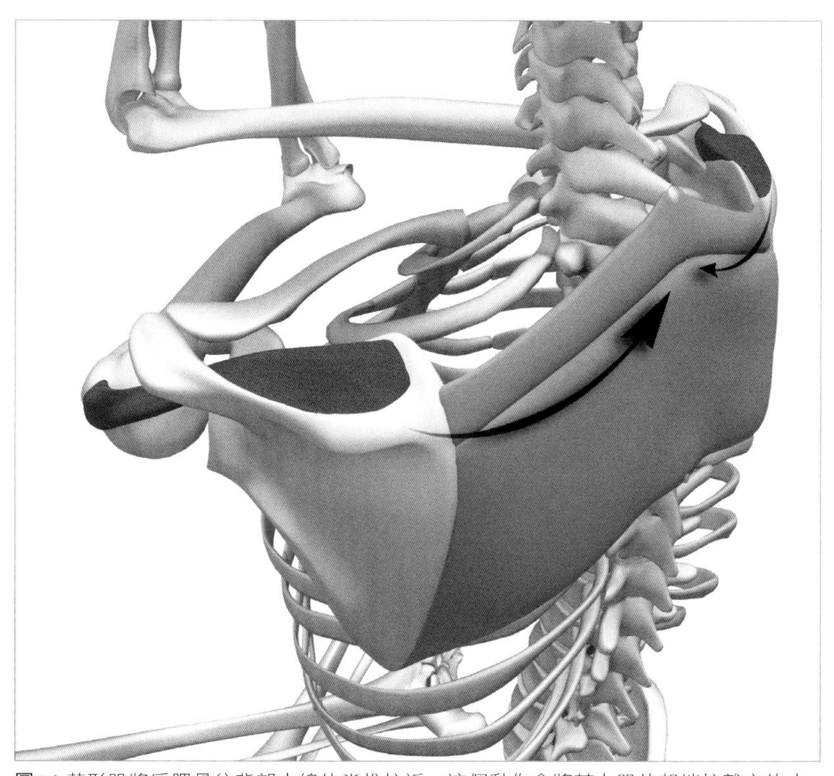

圖2：菱形肌將肩胛骨往背部中線的脊椎拉近，這個動作會將棘上肌的起端拉離它的止端（肱骨頭處）。

當肌肉被拉長時會影響到幾個構造，其中包括包覆在肌肉外面的結締組織，以及讓肌肉收縮的收縮單元。持續練習瑜伽，能拉長結締組織的長度；收縮單元（又稱肌節）則受中樞神經系統所控管。在下文中，我們會針對這幾個要素另立一個章節「伸展的生理學反應機制」來深入討論。

下圖是採站立前彎式（Uttanasana）體位，圖中可以清楚看到移動膕旁肌的起端或止端時，會拉長大腿後面的肌肉長度。

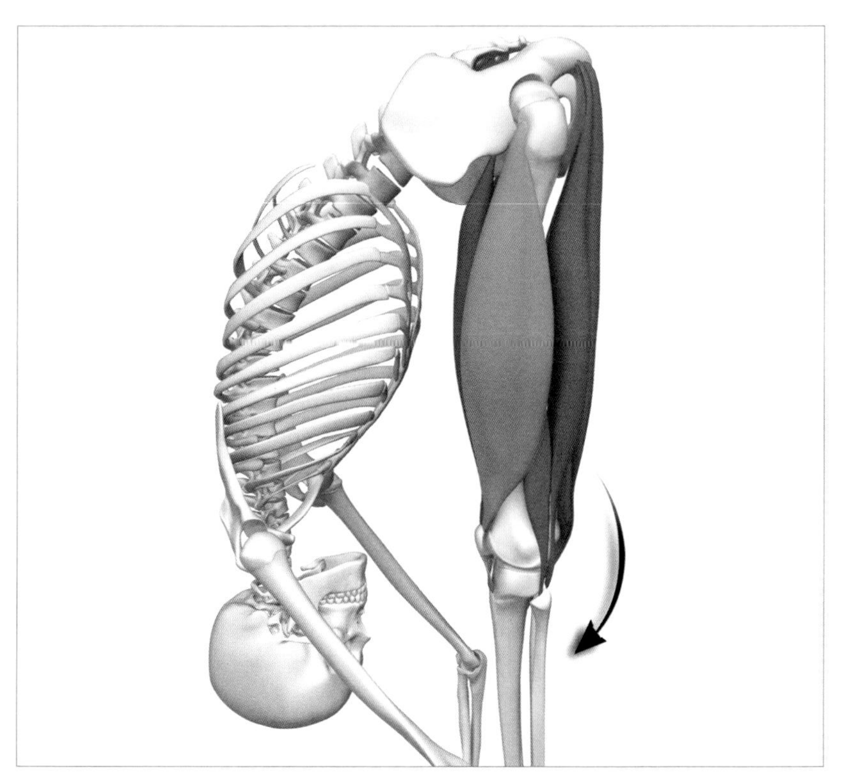

圖3：拉直膝蓋的是股四頭肌。這個動作會移動膕旁肌的止端，將它拉離位於骨盆坐骨結節的起端。

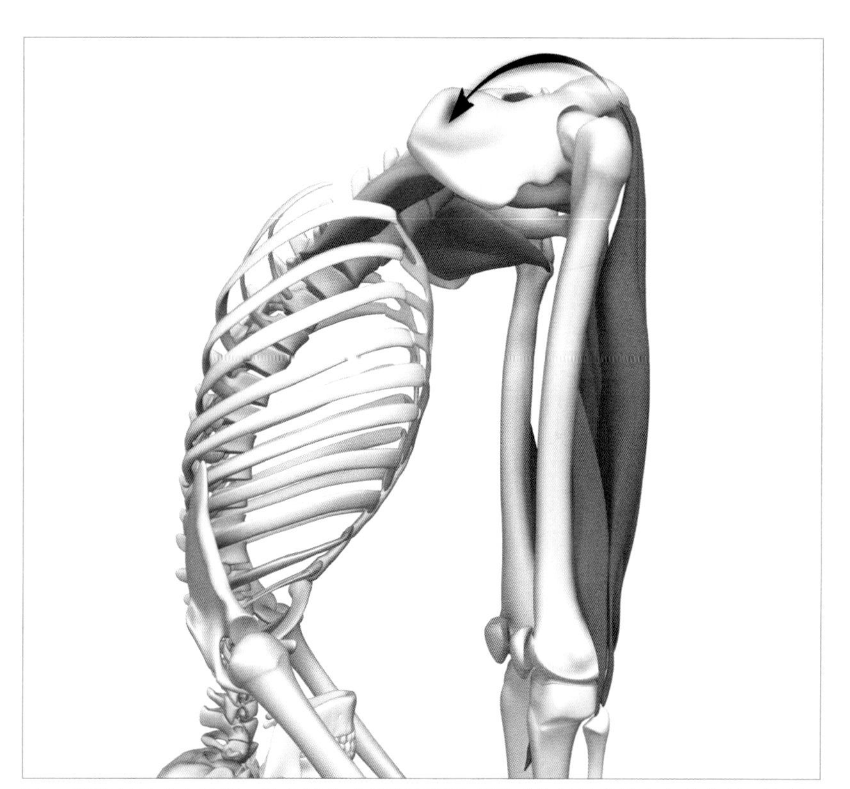

圖4：腰肌使骨盆向前傾。這個動作會將膕旁肌的起端（位於骨盆後方）往上提，遠離膝窩下方的止端。

移動肌肉的起端與止端 1

下面四張圖是單腿伸展頭觸膝式（Janu Sirsasana）的動作，可以看出移動縱向肌肉群的起端與止端，可以深化這個體位。

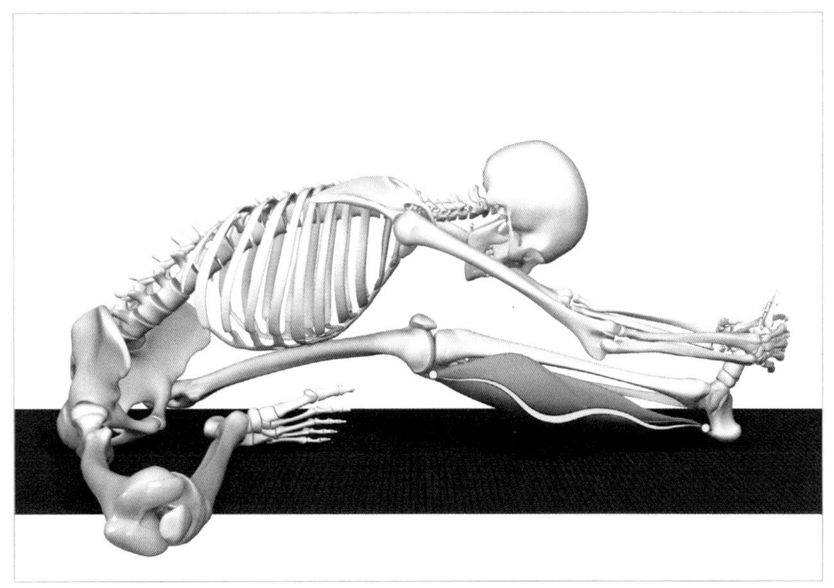

圖1：曲膝可以放鬆小腿主要肌肉（腓腸肌）的起端，這個動作會讓腓腸肌的止端（位於腳跟骨上）活動更自如。

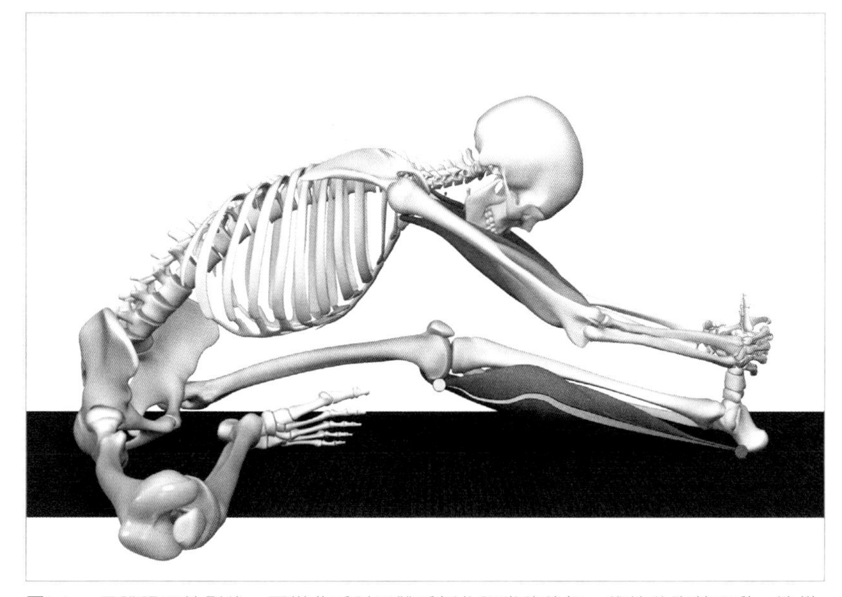

圖2：一旦腓腸肌放鬆後，再彎曲手肘用雙手抓住腳掌往後扳，維持此姿勢不動。這樣一來，就可使腓腸肌的止端離股骨的起端更遠。這個體位是連結上肢與下肢的一個很好範例。

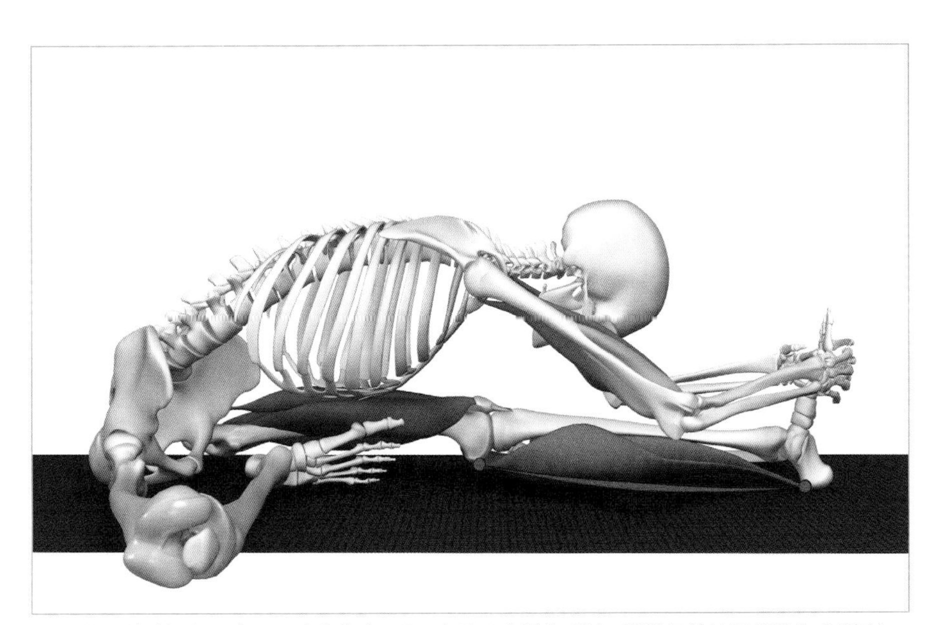

圖3：雙手持續抓住腳掌，同時啟動肱二頭肌和肱肌來彎曲手肘，腳掌仍維持足背彎曲（背屈）的狀態。使用股四頭肌拉直膝蓋，這個動作會讓小腿肌肉（腓腸肌）的起端遠離止端（位於腳後跟），達到伸展肌肉的目的。

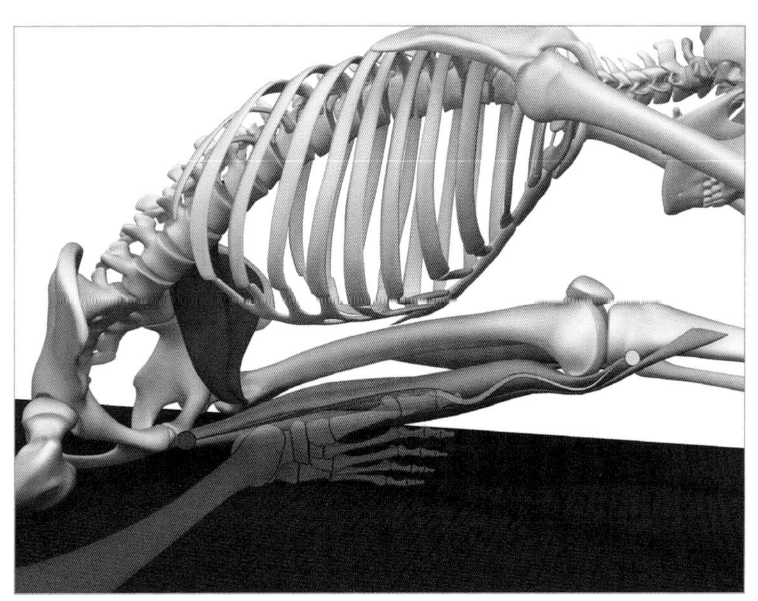

圖4a：曲膝放鬆膕旁肌的止端。接著使用腰肌讓骨盆向前傾。這個動作會將膕旁肌的起端（位於骨盆處）拉離止端（位於小腿）。

移動肌肉的起端與止端 2

從這個「單腿伸展頭觸膝式」可以了解：數個主要關節（包括腳踝、膝蓋、髖部、手肘和脊椎中的關節）一起運作，能拉長背部的肌肉。

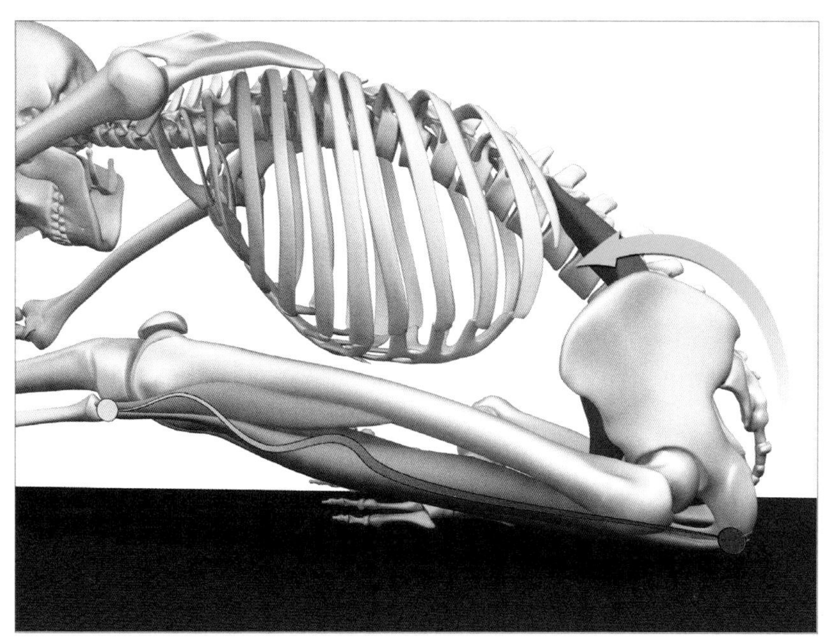

圖4b：這是從另一個角度來觀看圖4a的動作。

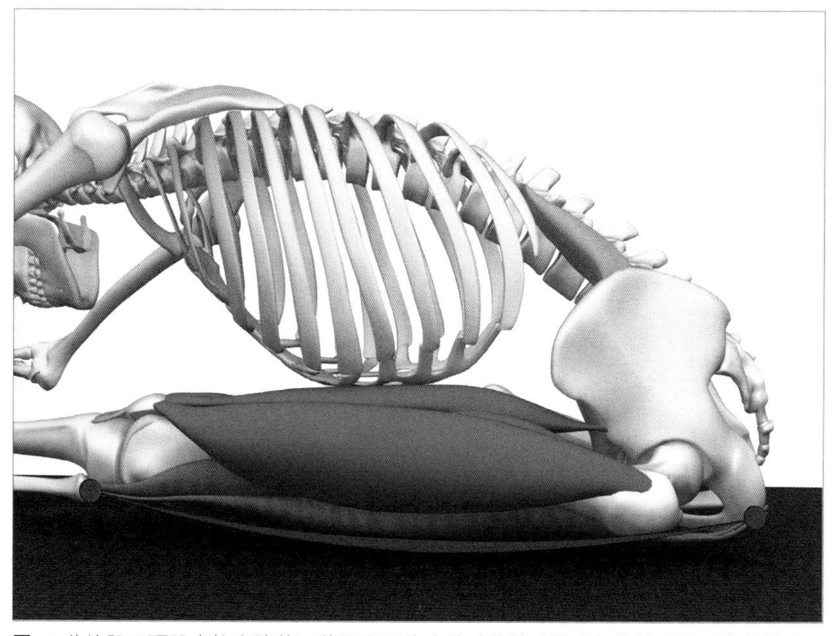

圖5：收縮股四頭肌來拉直膝蓋，將膕旁肌的止端（位於小腿處）拉離起端（位於骨盆後面）。腰肌使骨盆維持前傾姿勢。這些動作還可拉長膕旁肌的長度。

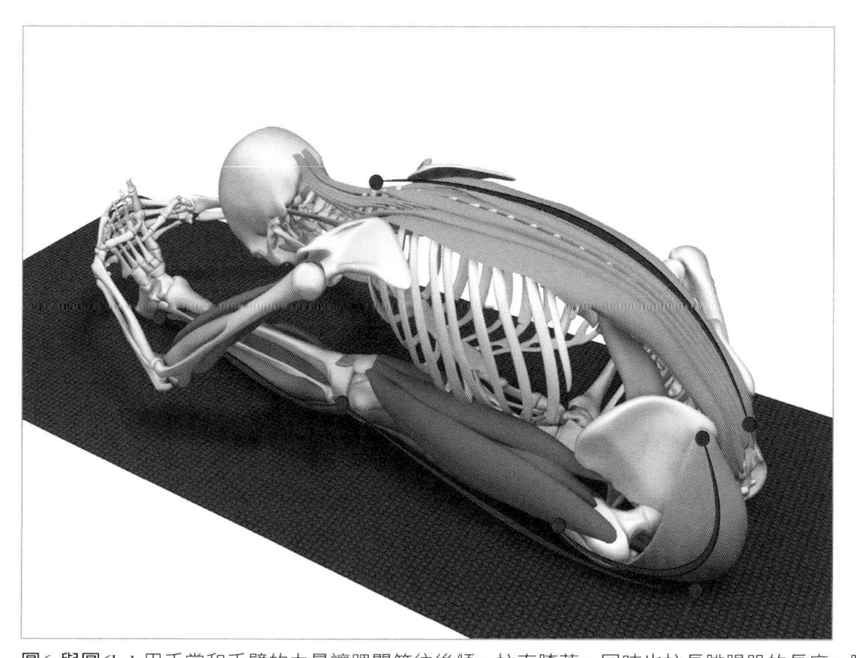

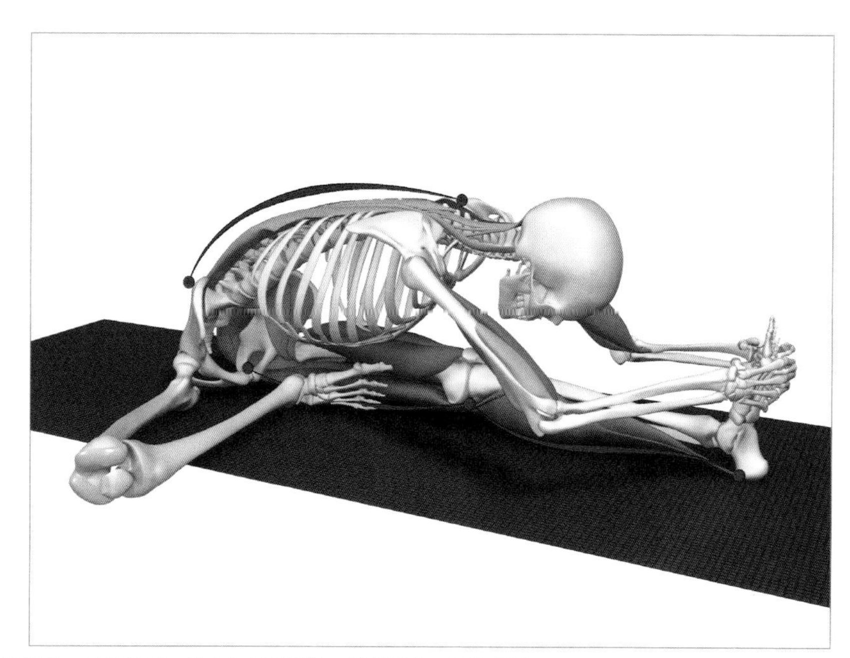

圖6a與圖6b：用手掌和手臂的力量讓踝關節往後傾、拉直膝蓋，同時也拉長腓腸肌的長度。膝蓋拉直、骨盆前傾，就會拉長膕旁肌。髖部屈曲，可拉長臀大肌的長度。屈曲手肘、軀幹前彎，可以伸展脊椎肌肉的長度。這個動作會把骨盆進一步往前拉，加上腰肌一起作用，更強化了整個伸展的強度。

2 伸展的生理學反應機制

骨骼肌的生物力學是受意識所控制的，比如說我們想要拉直膝蓋，大腦就會下收縮的指令給股四頭肌，股四頭肌一收縮就能拉直膝蓋、伸展膕旁肌。這個動作會觸發一連串的生理反應，不過我們不會意識到有這些反應發生。

關節與肌肉中的受器[1]可以偵察出肌肉張力和長度的改變，然後傳送訊號到負責控管肌肉收縮的中樞神經系統，以回應某個特定關節的活動範圍。

透過這種方式，有意識的生物力學動作便能影響無意識的生理反應。身體在練習瑜伽姿勢時，會觸發一連串的生物力學與生理學的反應。

脊髓的反射作用

脊髓的反射弧負責調節骨骼肌收縮單元的張力及長度，這樣的調節是無意識的主動行為，以回應生物力學的動作。當肌肉收縮或伸展時，肌肉內的受器會通知中樞神經系統，再由中樞神經系統指示肌肉做出適當的回應，看是要放鬆或收縮。這些動作都是靠肌肉和脊髓之間的神經傳導途逕——反射弧來完成，我們無法察覺到這些過程。最後的結果就像陰陽回饋機制，一張一弛，不斷往來變化，透過收縮與伸展，平衡與精細調整身體的動作。

受器以及相對應的反射弧連結骨骼肌肉系統與中樞神經系統，這是相當複雜的人體設計，為了實用起見，本章僅針對三個主要的脊髓反射作用來討論：肌梭、交互抑制和高爾肌腱器。

伸展肌肉的方法

基本上，肌肉伸展有以下三種方法：

- 彈震式伸展（Ballistic stretching）：這是使用跳躍方式來伸展目標肌肉群的方式，所謂的動瑜伽（Vinyasa flow）就是一個例子。這種伸展方式之所以有用，在於做完上一個瑜伽體位後「重新設定」肌肉的長度。早上起床後練習拜日式，也是一個好例子。

- 被動式伸展（Passive stretching）：這一類的伸展牽涉到身體的重量、地心引力，以及協同肌群和拮抗肌群。伸展方式是讓身體處在某個伸展動作中一段時間，好讓負責的伸展受器有時間「適應」。長時間保持被動式伸展，可以拉長肌肉不會收縮的部分，比如筋膜鞘。

- PNF伸展：又稱為本體感覺神經肌肉誘發術（Proprioceptive Neuromuscular Facilitation，簡稱PNF），透過短暫收縮想伸展的肌肉來達到柔軟度的訓練。這樣的做法可以刺激高爾肌腱器的伸展受器，讓脊髓下令肌肉放鬆。一旦肌肉處在舒張的狀態下，就可強化伸展的功效。

註1：受器（receptor）是感覺器官、肌肉、皮膚和關節上的特殊分化細胞，功能是接受內外的各種不同刺激，並將之轉變為神經脈衝，經由感覺神經細胞來傳遞，最後由中樞神經系統對肢體及肌肉進行調節，以產生適當的動作。

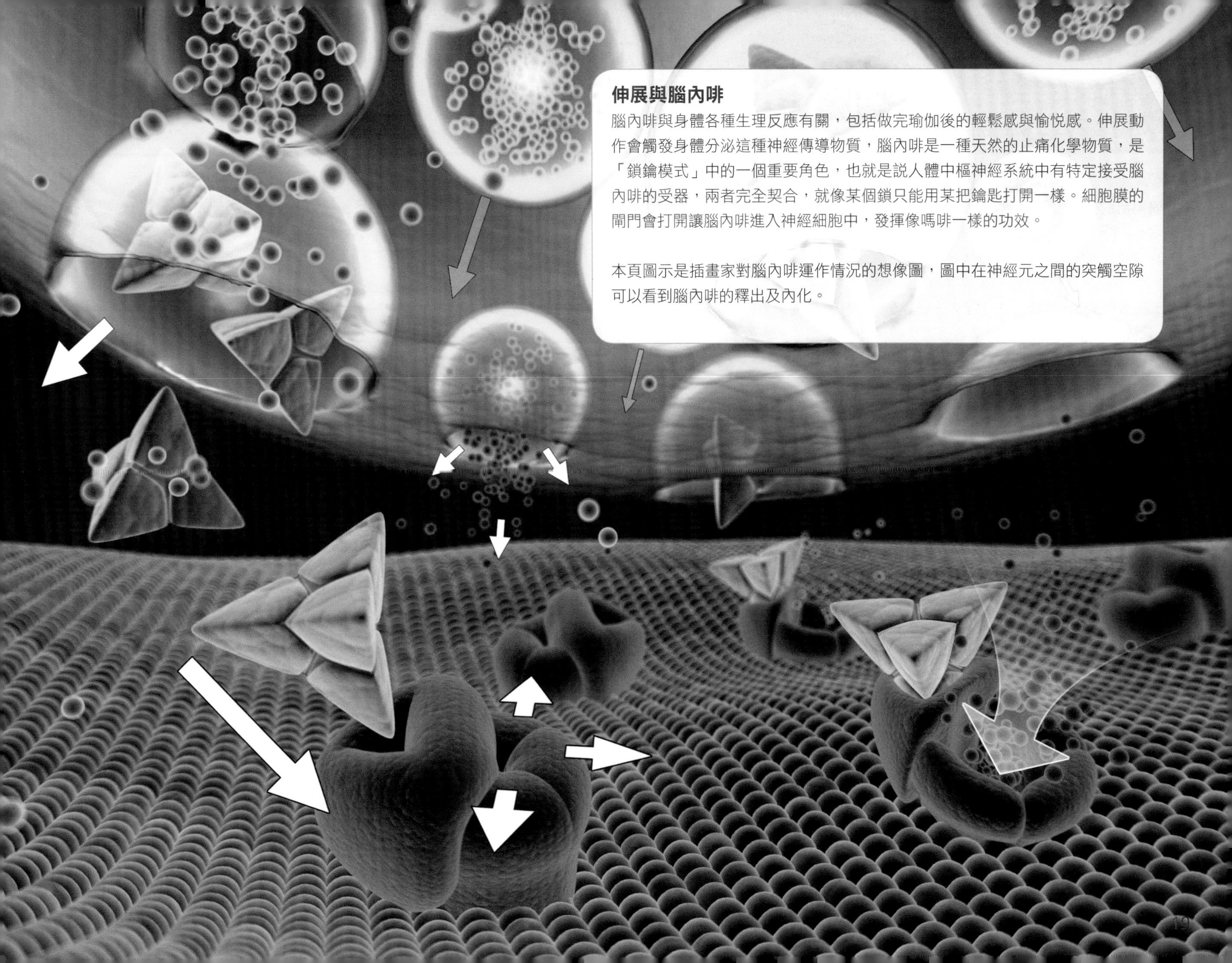

伸展與腦內啡

腦內啡與身體各種生理反應有關，包括做完瑜伽後的輕鬆感與愉悅感。伸展動作會觸發身體分泌這種神經傳導物質，腦內啡是一種天然的止痛化學物質，是「鎖鑰模式」中的一個重要角色，也就是說人體中樞神經系統中有特定接受腦內啡的受器，兩者完全契合，就像某個鎖只能用某把鑰匙打開一樣。細胞膜的閘門會打開讓腦內啡進入神經細胞中，發揮像嗎啡一樣的功效。

本頁圖示是插畫家對腦內啡運作情況的想像圖，圖中在神經元之間的突觸空隙可以看到腦內啡的釋出及內化。

3 肌肉長度的偵察器——肌梭

肌梭牽張感受器（Muscle spindle stretch receptor）是一種特化的肌肉細胞，簡稱肌梭。這種梭形小體分布於全身的骨骼肌中，尤以四肢肌肉為多。肌梭位於骨骼肌的肌腹上，可以偵察到肌肉長度及張力的變化。基本上，當肌肉因為伸展而拉長時，肌梭會發送訊號到脊髓，然後下指令要肌肉收縮來對抗伸展動作。這樣的機制是為了保護肌肉不要過度伸展或撕裂，科學家將此反應稱為「脊髓反射弧」。

練習瑜伽時，不要勉強身體過度伸展，這會加強肌梭的作用，促使肌肉收縮。這樣的機制，會妨礙身體進行深入的伸展動作。硬碰硬不是好方法，要解決這樣的問題只能循序漸進，可以先配合脊髓反射弧的運作來降低肌肉反射收縮的強度，然後逐步深化瑜伽體位。

在右頁圖中，我們可以看到肌梭的脊髓反射弧是如何運作的。肌梭受器傳送訊號到脊髓，訊號再經由脊髓傳送到運動神經元，要求肌肉收縮以對抗伸展動作。這種原始的反射，是針對一個生物力學事件——即肌肉伸展的一個無意識回應。維持肌肉伸展30～60秒，就可降低肌梭的放電強度，肌肉便能舒張放鬆。向下伸展時背部稍微往上提一下，也能降低肌梭放電的強度，以便放鬆肌肉，增加伸展幅度。

右頁圖以「站立前彎式」（Uttanasana）為例，用以說明「安撫」肌梭的技巧，使其降低放電強度。伸展時，背部要往上提幾秒鐘，然後再彎得更下去，加深伸展幅度。這個方法看似矛盾，但是會比一次彎到底更有效果。原因在於，這樣做會降低目標伸展肌肉的反射收縮。

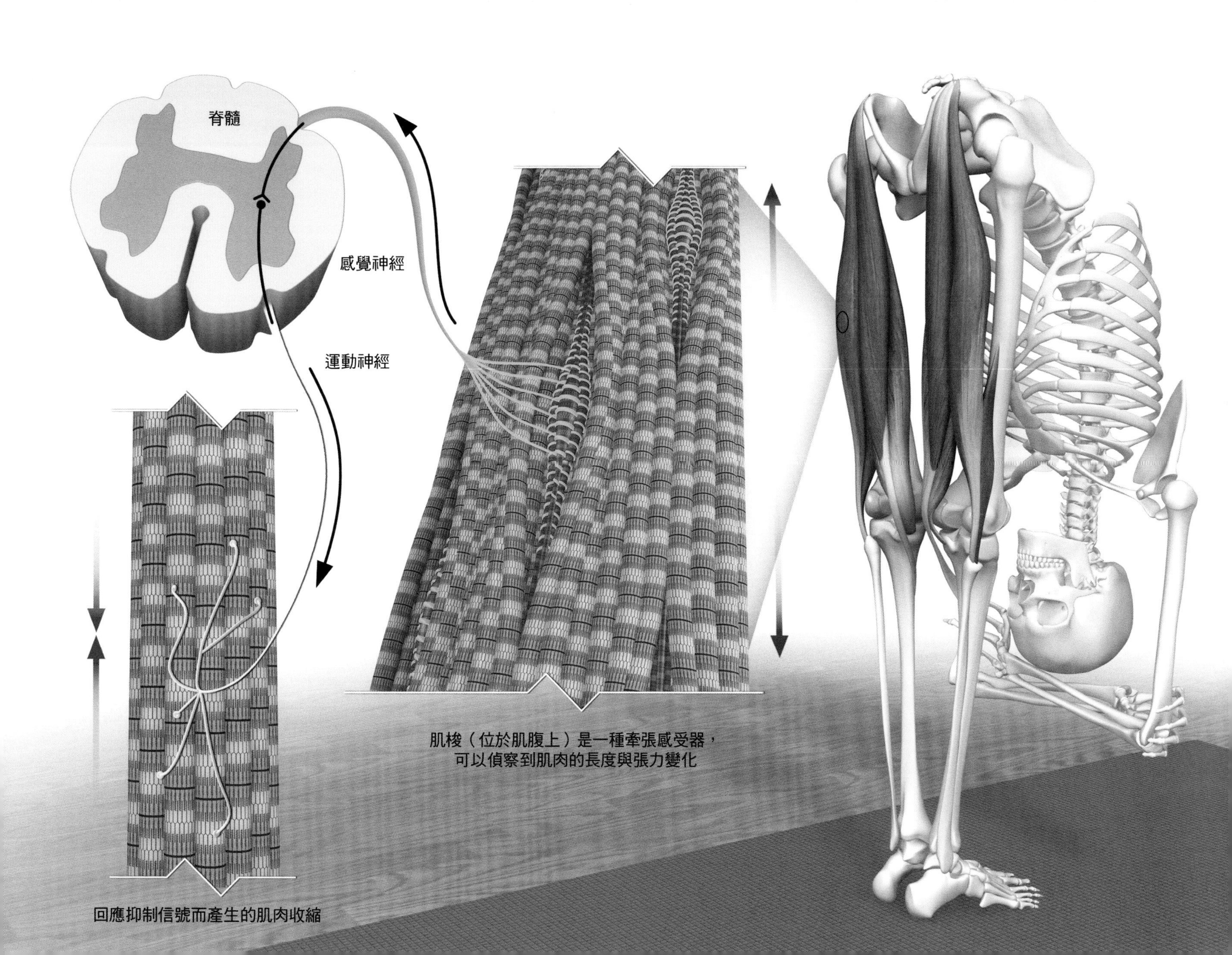

肌梭（位於肌腹上）是一種牽張感受器，
可以偵察到肌肉的長度與張力變化

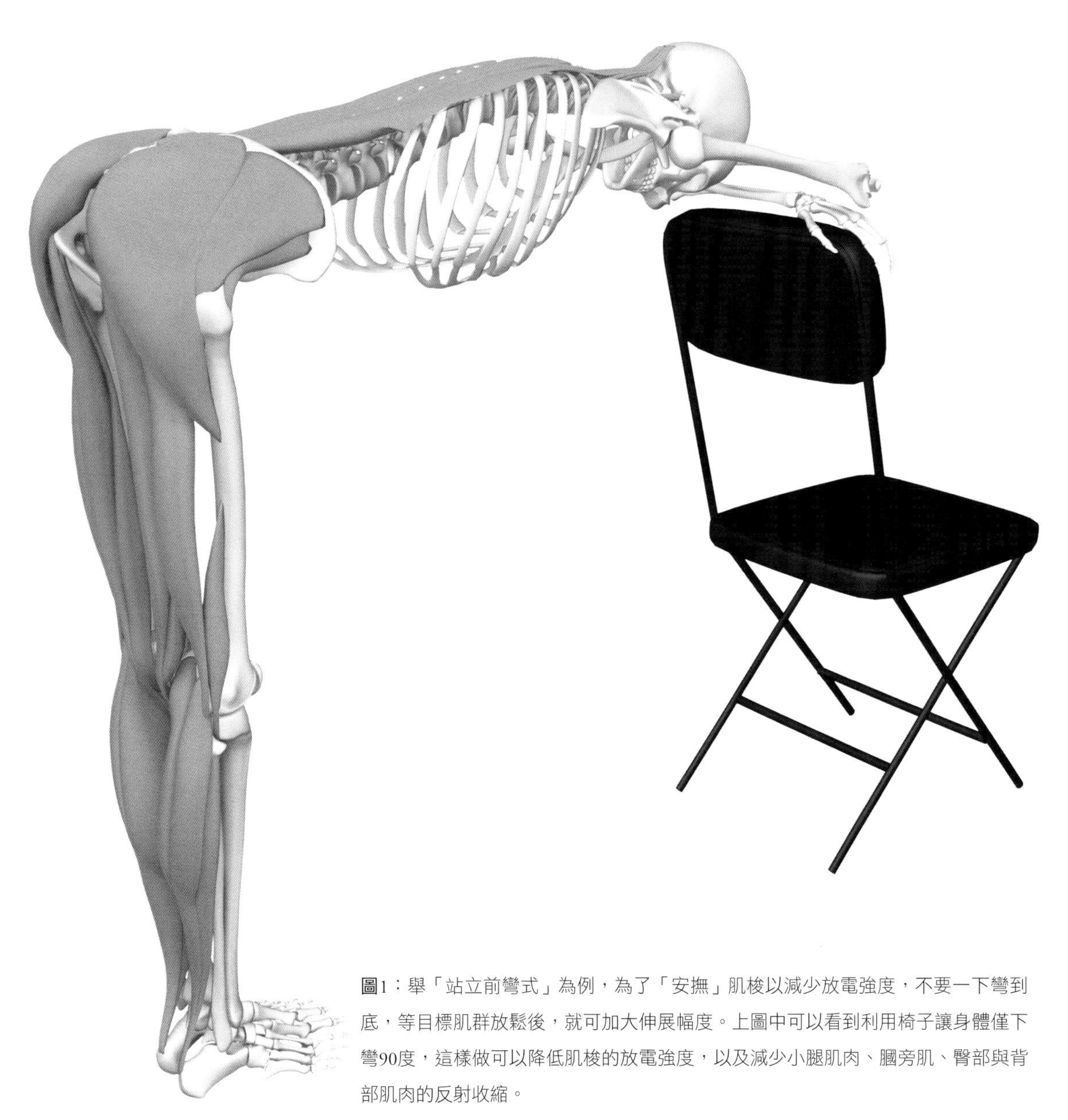

圖1：舉「站立前彎式」為例，為了「安撫」肌梭以減少放電強度，不要一下彎到底，等目標肌群放鬆後，就可加大伸展幅度。上圖中可以看到利用椅子讓身體僅下彎90度，這樣做可以降低肌梭的放電強度，以及減少小腿肌肉、膕旁肌、臀部與背部肌肉的反射收縮。

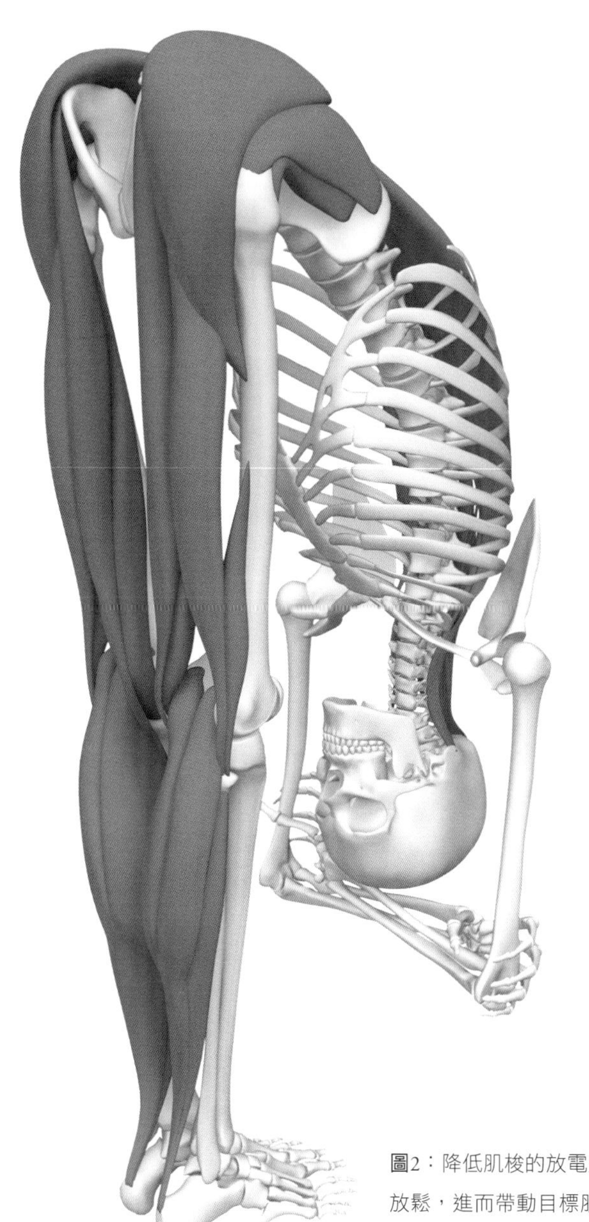

站立前彎式體位中的肌梭

身體慢慢向前彎到你覺得舒適的角度，膕旁肌、臀大肌及豎脊肌的肌梭會因應伸展的動作而放電，並將電訊號傳送到脊髓。這是反射弧的第一個部分，肌梭是受器，經由傳入神經與脊椎相連結。反射弧的第二個部分，是透過傳入神經從脊髓將訊號發送到肌肉，使其收縮。正在伸展的背部肌肉會產生反射收縮，使得練習者無法做好「站立前彎式」。

我們接下來的任務是減緩伸展肌肉的反射收縮，做法是稍微放鬆要伸展的肌肉。搭配椅子來做「站立前彎式」，讓肌梭慢慢適應前彎動作，因為把身體抬高可以降低背部肌肉伸展的張力。降低伸展張力就能降低肌梭放電的強度，因此能使伸展肌的反射收縮降到最低。

保持這種溫和伸展的姿勢，做幾次深呼吸後，就能平穩肌梭的伸展受器，解除放電警報。等肌梭適應溫和的伸展後，就能收縮大腿前面的肌肉來伸展膝蓋，讓下彎幅度加大，「站立前彎式」就能做得更到位。

圖2：降低肌梭的放電強度，小腿肌肉、膕旁肌、臀肌和背部的肌肉都能跟著放鬆，進而帶動目標肌群一起放鬆。此圖呈現的是在「站立前彎式」的體位中獲得充分伸展的肌肉。

4 動作協調的關鍵機制──交互抑制

交互抑制是一種全身從上到下陰陽協調的概念，就解剖學來説就是不同的關節都能發揮正常功能，形狀與功能相符。當你閱讀本章時，請時時回想髖關節和肩關節的形狀，就能更快理解這個概念。

生物力學的陰陽變化

當我們正在做某個動作時，使用到的肌肉會自動分為兩類：一類是主動肌，另一類是拮抗肌。以伸展膝蓋為例，股四頭肌是主動肌，沿著大腿後方分布的膕旁肌是拮抗肌。相反的，曲膝時，膕旁肌成了主動肌，而股四頭肌則成為拮抗肌。這就是生物力學中的陰陽變化。

交互抑制──生理學上的陰陽變化

彎曲或拉直膝蓋的生物力學過程（主動肌收縮時，拮抗肌舒張），在生理上也會產生相對應的陰陽變化。這個陰陽變化存在於人體最原始的脊髓反射弧中，也就是我們所稱的「交互抑制」，意思是指關節一端的肌肉會舒張（放鬆）來配合另一端肌肉的收縮。我們可以有意識地來控制反射弧，進而改善我們的瑜伽姿勢。

以坐姿前彎式（Paschimottanasana）為例，大腿前面的股四頭肌是主動肌，而大腿後面的膕旁肌是拮抗肌。股四頭肌收縮，膕旁肌就會舒張，這樣的變化都是透過脊髓進行。導致股四頭肌收縮的神經脈衝稱為興奮性神經脈衝，而使膕旁肌舒張的則是抑制性神經脈衝。

試試看用這個技巧來加強「坐姿前彎式」：慢慢收縮股四頭肌來伸直膝蓋，注意膕旁肌如何放鬆。這個技巧，可以運用在其他體位的不同主動肌群／拮抗肌群。有了生物力學的知識，當你運用這個技巧時，就能有效改善骨頭的排列方式。

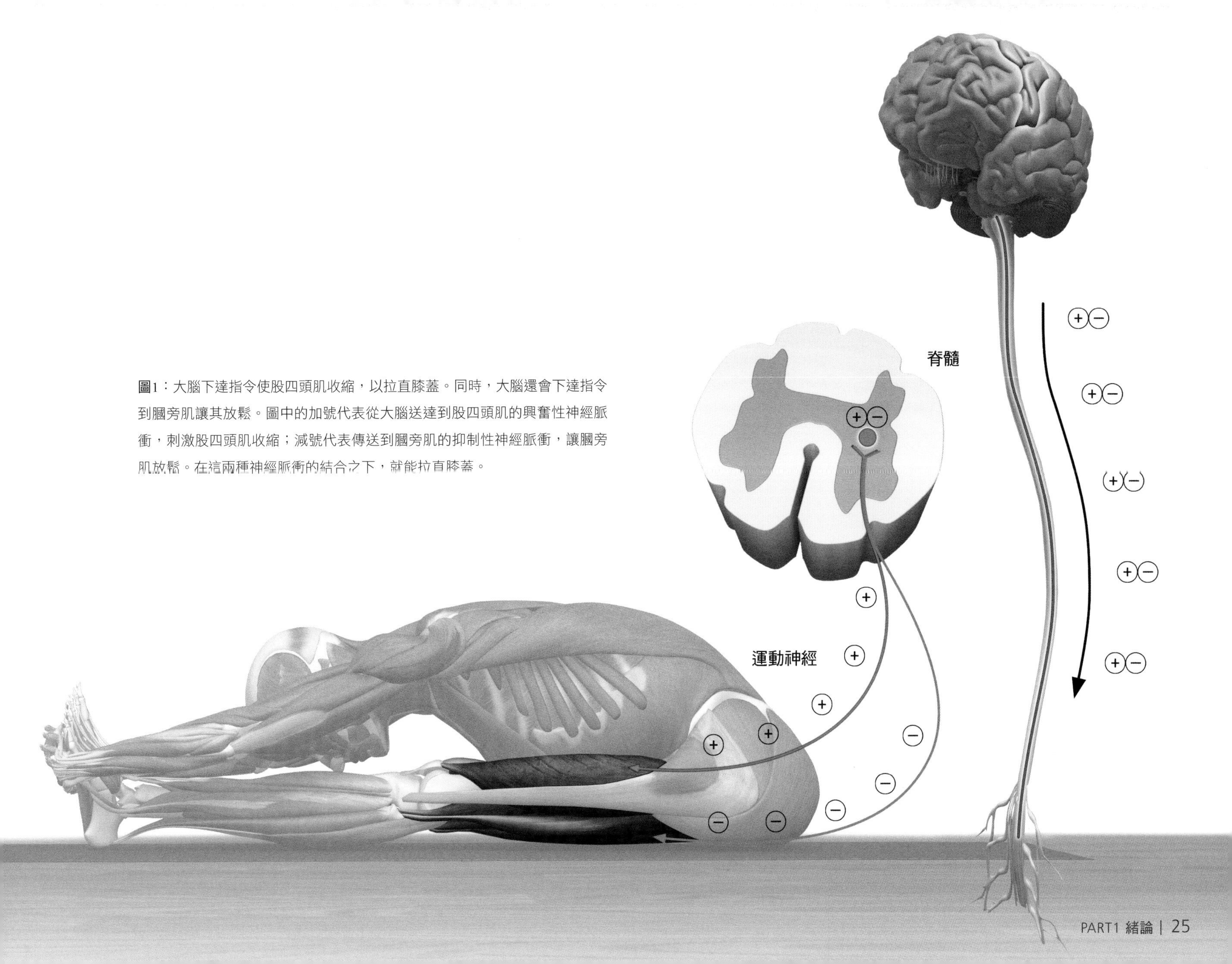

圖1：大腦下達指令使股四頭肌收縮，以拉直膝蓋。同時，大腦還會下達指令到膕旁肌讓其放鬆。圖中的加號代表從大腦送達到股四頭肌的興奮性神經脈衝，刺激股四頭肌收縮；減號代表傳送到膕旁肌的抑制性神經脈衝，讓膕旁肌放鬆。在這兩種神經脈衝的結合之下，就能拉直膝蓋。

5 肌肉張力偵察器—高爾肌腱器

高爾肌腱器也是一種感覺受器，位於肌肉和肌腱的交接處。它對肌肉張力的變化很敏感，當張力增加時，就會傳送訊號讓肌肉放鬆。這樣的作用就像是「斷路器」，可以避免肌肉過度收縮而造成肌腱拉傷。高爾肌腱器會配合同樣也是感覺受器的肌梭一同作用，它們會偵測肌肉的長度和張力變化，發送出訊號要肌肉收縮。

物理治療師和運動教練會將高爾肌腱器的作用方式，用於治療患者和訓練運動員，也就是一般所稱的PNF伸展法（中譯為「本體感覺神經肌肉誘發術」）。在PNF伸展法中，為了刺激高爾肌腱器，會短暫收縮正在伸展的目標肌肉，造成肌肉張力增加，接著高爾肌腱器會發送訊號讓肌肉放鬆，就可進一步來伸展肌肉。這在生理學上稱為「放鬆效應」。

第一次接觸這種柔軟度訓練概念的人，可能會覺得要收縮正在伸展的肌肉是不合理的事；但只要小心應用，這個技巧可以突破練瑜伽的障礙，深化瑜伽姿勢，做得更到位、更有效果。

施行技巧

1. 首先，盡可能拉長你要伸展的目標肌肉，這樣可以重新「設定」該肌肉的長度，重點是讓大腦知道你最後想要的伸展程度。

2. 接下來，溫和地收縮目標肌肉，以「坐姿前彎式」為例，我們要把目標放在伸直雙腿的膕旁肌。所以，我們要先試著彎曲膝蓋使膕旁肌收縮（這個曲膝動作使用的就是膕旁肌）。一般來說，我會先稍微彎曲膝蓋，再把腳踝壓到地板。這樣做就能引起膕旁肌收縮。

3. 僅施以目標肌肉的20%肌力（肌肉在一次收縮時所能產生的最大力量）來收縮目標肌肉，並維持8～10秒。然後放鬆，深呼吸一次。

4. 現在，收縮大腿前方的拮抗肌，使目標肌肉達到一個新「設定」的長度。以「坐姿前彎式」為例，我們要收縮大腿前面的股四頭肌來拉直膝蓋，這樣便可伸展大腿後面的膕旁肌，使身體彎得更下去。

注意事項

1. 如果你是瑜伽初學者，在應用這些強效的技巧來深化伸展前，請務必多花幾個月讓身體適應。

2. 請記得高爾肌腱器的作用雖然是保護肌腱不被拉傷，但是它保護的能力還是有限。因此，千萬不要過度使用這個技巧，同時也不可以使用超過20%的肌力來收縮目標肌肉。

3. 用來收縮肌肉的力量會轉移到關節，這稱為「關節作用力」，因此在伸展時，一定要讓關節維持在正常的排列位置，才能確實保護關節。如果關節感到疼痛，務必馬上停止伸展。

4. 一次只練習一組肌肉群，每次練習時，不要每個體位都進行PNF伸展，只能選擇其中一個體位來做。以上述的伸展方法來練習，次數不超過二至三次。

5. 在下一次練習此技巧前，要給自己足夠的時間（48小時）恢復。

6. 練習時，一定要有經驗豐富的合格瑜伽老師一旁指導。

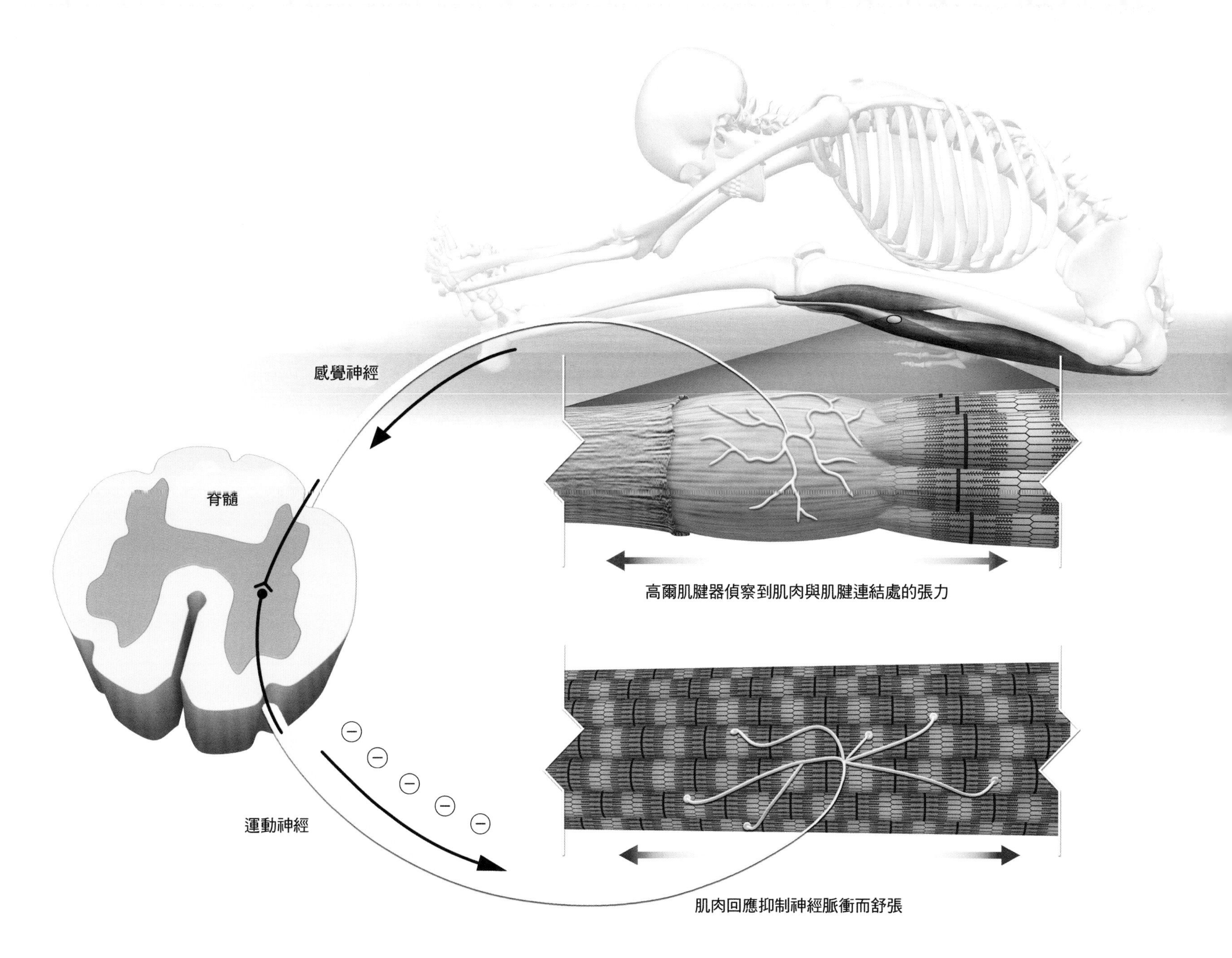
感覺神經
脊髓
高爾肌腱器偵察到肌肉與肌腱連結處的張力
運動神經
肌肉回應抑制神經脈衝而舒張

6 如何做出一個完美的伸展動作

人體有許多自我保護機制，就以前面討論的骨骼肌為例，就有兩大偵測系統。其一是肌梭，對於肌肉長度的變化特別敏感，只要偵測到肌肉長度瞬間變長，就會讓肌肉反射性收縮來抗拒伸展，保護肌肉避免拉傷。其二是高爾肌腱器，可以偵測肌肉張力的變化，當肌肉被過度拉扯時，會因高爾基肌腱器的抑制作用而放鬆，以免肌腱被扯斷。綜合運用肌梭、交互抑制及高爾肌腱器的不同功能，就能在不受傷的情況下，有效加強柔軟度，讓伸展動作做得更完美。

練習牛面式（Gomukhasana）時，試著讓雙手在背後往相反方面拉開，以增加上肢肌肉－肌腱交接處的張力。這樣做影響到的是，肩旋轉肌群的棘下肌與小圓肌的肌肉／肌腱交接處，以及前三角肌與上胸肌（這個體位的下手臂處）。在這個姿勢中，上手臂的肩旋轉肌群（包括肩胛下肌、背闊肌與大圓肌）會感受到張力增加。

高爾肌腱器感受到張力就會放電，促使脊髓發送訊號讓這些肌肉放鬆。即使雙手不再往反方向拉扯，放鬆的反應仍會持續一陣子。我們可以將雙手拉得更近來強化「牛面式」，然後藉由放鬆效應來收緊舒張的肌肉。

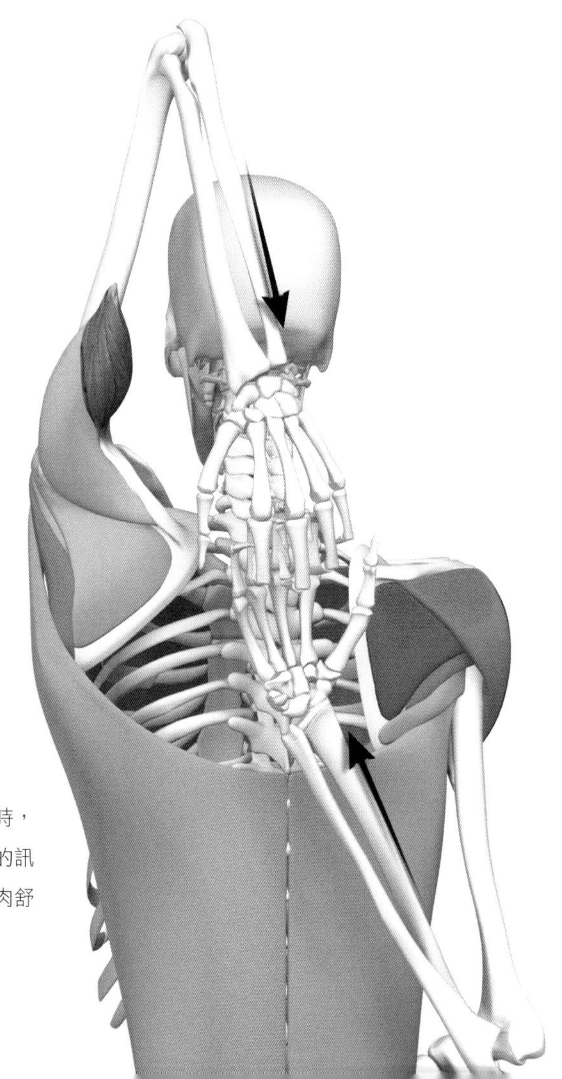

圖1：試著將雙手往反方向拉開，使肩膀的肌肉做離心收縮。在雙手拉開時，標示為藍色的目標肌肉會收縮。這些肌肉的高爾肌腱器會傳送張力增加的訊號到脊髓，然後脊髓再發出訊號讓肌肉放鬆。因為放鬆效應而產生的肌肉舒張，會因為雙手拉近而收緊。

在低弓箭步（Lunge Pose）的改良版中，我們可以利用後腳來說明髖部屈肌的誘發伸展。後腳的膝蓋與前腳的腳都固定在墊子上，這表示收縮後腳屈肌產生的力量會成為施加在肌肉－肌腱交接處的張力。髖部屈肌的高爾肌腱器會傳送訊號到脊髓，然後脊髓再下令屈肌放鬆。因為放鬆效應而產生的肌肉舒張，會透過低弓箭步的深化伸展而拉緊。

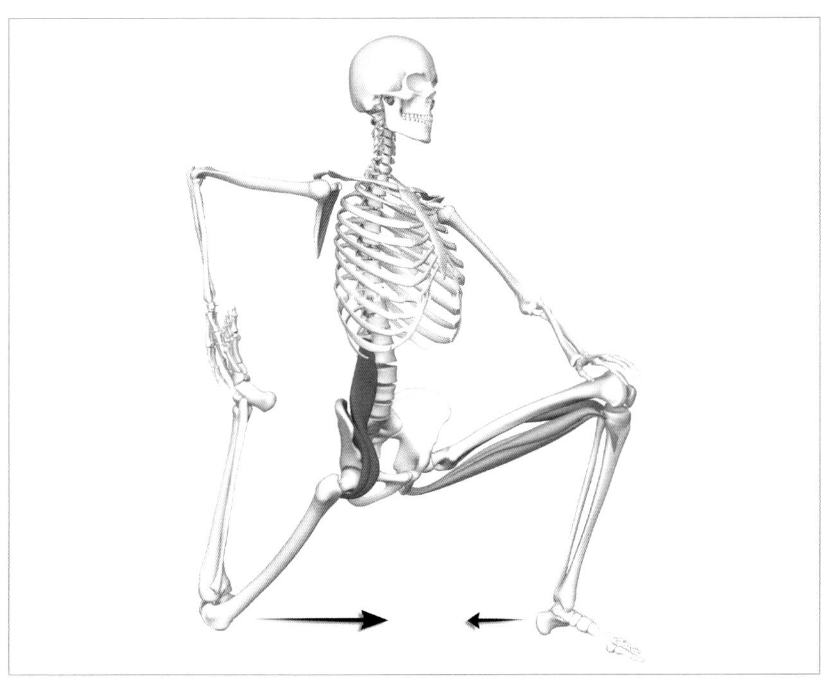

圖2：從圖中可以看出腰肌是髖部的屈肌，髖部因為低弓箭步而被延展，腰肌也獲得伸展。試著將後腳膝蓋往前腳推近，這會讓伸展的腰肌做離心收縮，刺激肌肉－肌腱交接處的高爾肌腱器。收縮前腳的膕旁肌，並試著將前腳往後腳膝蓋拖動，可以加強肌肉張力。前腳是固定的，所以收縮的力量會移到後腳的腰肌，增加肌肉中高爾肌腱器的放電強度。

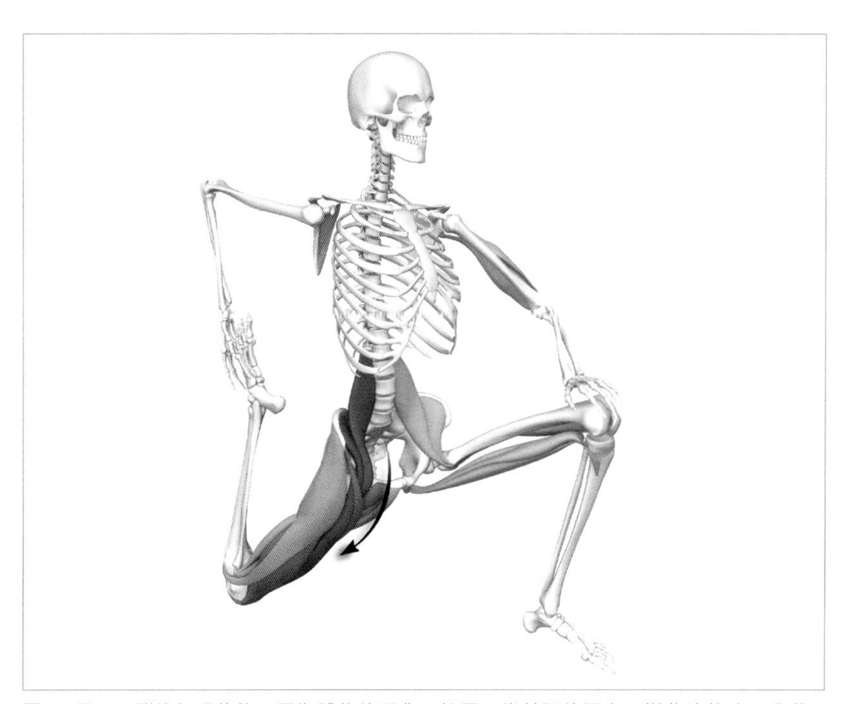

圖3：屈肌肌群的舒張狀態，因為體位的深化而拉緊。當前腳的膕旁肌彎曲膝蓋時，啟動前腳的腰肌可以屈曲髖部。用手將前腳的膝蓋往下壓，同時抬升軀幹。這些動作都可強化這個瑜伽體位，並拉長後腳的髖部屈肌。

在伸展中完美結合生物力學與生理學

在這一章節裡，我們會用單腿伸展頭觸膝式（Janu Sirsasana）來說明，在移動起端與止端來伸展膕旁肌時，可以如何結合先前學過的技巧與解剖學知識，包括肌梭、交互抑制與高爾肌腱器等。

以顏色漸層呈現肌肉的收縮伸展

收縮　　　　伸展

1. 練習「單腿伸展頭觸膝式」，可以適度拉長伸直那隻腳的膕旁肌。這樣做會刺激肌梭放電，造成膕旁肌的反射性收縮。

2. 彎曲膝蓋來減輕膕旁肌的伸展張力，釋放位於小腿處的肌肉止端。保持這個姿勢，做2～3個深呼吸，讓肌梭適應這個施力較輕的伸展。

3. 現在，肌梭的放電強度降低了，收縮股四頭肌來伸直膝蓋，由於膕旁肌被拉長了，使得位於膝蓋的肌肉止端離起端更遠。這個動作會傳送訊號到膕旁肌，透過交互抑制的作用而進一步放鬆。

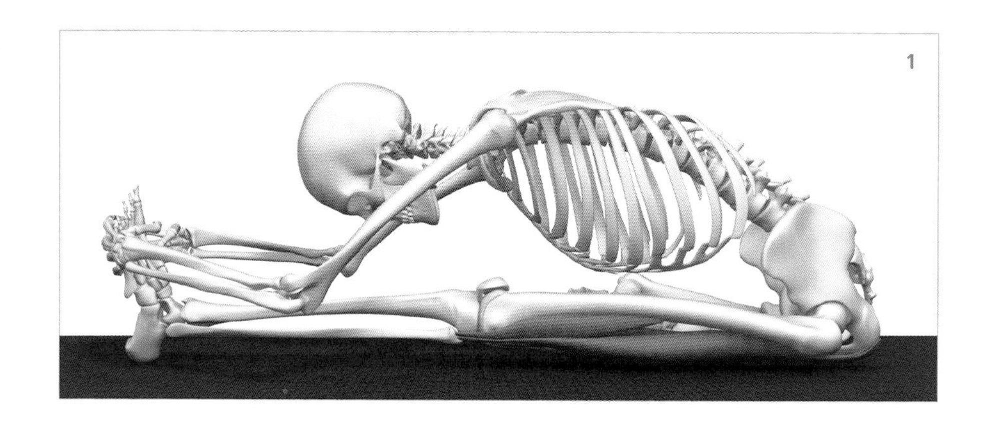

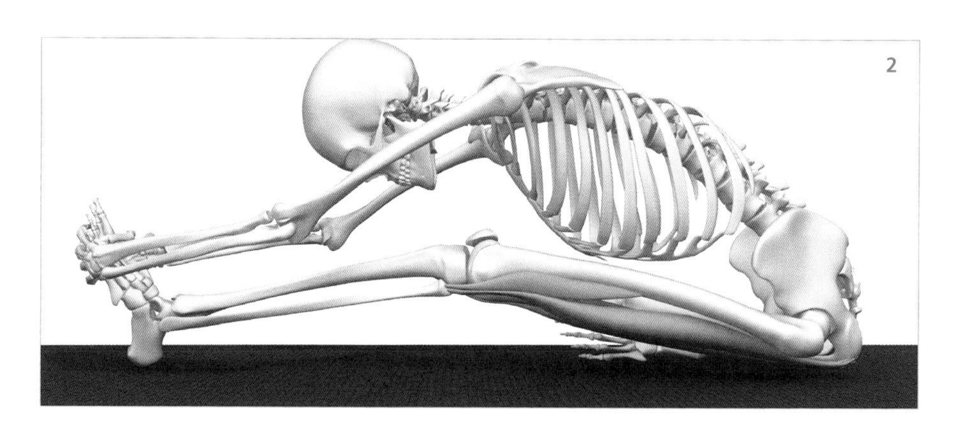

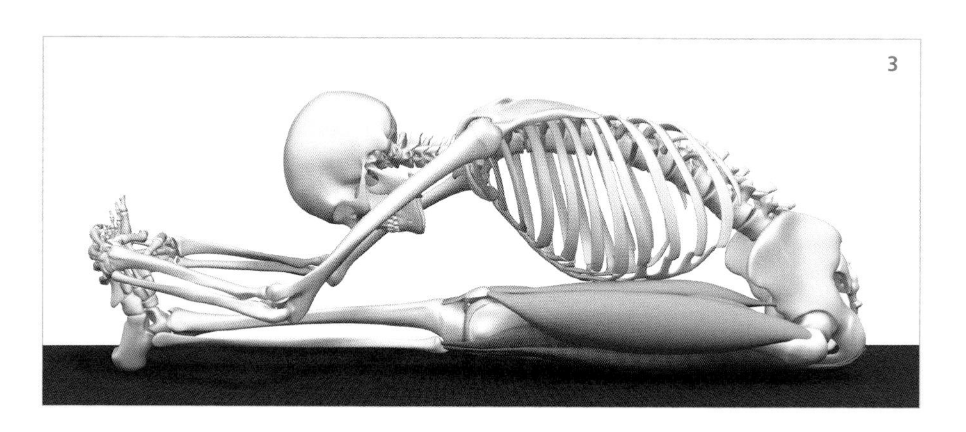

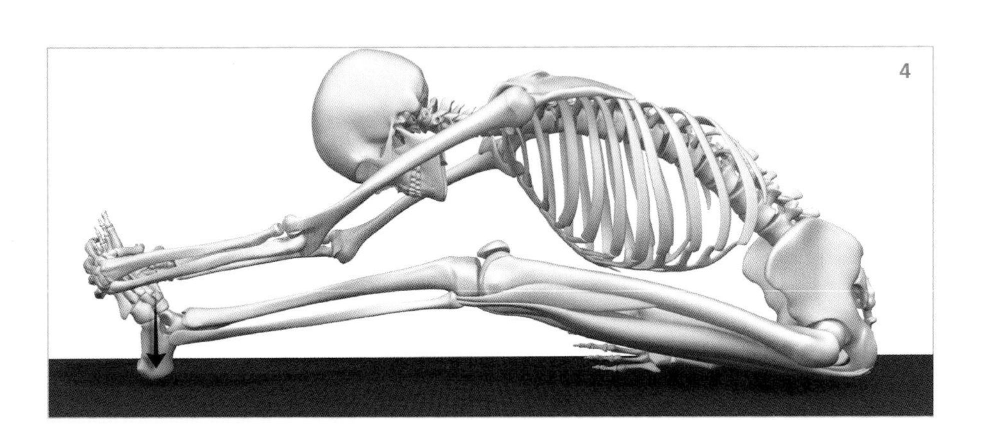

4. 收縮膕旁肌將腳踝往下壓向地板，這樣做可以增加肌肉－肌腱交接處的張力，刺激高爾肌腱器放電。然後脊髓就會發出訊號讓膕旁肌放鬆。

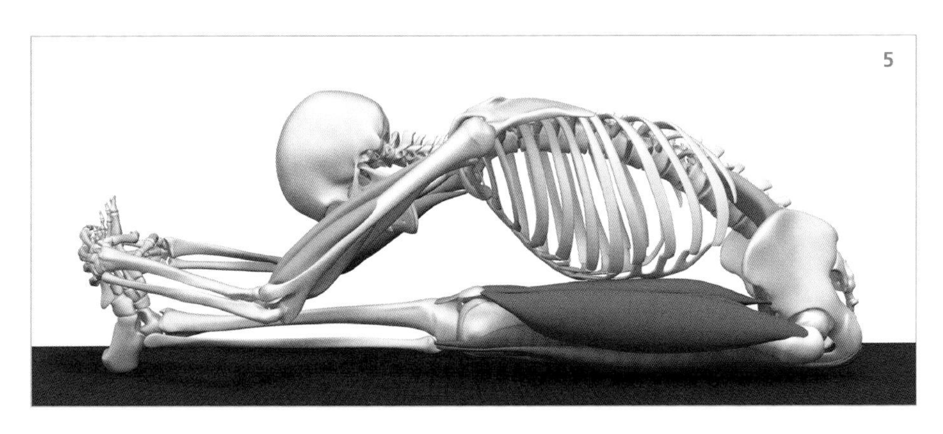

5. 收縮股四頭肌來拉直膝蓋，並將膕旁肌的止端拉離起端更遠。拉直膝蓋，可以收緊因為放鬆效應而舒張的肌肉。收縮股四頭肌形成交互抑制，進一步讓膕旁肌放鬆。腰肌拉動骨盆前傾，將膕旁肌的起端拉離止端。收縮肱二頭肌來彎曲手肘，讓身體往前傾來深化這個瑜伽體位。

7 喚醒休眠的肌肉——以腰肌為例

有些肌肉因為會經常使用，在幼童時期就已相當活躍。腰肌便是其中之一，腰肌是引發骨盆與腰椎動作的核心肌肉，大約八個月大，在我們第一次彎曲身體坐起來就開始使用腰肌了。大腦很快就覺察到這種頻繁使用的情形，因此在運動皮質區建立了迴路，讓我們可以不用思考就能自然坐起身來。這是身體為了節省能量的結果，因為思考需要耗費許多能量。試想，如果我們每走一步路都要大腦先思考過的話，那有多累人啊！事實上，人類使用姿勢肌群的頻率是如此之高，以至於我們早已「忘記」如何有意識地去使喚這些肌肉。

瑜伽姿勢可以為我們的身體重新設定新指令，這和日常活動（如坐下或走路）不一樣，這樣做可以活化我們「休眠」肌肉（比如腰肌）的意識覺知。肌肉一旦被喚醒，我們就可有意識地讓這些肌肉執行新的任務。比如說，我們可以利用被喚醒的腰肌來強化原本的瑜伽體位。

在這一章中，我們會將重點放在腰肌上。腰肌屬於多關節肌，起自於腰椎，橫跨過骨盆而終止於股骨內側。因此，收縮此一重要肌肉便可穩定腰椎、傾斜骨盆以及屈曲股骨。啟動及活化每個瑜伽體位的主要作用肌群，能夠更有效地學習瑜伽。以三角式（Trikonasana）為例，只要善用地心引力，簡單的俯身動作就能屈曲髖關節。然而，如果能活化髖部的主要屈肌——腰肌，更能精準做好三角式，並從中獲得更多的好處。

身體的洞察力

身體的洞察力，意思是指喚醒身體以預知下一個動作的能力，並知道要使用哪個效率最大的肌群來完成這個動作。學習瑜伽可以培養這樣的覺知能力，當身體的能量通道——經絡被開啟後，宇宙之道就能清楚現前。

不同的瑜伽體位可以活化身體的不同部位，我們可以結合幾種體位，依序啟動這些身體部位。在本書第三部的站姿體位中，就是以這樣的順序，把活化腰肌和核心肌群當作目標。

當我們的大腦將一組動作視為「喚醒腰肌組」，就會開始在不相關的動作中自動地使用腰肌。這和爬樓梯很像，踩第一階時需要大腦下指令，身體才會抬起腿來邁出第一步，但一旦跨出第一步，身體就會自動且有節奏地往上爬。職業運動選手也有相同的情況，他們不斷練習該運動的一些基本動作，直到能夠在運動場上自發性地展現他的技能。換句話說，我們有意識地喚醒休眠的腰肌，好讓它可以無意識地執行新任務。

我曾在工作坊中，以雙手倒立的姿勢親自示範「喚醒腰肌組」來說明這種現象。我的學生常告訴我，他們感覺到自己的姿勢穩如磐石，這是因為大腦下意識地啟動新喚醒的腰肌來執行新的任務——穩定骨盆。在做完同一組的體位後，你可以練習不相關的體位來體驗這樣的感受。

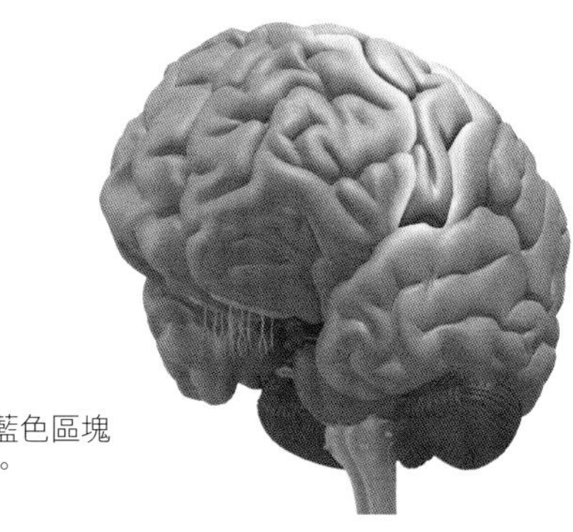

我們的大腦，藍色區塊為運動皮質區。

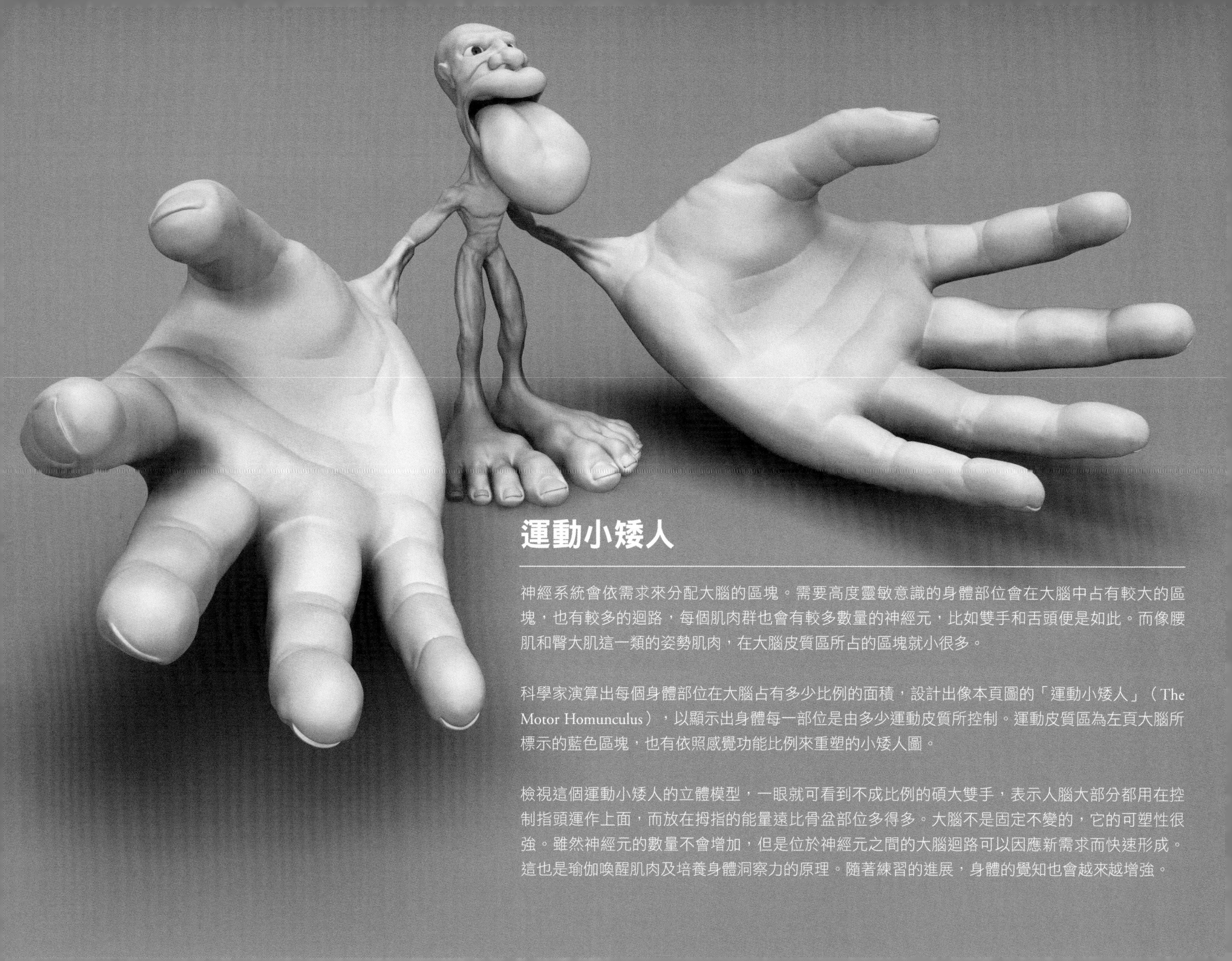

運動小矮人

神經系統會依需求來分配大腦的區塊。需要高度靈敏意識的身體部位會在大腦中占有較大的區塊，也有較多的迴路，每個肌肉群也會有較多數量的神經元，比如雙手和舌頭便是如此。而像腰肌和臀大肌這一類的姿勢肌肉，在大腦皮質區所占的區塊就小很多。

科學家演算出每個身體部位在大腦占有多少比例的面積，設計出像本頁圖的「運動小矮人」（The Motor Homunculus），以顯示出身體每一部位是由多少運動皮質所控制。運動皮質區為左頁大腦所標示的藍色區塊，也有依照感覺功能比例來重塑的小矮人圖。

檢視這個運動小矮人的立體模型，一眼就可看到不成比例的碩大雙手，表示人腦大部分都用在控制指頭運作上面，而放在拇指的能量遠比骨盆部位多得多。大腦不是固定不變的，它的可塑性很強。雖然神經元的數量不會增加，但是位於神經元之間的大腦迴路可以因應新需求而快速形成。這也是瑜伽喚醒肌肉及培養身體洞察力的原理。隨著練習的進展，身體的覺知也會越來越增強。

喚醒腰肌

在這一小節裡，我們會使用一組有協同關係的站姿體位來說明如何有效活化及喚醒腰肌的過程。首先是收縮腰肌，然後從正面轉向側面，以不同的扭轉姿勢來完成喚醒腰肌的目標。這樣做，我們可以活化腰肌的不同部位，透過不同體位中稍微差異的動作來逐漸喚醒腰肌。如此一來，便能培養出身體對肌肉的洞察力，當我們練習其他瑜伽姿勢時，大腦會「預先思考」使用腰肌是否會有幫助，而自動下令腰肌來配合。

要記得一點，那就是腰肌通常「藏在」大腦的下意識區塊，在練習每個體位之前，我們先要將腰肌獨立出來，有意識地運用它。向心收縮是獨立腰肌以及喚醒這束休眠肌肉的方法之一，也就是說，我們要活化腰肌不是拉長或縮短它，而是使其維持在一個固定的長度。想要靈活運用這個技巧，你需要了解不同肌肉的行為及作用，比如腰肌是用來屈曲髖關節，收縮腰肌可以使身體向前彎或抬起膝蓋。透過彎曲身體或抬起大腿，可以個別磨練你對腰肌的覺知能力。此外，你可以把手臂放在膝蓋上來抗衡這個動作，強化對腰肌的訓練。想進一步了解這個觀念，請參考圖1的「三角式」（Trikonasana）。

在以下連續幾頁跨頁圖中，我們挑選了幾個不同體位來獨立及活化腰肌，圖中特別圈起來的部位正在做等長收縮（肌肉收縮時，肌肉的長度不變）。要看活化腰肌的所有完整體位組，請見本書第三部的「站姿體位」一節。

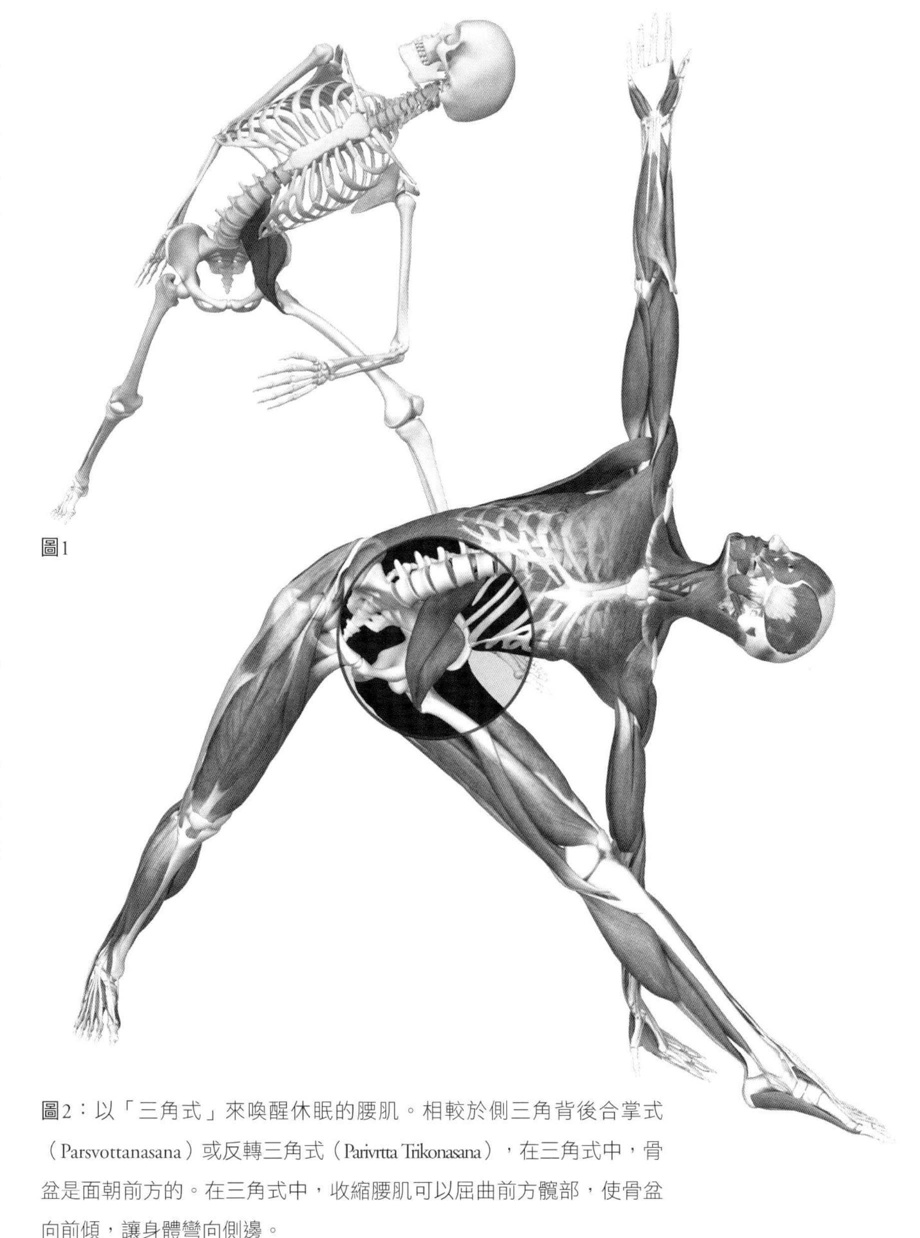

圖1

圖2：以「三角式」來喚醒休眠的腰肌。相較於側三角背後合掌式（Parsvottanasana）或反轉三角式（Parivrtta Trikonasana），在三角式中，骨盆是面朝前方的。在三角式中，收縮腰肌可以屈曲前方髖部，使骨盆向前傾，讓身體彎向側邊。

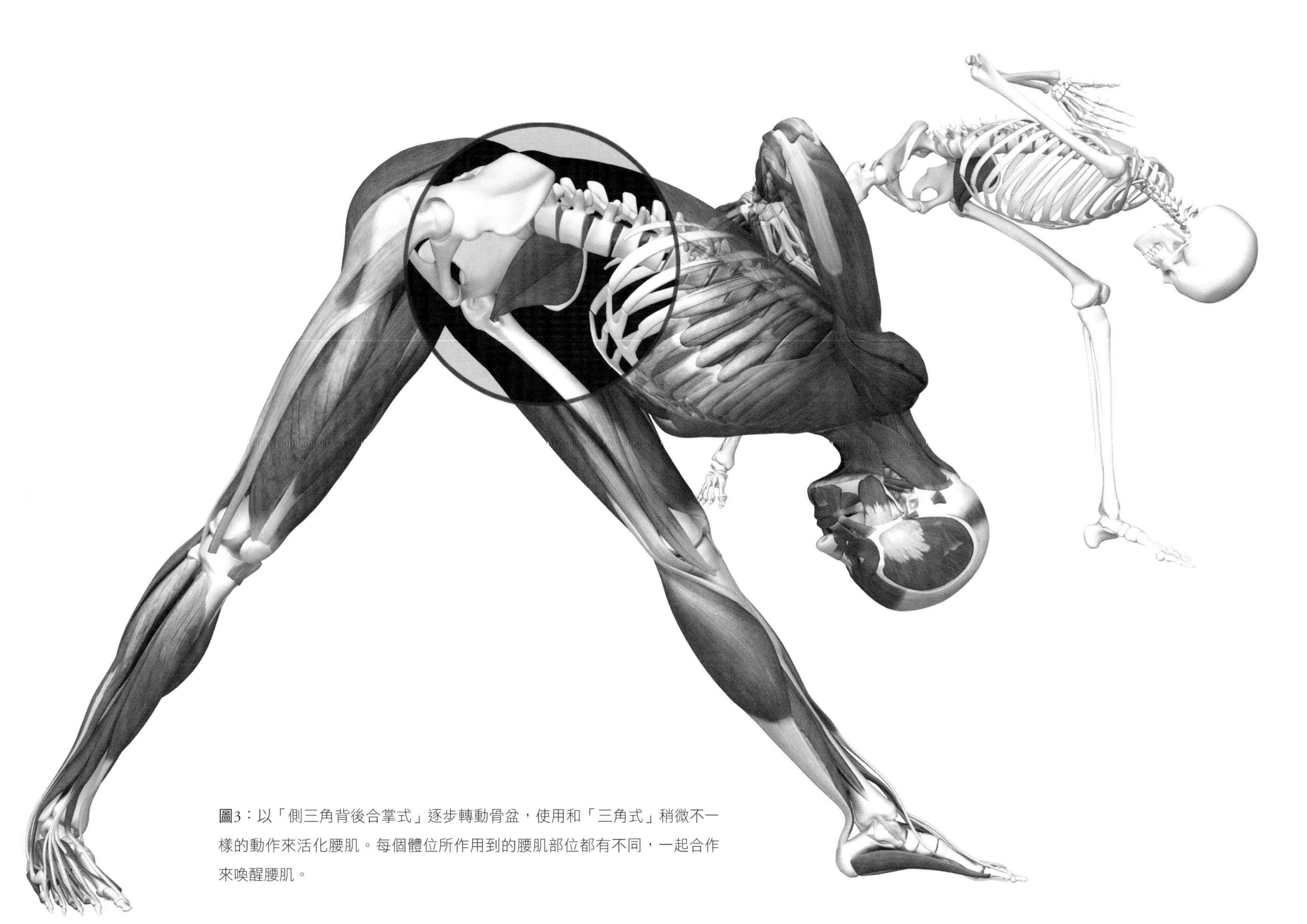

圖3：以「側三角背後合掌式」逐步轉動骨盆，使用和「三角式」稍微不一樣的動作來活化腰肌。每個體位所作用到的腰肌部位都有不同，一起合作來喚醒腰肌。

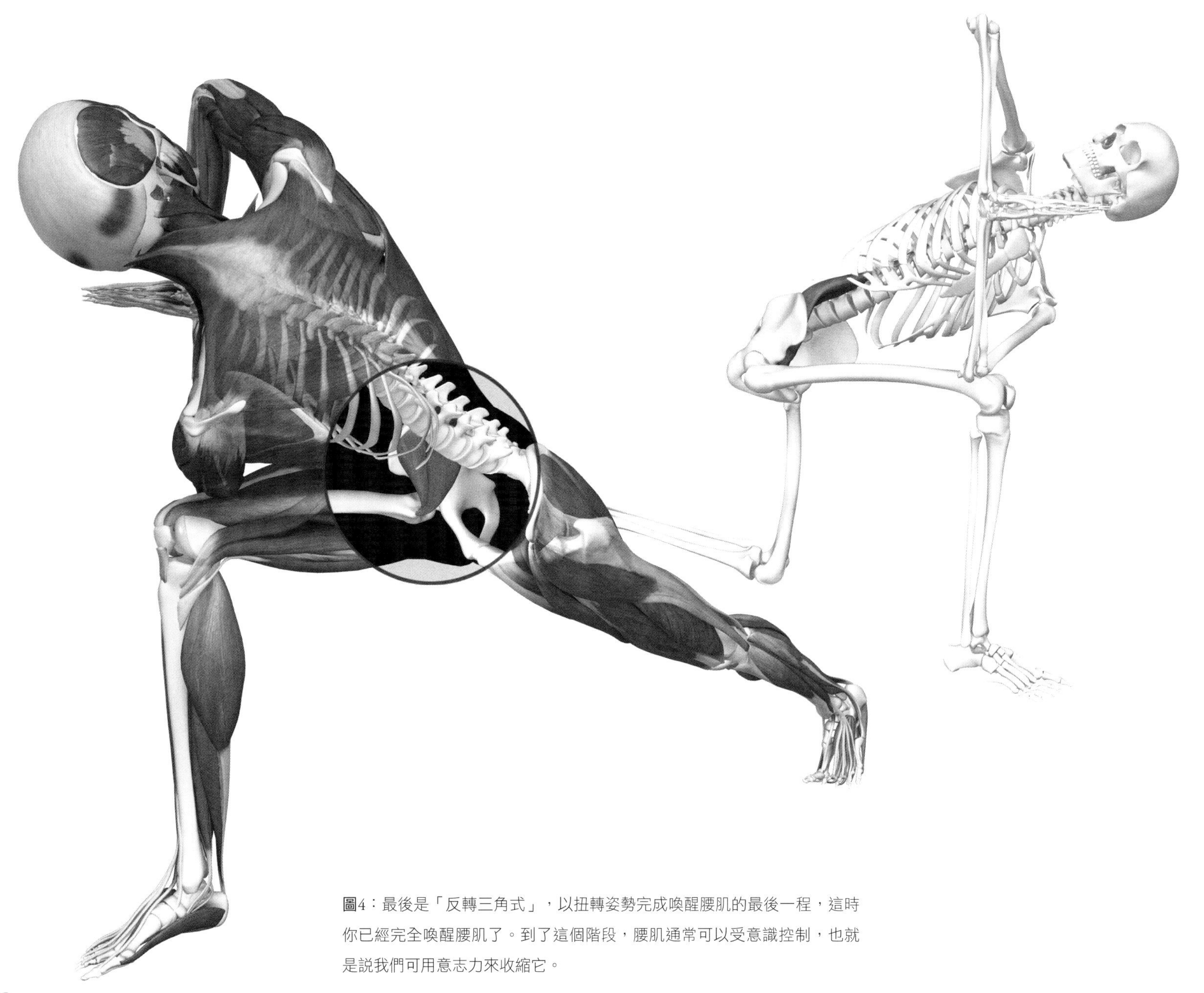

圖4：最後是「反轉三角式」，以扭轉姿勢完成喚醒腰肌的最後一程，這時你已經完全喚醒腰肌了。到了這個階段，腰肌通常可以受意識控制，也就是說我們可用意志力來收縮它。

圖5：以「分腿前彎式」（Prasarita Padottanasana）來為喚醒腰肌的整個過程做個總結。這時，腰肌已經能穩定地屈曲髖部，讓頭部處在低於心臟的位置，進入一個靜止休息狀態。下圖這個手臂平衡的手倒立體位，可用來說明身體的洞察力。

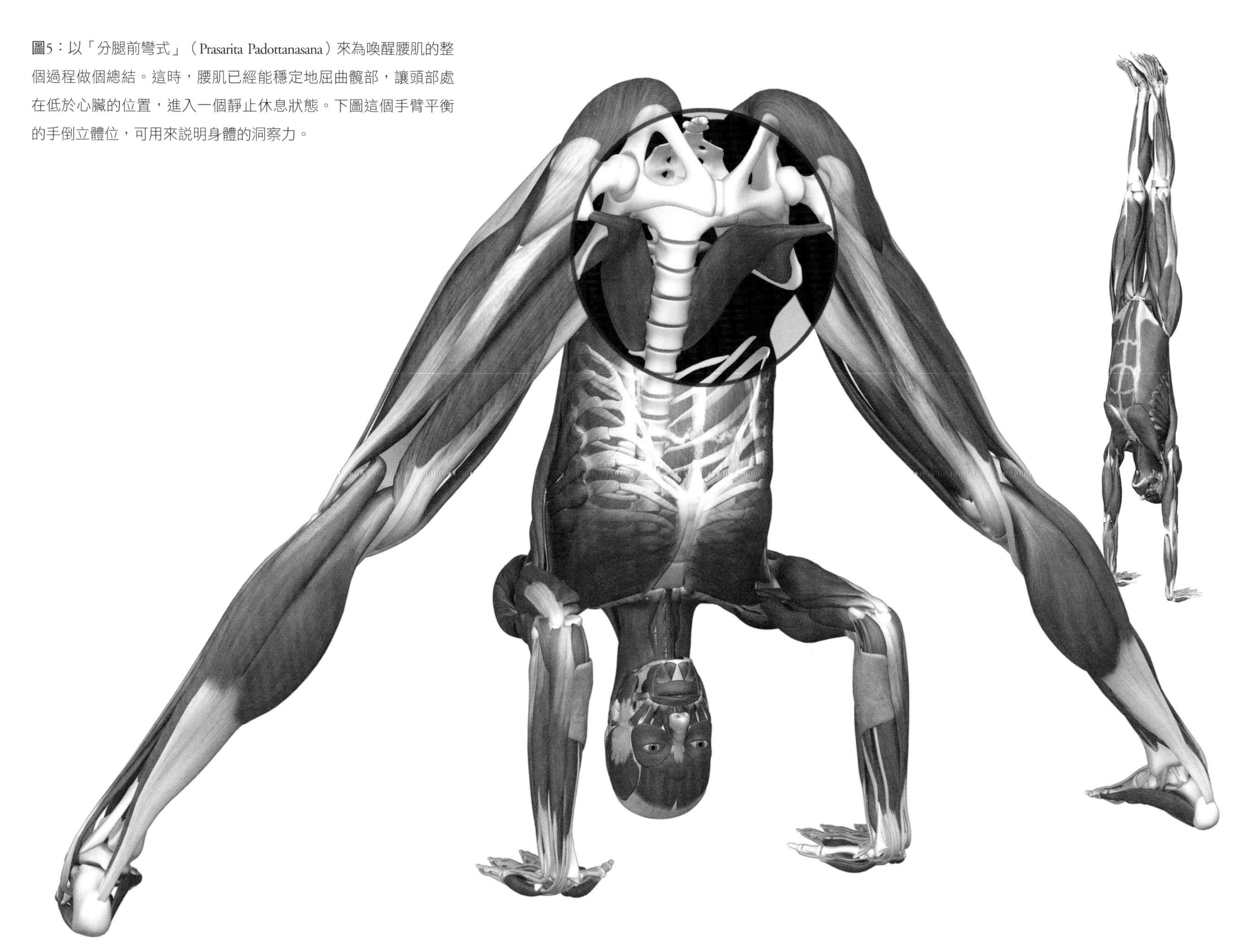

8 重新掌握對肌肉的覺知

想要有意識地使用肌肉，比如上一章用以說明的腰肌，其實並不困難。這是因為我們可以將腰肌獨立出來，靠著屈曲髖部來啟動及活化它。腰肌的等長收縮，可以有效地讓它重新受到意志力的控管。

其他肌肉可能比腰肌隱藏在我們潛意識的更深層，比如組成骨盆腔橫膈膜的肌肉，因為它們負責的是更細微的動作，因此更難獨立出來。不過，透過徵召肌肉的動作可以用來控制這類肌肉群，培養出它們的覺知能力。靠著收縮來徵召肌肉的過程，可以更容易運用到肌肉群，同時還可以收縮「潛藏」的肌肉，比如位於骨盆底的肌肉。

許多治療師在檢查深部肌腱反射的整合性時會使用這個技巧，假設患者的膝反射很弱，治療師會先要他們雙手交握，然後再試著拉開雙手，然後再輕輕敲擊患者的髕腱。這樣做可讓股四頭肌快速伸展，刺激肌梭受器，讓中樞神經下令股四頭肌收縮。同時敲打髕骨及拉開雙手，會增加股四頭肌的收縮強度。這便是「徵召」肌肉的技巧。

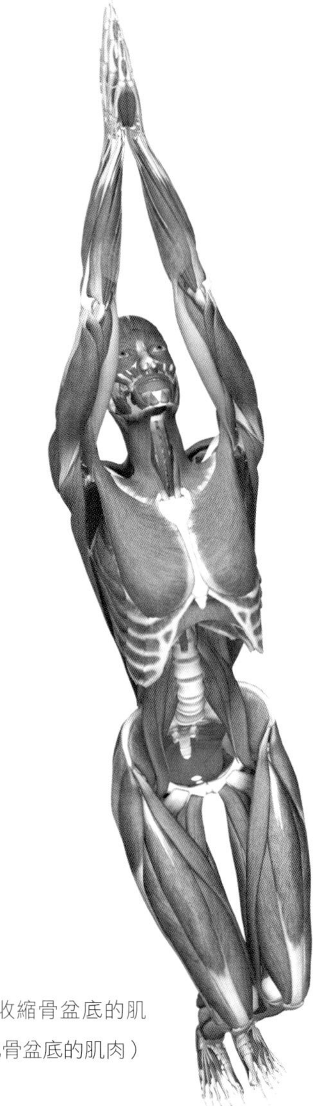

圖1：收縮肱二頭肌使雙掌併合在一起，如果一起收縮骨盆底的肌肉，可以讓根部鎖印（Mula Bandha，提肛縮陰以強化骨盆底的肌肉）收效更大。

Bandha，在梵語中指「鎖印」或「收束」的意思。在練習這種收束能量的方法時，我們會收縮特定的肌群來「鎖住」身體。正統的能量收束法有三種，分別是根部鎖印、臍鎖法（Udyana Bandha，收縮腹部肌群）以及扣胸鎖印（Jalandhara Bandha，喉頭收束法）。根部鎖印要收縮骨盆底的肌肉來提高並加強骨盆器官，並使第一及第二脈輪發光。

徵召肌肉的技巧，對喚醒會陰與骨盆橫膈膜等比較難收縮到的肌肉特別有效，需要這些肌肉共同作用才能做好根部鎖印。事實上，在每個瑜伽姿勢中，你都可以在收縮容易使喚的肌群時結合收縮會陰的動作，也就是大家熟知的凱格爾運動（Kegel maneuver）[2]。在練習力量式（Utkatasana）時，可將雙手壓在一起，同時收縮骨盆底肌肉。你會注意到根部鎖印的力量變得更強大。從圖1與圖2中，可以看到力量式與聖哲馬里奇第三式（Marichyasana III）的收縮步驟。

註2：「凱格爾運動」又稱「骨盆底肌肉運動」。西元1948年，凱格爾醫師（Arnold Kegel）提出論文，藉由鍛鍊「恥尾骨」的肌肉群來增加尿道阻力，用於輔助治療尿失禁等問題。

圖2：練習聖哲馬里奇第三式時，收縮肱三頭肌來拉直手肘、拉開雙手，這是另一種徵召骨盆底深層肌肉的技巧之一，可以增強根部鎖印的效果。

一則小故事：十隻公牛的醒悟之道

「十隻公牛」是佛教的一則寓言故事，剛好可以用來說明喚醒休眠肌肉潛能的步驟。這個故事通常用繪圖呈現，內容講的是學生尋找、發現及整合自我的過程。我們可以看到公牛就是學生要尋找的智慧，到了故事最後，公牛又消失了，但是智慧留了下來，成為學生的一部分。

學習瑜伽也會有相似的經歷，瑜伽是牛軛，將我們和公牛（智慧）相連結。哈達瑜伽會重新喚醒身體的覺知，並重新建立心智與身體的連結。這則十隻公牛的寓言，就是喚醒肌肉步驟的隱喻。

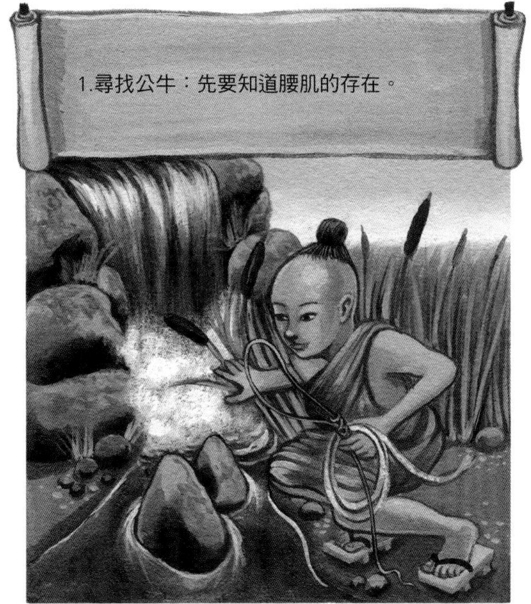

1.尋找公牛：先要知道腰肌的存在。

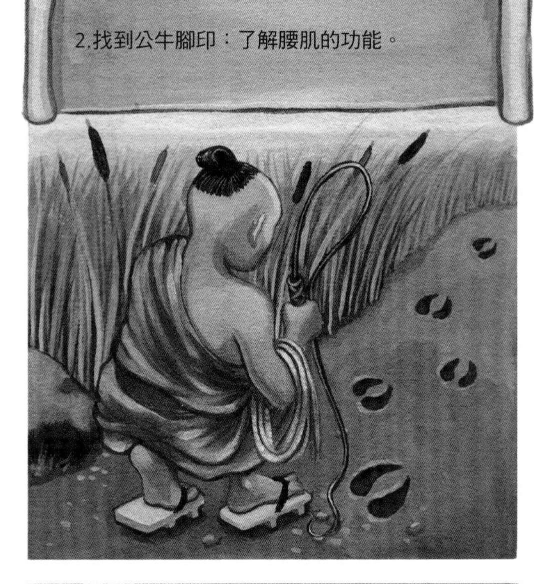

2.找到公牛腳印：了解腰肌的功能。

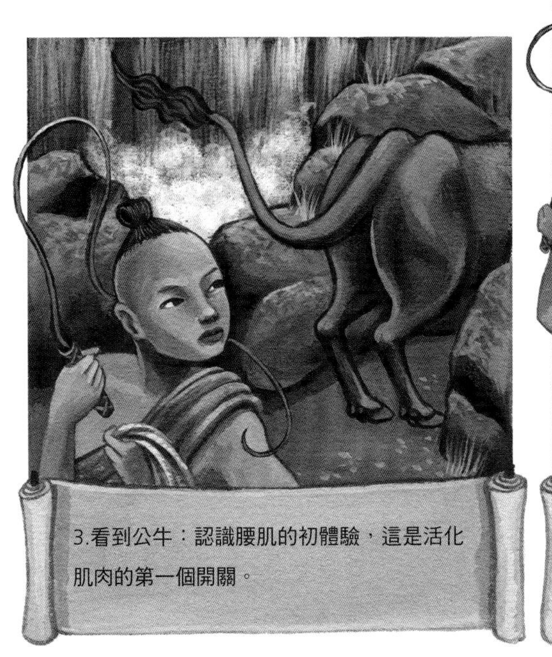

3.看到公牛：認識腰肌的初體驗，這是活化肌肉的第一個開關。

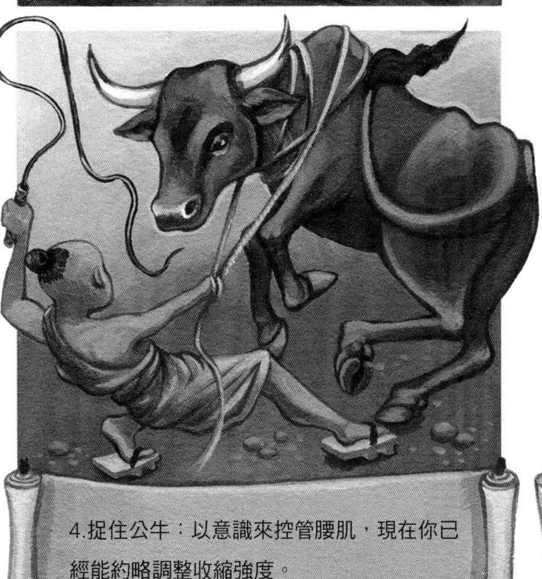

4.捉住公牛：以意識來控管腰肌，現在你已經能約略調整收縮強度。

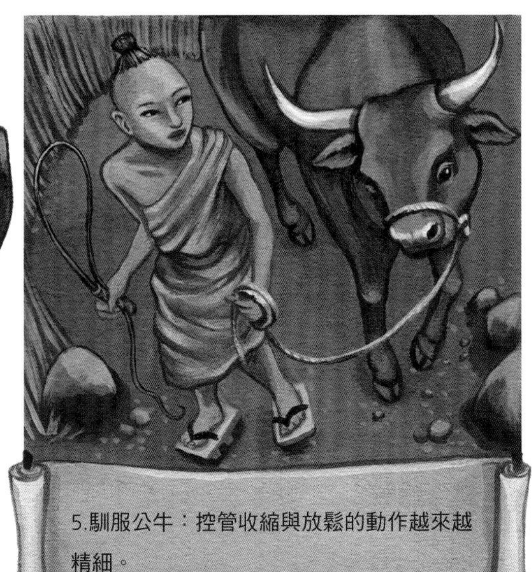

5.馴服公牛：控管收縮與放鬆的動作越來越精細。

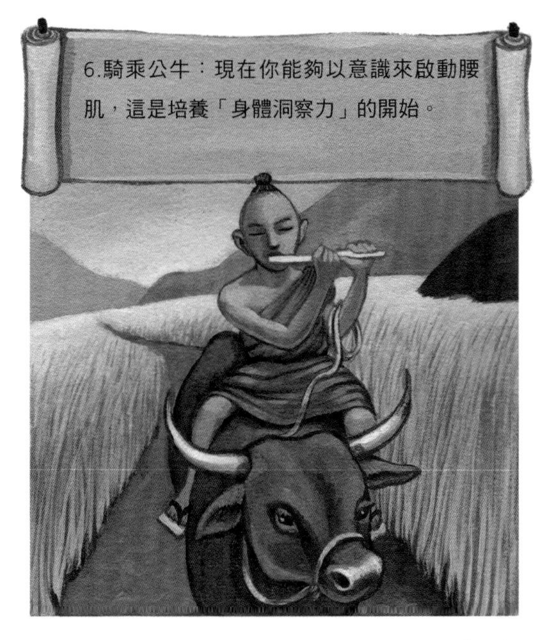
6.騎乘公牛：現在你能夠以意識來啟動腰肌，這是培養「身體洞察力」的開始。

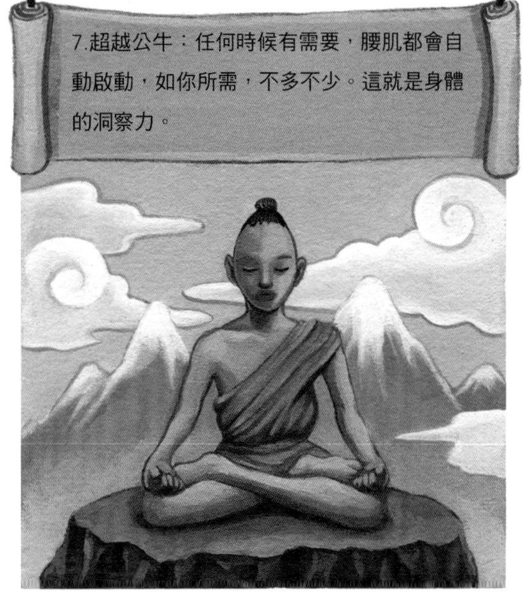
7.超越公牛：任何時候有需要，腰肌都會自動啟動，如你所需，不多不少。這就是身體的洞察力。

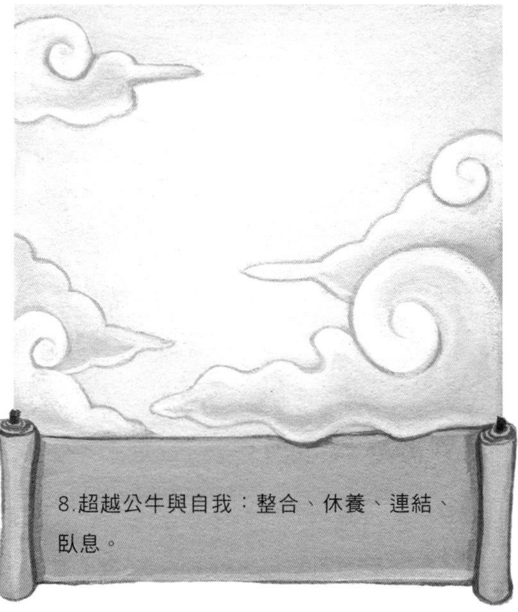
8.超越公牛與自我：整合、休養、連結、臥息。

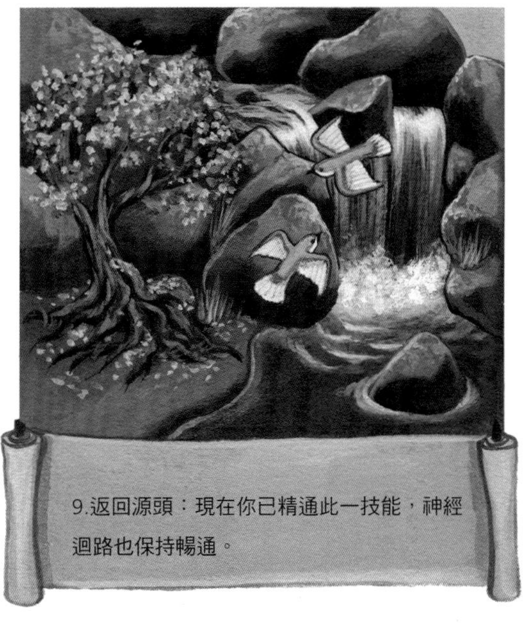
9.返回源頭：現在你已精通此一技能，神經迴路也保持暢通。

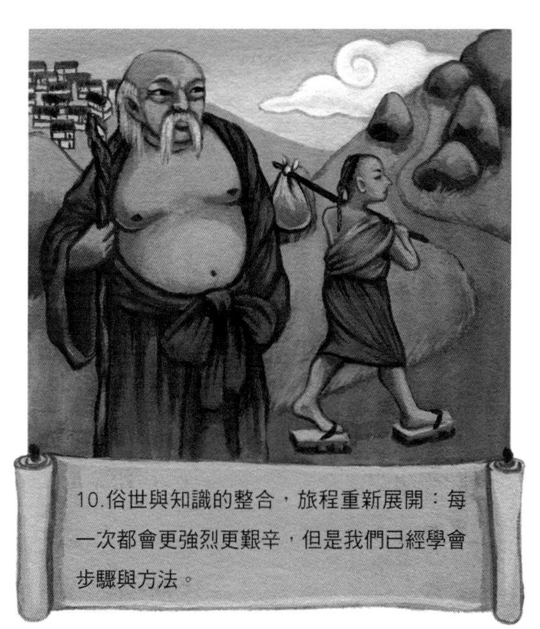
10.俗世與知識的整合，旅程重新展開：每一次都會更強烈更艱辛，但是我們已經學會步驟與方法。

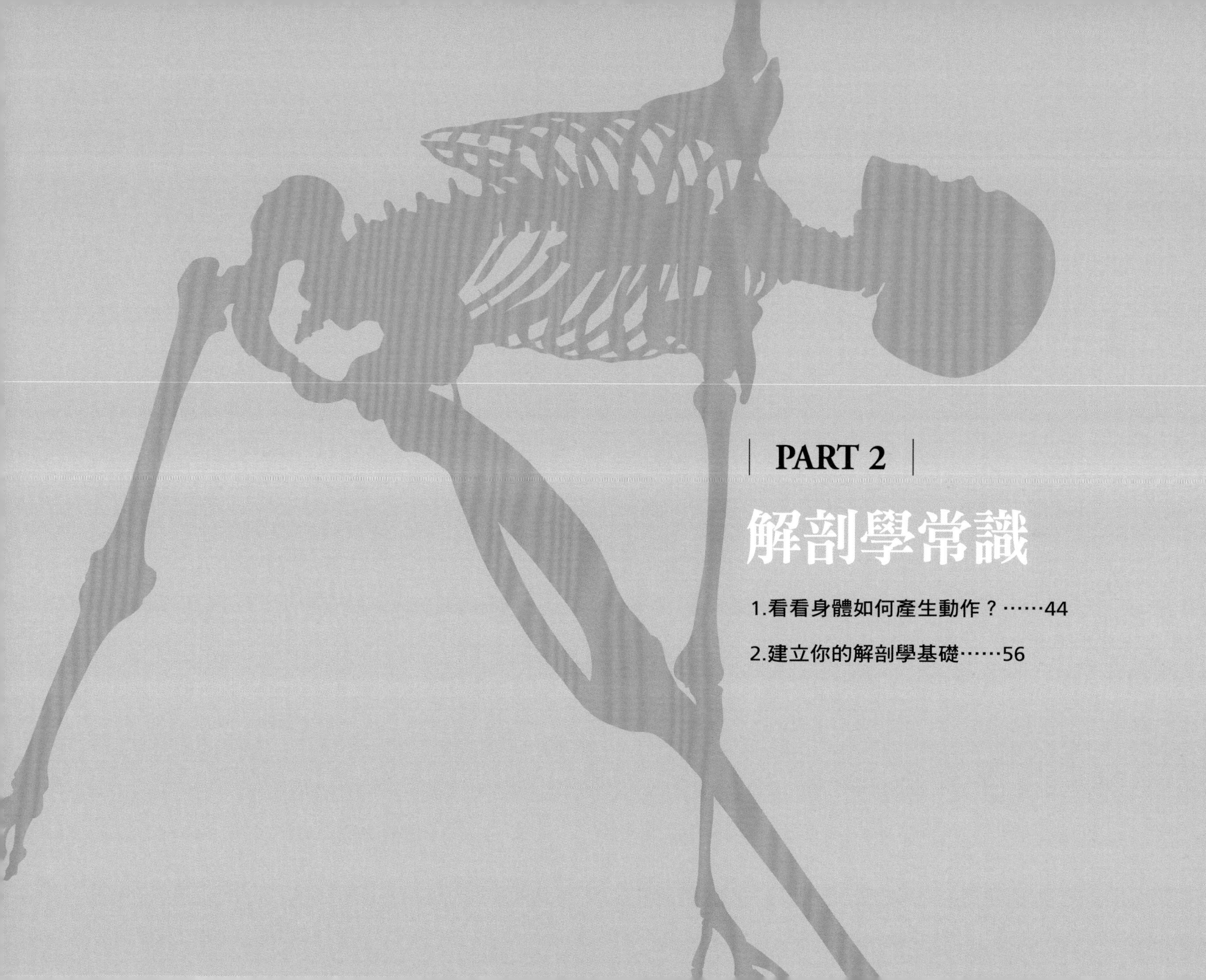

PART 2

解剖學常識

1 看看身體如何產生動作？

肌肉骨骼系統的一舉一動，都會牽涉到多種不同關節、施力方向及各個切面的動作。認識肌肉骨骼系統的基本動作，在分析瑜伽體位的形式與功能時會很有幫助。

身體三個剖面的六大基本動作

冠狀面（Coronal plane）：又稱額狀面，指將人體由左右軸方向切開成前後兩半。在這個剖面上，動作分為內收和外展，內收動作是朝身體中線的方向移動，而外展就是往身體中線的反方向移動。

矢切面（Sagittal plane）：又稱縱切面，指將人體從上下軸方向切開而分成左右兩半。在這個剖面上，動作分為屈曲和伸展，屈曲通常是往前彎（但膝蓋向後彎）；而伸展都是往後方移動。

水平面（Transverse plane）：又稱橫切面，指將人體以水平方向切開而分成上下兩半。這個剖面上的動作稱為旋轉，分為內旋（朝向身體中線的方向）或外旋（遠離身體中線）。

六個基本動作：我們身體的所有動作，都是由以下六大基本動作：屈曲、伸展、內收、外展、內旋及外旋組合而成。

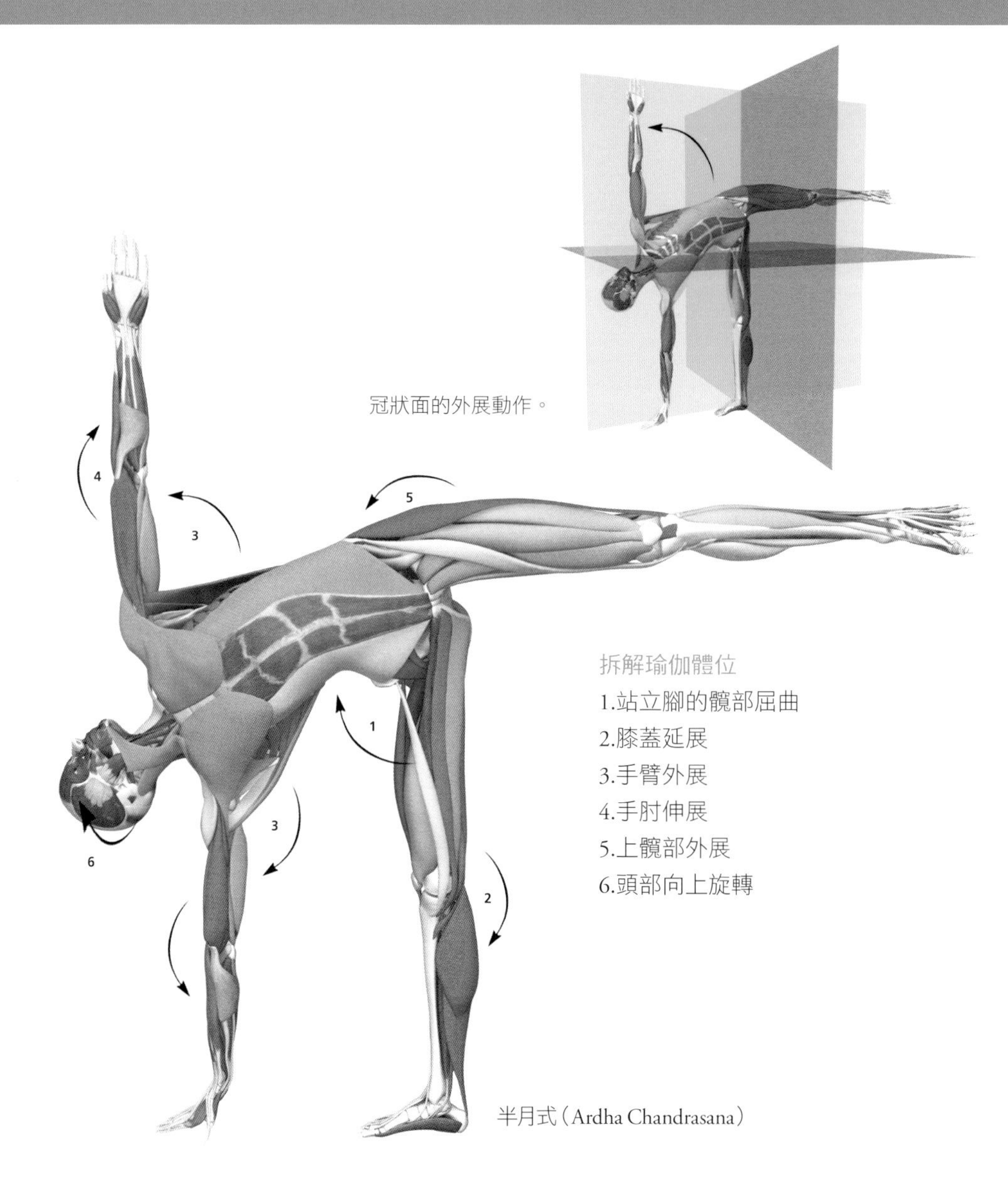

冠狀面的外展動作。

拆解瑜伽體位
1.站立腳的髖部屈曲
2.膝蓋延展
3.手臂外展
4.手肘伸展
5.上髖部外展
6.頭部向上旋轉

半月式（Ardha Chandrasana）

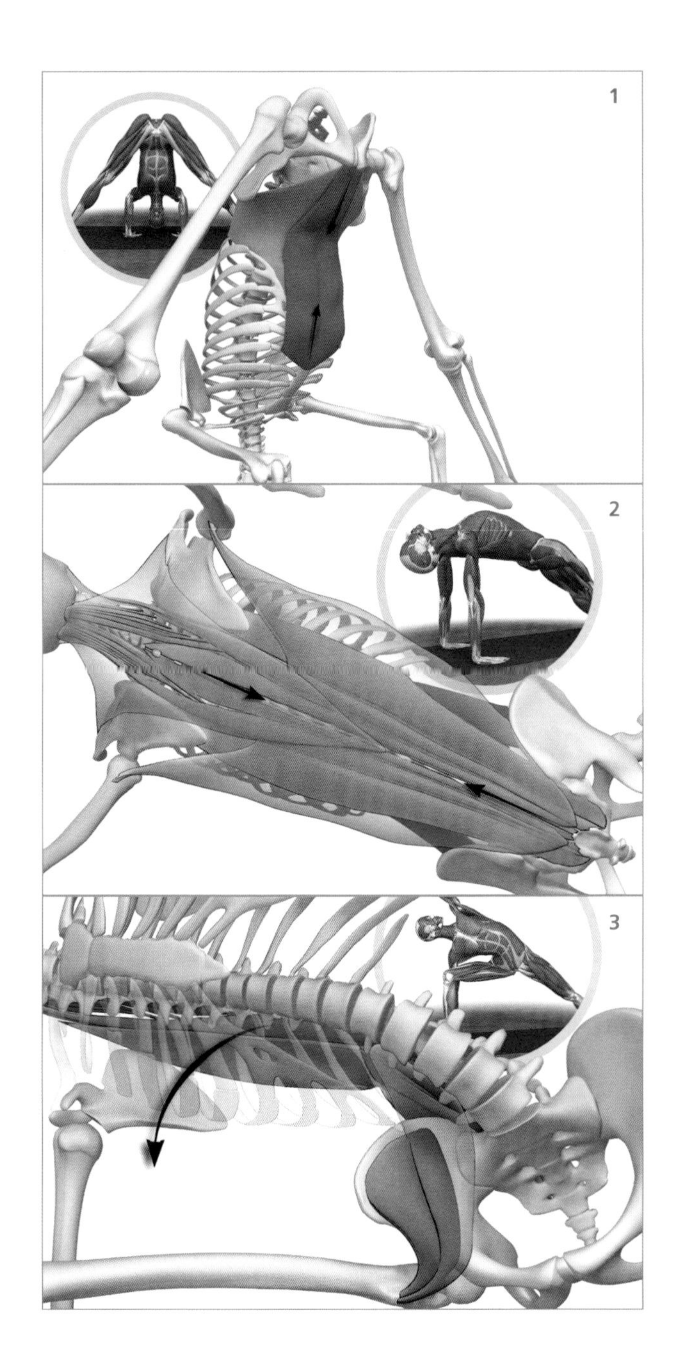

軀幹

屈曲軀幹（見圖1）

軀幹往前屈曲或下彎需要用到的腹部肌肉有：

- 腹直肌：從肋骨前方往下延伸到恥骨骨盆處，呈寬扁形狀。
- 腹斜肌：腹斜肌包括腹內斜肌和腹外斜肌，位於腹部兩側，肌纖維從肋骨側面斜走於骨盆處的髂骨。
- 腹橫肌：包覆腹部的最內層肌肉，起於下肋骨，止於骨盆。

伸展軀幹（見圖2）

伸展或拱起背部需要用到的肌肉有：

- 腰方肌：位於深層的兩束方形肌肉，沿著腰椎分布，從骨盆後方頂端連到腰椎上方。
- 豎脊肌：帶狀肌群，縱走於背部，與脊柱平行。
- 背闊肌：占了背部淺層肌肉三分之二面積的大塊扁平肌肉，從骨盆後方連到上臂骨（肱骨）後方。
- 斜方肌：由兩片寬三角形的肌肉所組成，從腰椎頂端往上包覆肩胛骨，一直延伸到後頸部，分成上、中、下三塊。

側彎軀幹（見圖3）

軀幹往側面彎曲時需要用到的肌肉有：

- 腰肌：包括髂肌與腰大肌，從腰椎與骨盆內側，一直延伸到大腿骨（股骨）上方內側。
- 腰方肌：深層的兩束方形肌肉，沿著腰椎分布，從骨盆後方頂端連到腰椎上方。
- 豎脊肌（背部單側）：脊柱後方的長條形肌肉，縱走於背部。

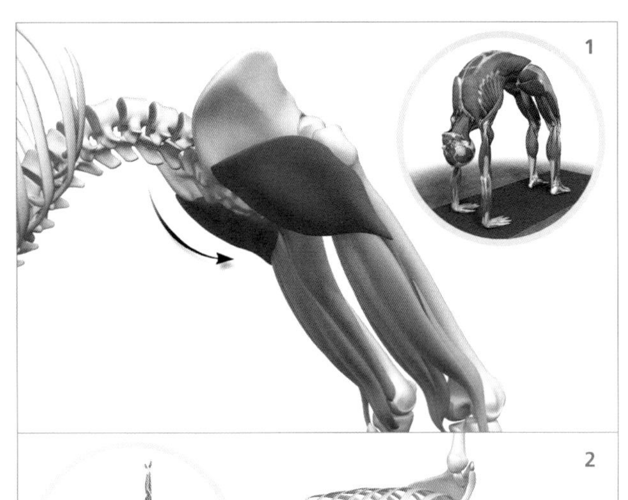

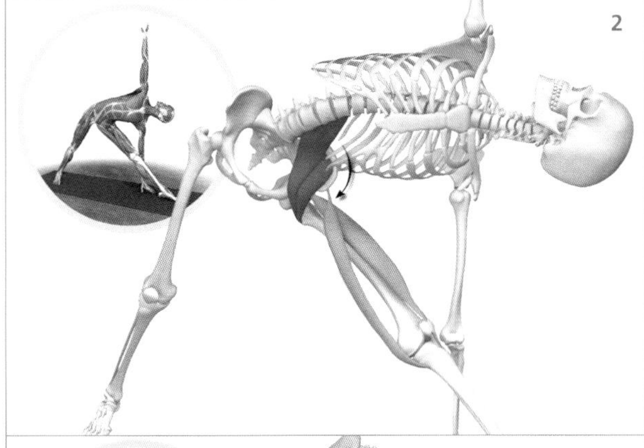

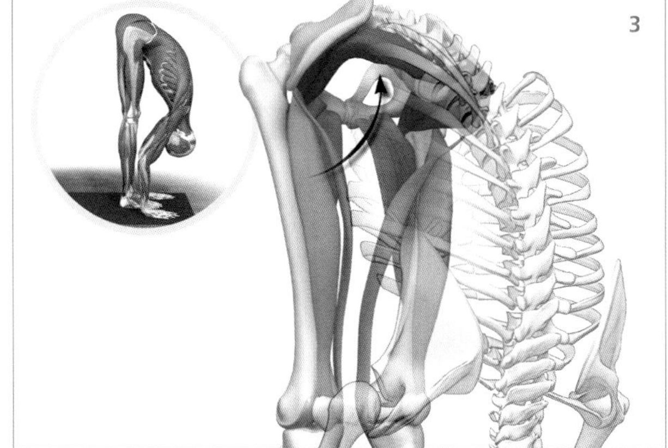

骨盆

骨盆後傾（見圖1）

骨盆後傾使用到的肌肉有：

- 臀大肌：臀部的大塊肌肉，起於骨盆後方，止於大腿骨（股骨）外側。這束肌肉的另一邊附著在大腿外側的髂脛束（從髖關節到膝蓋一條很厚的纖維性韌帶）。
- 膕旁肌群：這是位於大腿後側的管狀肌肉束，包括半腱肌、半膜肌、股二頭肌，從骨盆後方的坐骨結節延伸到小腿骨（脛骨與腓骨）頂端。

骨盆前傾（見圖2）

骨盆前傾使用到的肌肉有：

- 腰肌：包含髂肌與腰大肌，從腰椎與骨盆內側一直延伸到大腿骨（股骨）上方內側。
- 股直肌：長形的管狀肌肉，是股四頭肌的一部分，起自於骨盆前方，延伸到膝蓋骨。
- 縫匠肌：窄長形的帶狀肌肉，橫跨大腿骨前方，從骨盆前方延伸到膝蓋內側。

髖關節

屈曲髖關節（見圖3）

髖關節上彎至軀幹前方需要用到的肌肉有：

- 腰肌：包含髂肌與腰大肌，從腰椎與骨盆內側一直延伸到大腿骨（股骨）上方內側。
- 股直肌：長形的管狀肌肉，是股四頭肌的一部分，起自於骨盆前方，延伸到膝蓋骨。
- 縫匠肌：窄長形的帶狀肌肉，橫跨大腿骨前方，從骨盆前方延伸到膝蓋內側。
- 恥骨肌：扁平的帶狀肌肉，從骨盆前方一直延伸到大腿骨內側。
- 內收長肌與內收短肌：窄長而扁平的肌肉，從骨盆前方延伸到股骨內側。

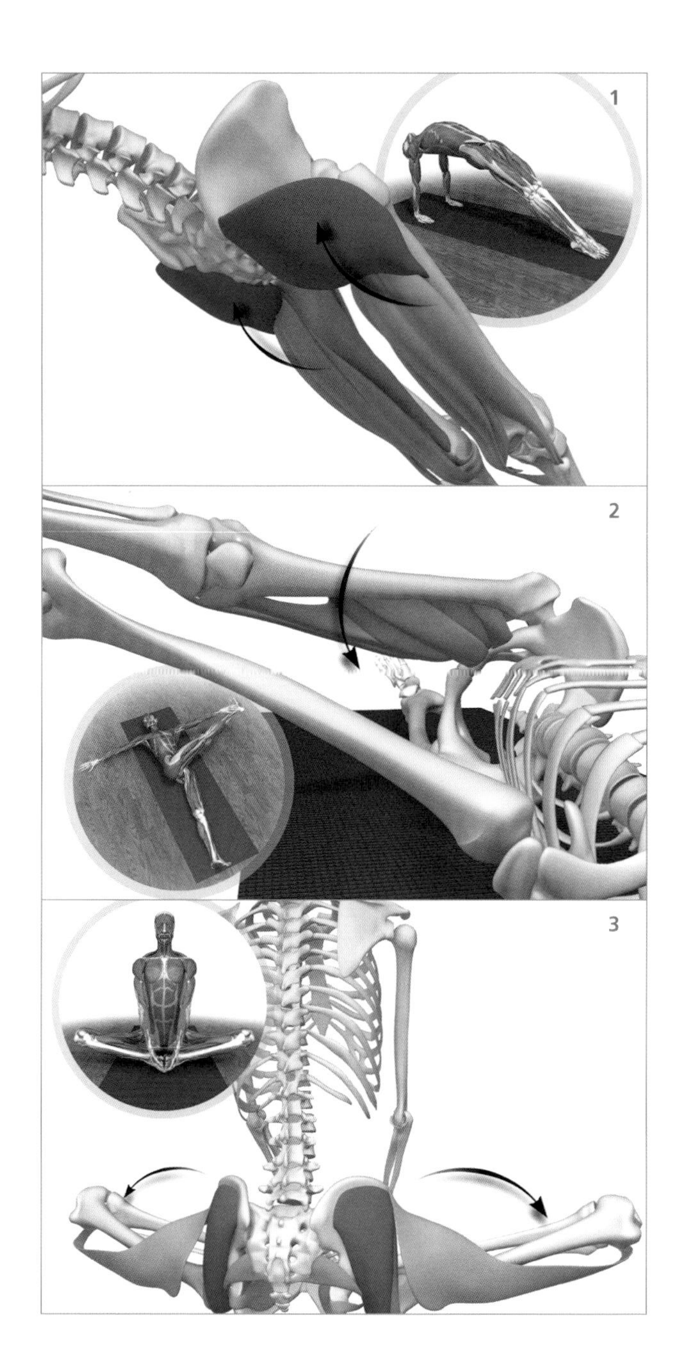

延展髖關節（見圖1）

延展髖關節、打開骨盆前方所需要用到的肌肉有：

- 臀大肌：臀部的大塊肌肉，起於骨盆後方，止於大腿骨（股骨）外側。這束肌肉的另一邊附著在大腿外側的髂脛束（從髖關節到膝蓋一條很厚的纖維性韌帶）。
- 膕旁肌群：這是位於大腿後側的管狀肌肉束，包括半腱肌、半膜肌、股二頭肌，從骨盆後方的坐骨結節延伸到小腿骨（脛骨與腓骨）頂端。

內收——將大腿拉往身體中線（見圖2）

內收大腿需要使用到的肌肉有：

- 內收肌群：從骨盆前面下端部位延伸到股骨內側的三束肌肉。從骨盆前到後，依序為內收長肌、內收短肌及內收大肌。
- 恥骨肌：扁平的帶狀肌肉，從骨盆前方延伸到大腿骨內側。
- 股薄肌：扁平的帶狀肌肉，從骨盆前面下端部位延伸到小腿內側。

外展——將大腿拉離身體中線（見圖3）

外展大腿需要使用到的肌肉有：

- 臀中肌與臀小肌：位於臀部側面，從骨盆側邊一直延伸到大腿骨外側的股骨大轉子（接近股骨頂端，在關節外側可以摸到的骨頭突出）。
- 闊筋膜張肌：有長條形的帶狀肌腱，沿著骨盆側邊分布，止於小腿骨（脛骨）的前方。
- 梨狀肌：呈金字塔形狀的小束肌肉，從骨盆內側一直往下延伸到股骨外側頂端，止端位於股骨大轉子內側。
- 閉孔內肌：窄管形的肌肉，從骨盆內側一直延伸到股骨外側上方，止端位於股骨大轉子。

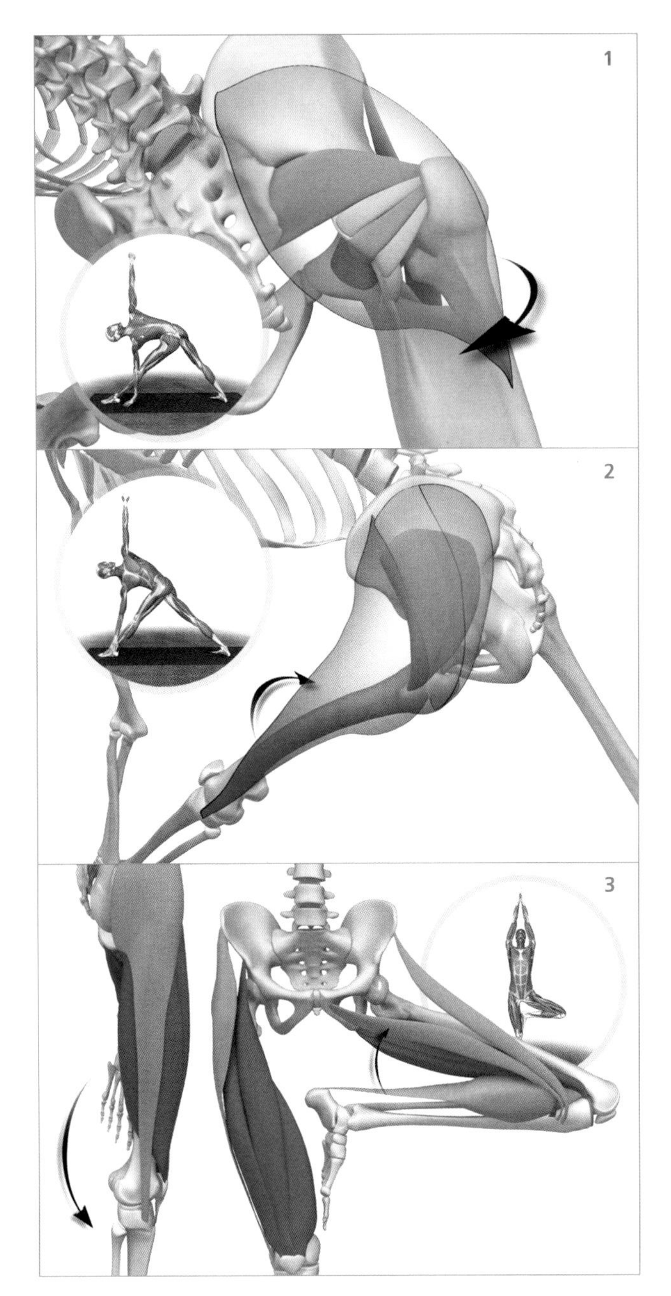

外旋——大腿向外轉動（見圖1）

大腿向外轉動需要使用到的肌肉有：

- 臀大肌：臀部的大塊肌肉，起於骨盆後方，止於大腿骨（股骨）外側。這束肌肉的另一邊附著在大腿外側的髂脛束（從髖關節到膝蓋一條很厚的纖維性韌帶）。
- 內收大肌：內收肌群中最大的一束肌肉，起自於骨盆後方下端接近坐骨結節的位置，止於股骨內側、接近膝蓋的部位。
- 深層的外旋肌群：包括梨形肌、閉孔肌、孖肌與股方肌。這些肌肉起自於臀部深層，止於股骨上方。
- 縫匠肌：窄長形的帶狀肌肉，橫跨大腿骨前方，從骨盆前方延伸到膝蓋內側。

內旋——大腿向內轉動（見圖2）

大腿向內轉動需要使用到的肌肉有：

- 闊筋膜張肌：有長條形的帶狀肌腱，沿著骨盆側邊分布，止於小腿骨（脛骨）的前方。
- 臀中肌：臀部側面肌肉，從骨盆側邊延伸到股骨外側的股骨大轉子（接近股骨頂端，在關節外側可以摸到的骨頭突出）。

膝蓋

延展——伸直腳（見圖3的右腳）

延展或伸直膝蓋需要使用到的肌肉有：

- 股四頭肌：大腿骨前側的一組肌肉，包括四部分：其中三頭起自於股骨，另外一頭起自於骨盆，一起往下延伸到膝蓋骨。
- 闊筋膜張肌：有長條形的帶狀肌腱，沿著骨盆側邊分布，止於小腿骨（脛骨）的前方。

屈曲——彎曲腳（見圖3的左腳）

屈曲或是彎曲膝蓋需要使用到的肌肉有：

- 膕旁肌群：這是位於大腿後側的管狀肌肉束，包括半腱肌、半膜肌、股二頭肌，從骨盆後方的坐骨結節延伸到小腿骨（脛骨與腓骨）頂端。
- 縫匠肌：窄長形的帶狀肌肉，橫跨大腿骨前方，從骨盆前方延伸到膝蓋內側。
- 腓腸肌：形成小腿肚的最大束肌肉。

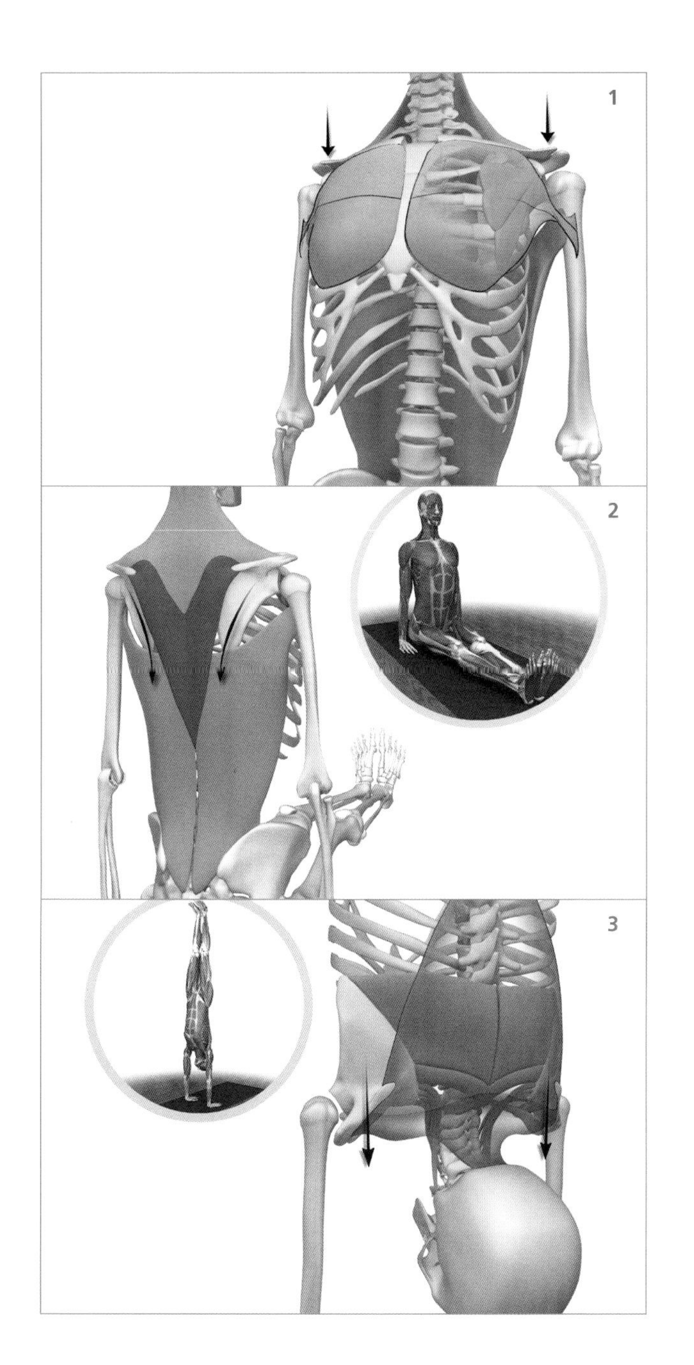

肩胛帶（由鎖骨和肩胛骨形成）

將肩膀拉離頸部（肩胛骨下壓，見圖1）

位於胸部前方的肌肉將肩胛骨往下壓，其中包括：

- 胸大肌位於胸骨的部分：胸大肌是胸部前方寬扁狀的肌肉，從胸部中間的胸骨一直延伸到肱骨上方內側，可細分為上、中、下三部分。
- 胸小肌：帶狀的小束肌肉，位於胸大肌下方，從上肋骨延伸到喙突（位於肩胛骨前面，如鳥嘴形狀的突出骨頭）。

將肩膀拉離頸部（肩胛骨下壓，見圖2）

下壓肩胛骨使用到的背部肌肉有：

- 背闊肌：扁平的大塊肌肉，從骨盆後面與下背部一直延伸到上臂（肱骨）。
- 下斜方肌：斜方肌是不規則四角形的一塊肌肉，起自於腰椎頂端，橫跨過肩胛骨到後頸部，分成上、中、下三塊。

肩胛帶上舉（見圖3）

抬升肩胛帶需要使用到的肌肉有：

- 上斜方肌：斜方肌是不規則四角形的一塊肌肉，起自於腰椎頂端，橫跨過肩胛骨到後頸部，分成上、中、下三塊。
- 肩胛提肌：管狀的一組肌肉，從肩胛骨頂端斜走至頸部上面四塊頸椎骨的側邊。
- 菱形肌：兩束扁平狀的肌肉，分別為大菱形肌與小菱形肌，從肩胛骨內側邊緣延伸到身體中線的脊椎。

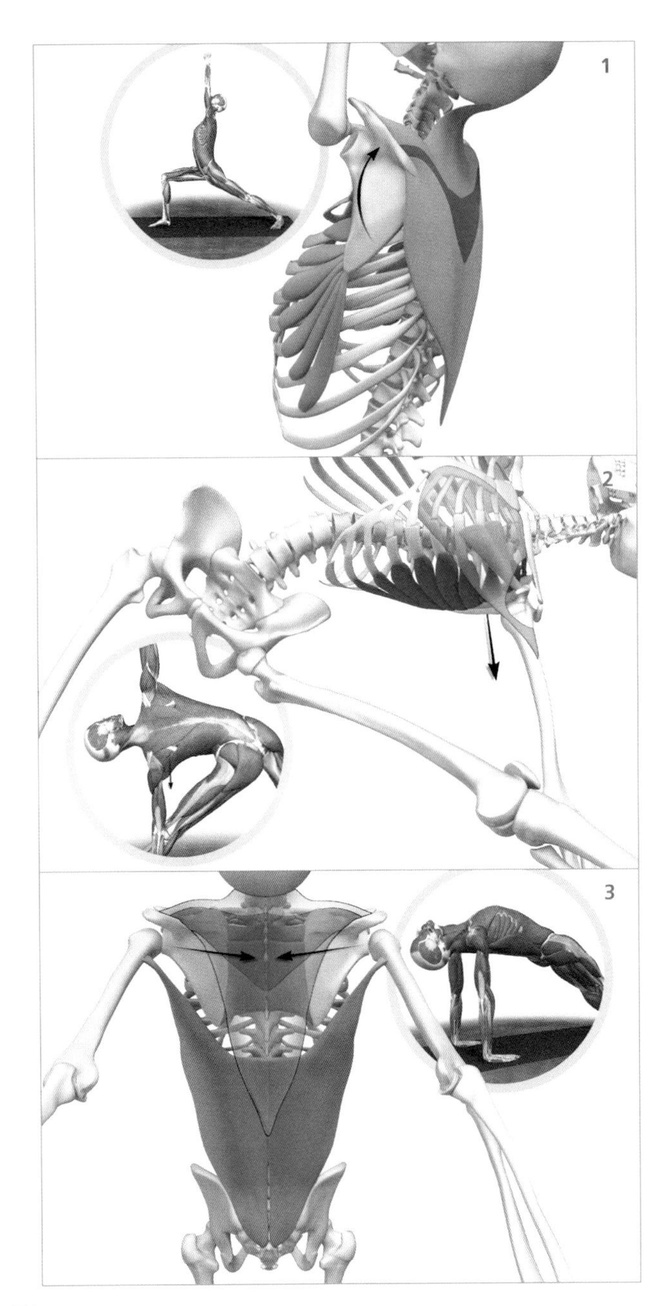

肩胛骨上旋（見圖1）

肩胛骨向上轉動需要使用到的肌肉有：

- 前鋸肌：扁平的長束肌群，從肩胛骨中間邊緣的內側表面一直延伸到前面的肋骨。
- 上斜方肌與中斜方肌：斜方肌是不規則四角形的一塊肌肉，起自於腰椎頂端，橫跨過肩胛骨到後頸部，分成上、中、下三塊。

肩胛前引或外展——肩胛骨拉離身體中線（見圖2）

將肩胛骨拉離身體中線需要使用到的肌肉有：

- 前鋸肌：扁平的長束肌群，從肩胛骨中間邊緣的內側表面一直延伸到前面的肋骨。
- 胸大肌：胸大肌是胸部前方寬扁狀的肌肉，從胸部中間的胸骨一直延伸到肱骨上方內側，可細分為上、中、下三部分。
- 胸小肌：帶狀的小束肌肉，位於胸大肌下方，從上肋骨延伸到喙突（位於肩胛骨前面，如鳥嘴形狀的突出骨頭）。

肩胛後縮或內收——肩胛骨拉向背部中線（見圖3）

將肩胛骨往背部中線拉近需要用到的肌肉有：

- 菱形肌：兩束扁平狀的肌肉，分別為大菱形肌與小菱形肌，從肩胛骨內側邊緣延伸到身體中線的脊椎。
- 中斜方肌：斜方肌是不規則四角形的一塊肌肉，起自於腰椎頂端，橫跨過肩胛骨到後頸部，分成上、中、下三塊。
- 背闊肌：扁平的大塊肌肉，從骨盆後面與下背部一直延伸到上臂（肱骨）。

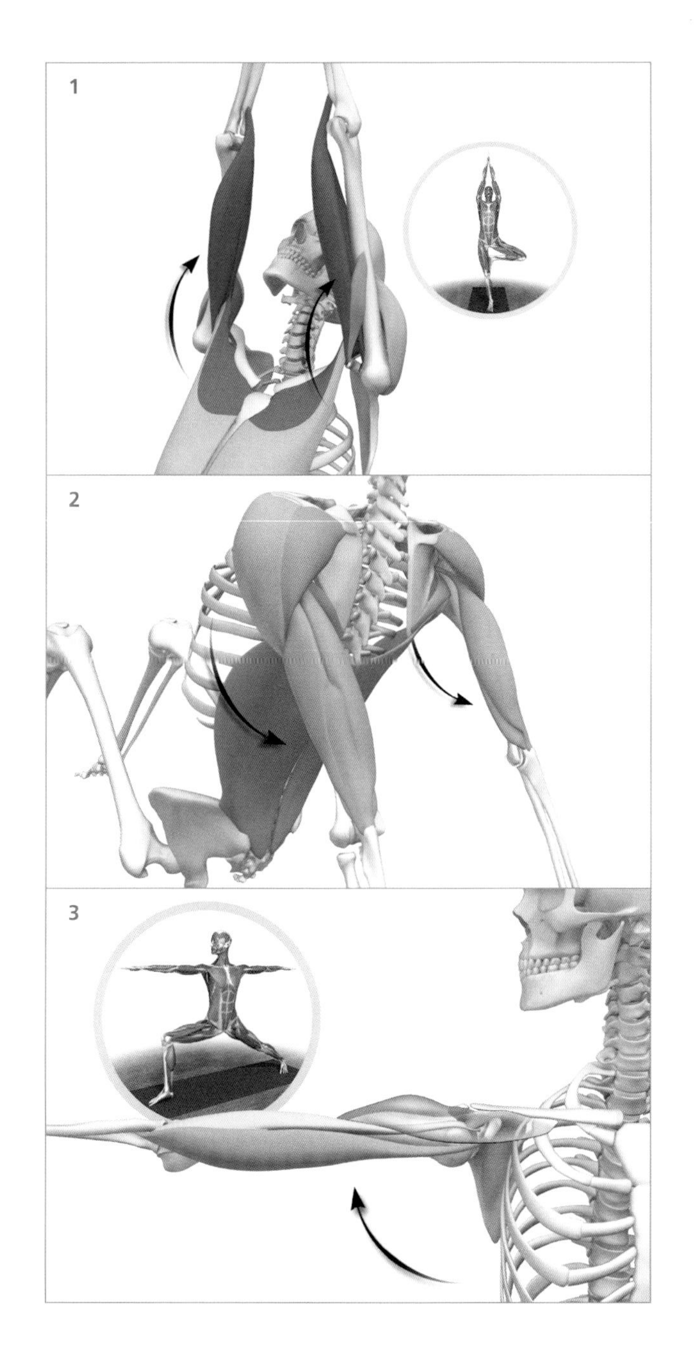

肩膀與上臂

屈曲——手臂高舉過頭（見圖1）

屈曲手臂需要使用到的肌肉有：

- 前三角肌：三角肌是覆蓋肩膀的大塊肌肉，從肩胛骨與鎖骨頂端延伸到肱骨外側，可分為鎖骨部（前束），肩峰部（中束）及肩胛部（後束）三個部分。
- 肱二頭肌：上臂前方的大塊肌肉。
- 胸大肌（胸鎖部位）：胸大肌是胸部前方寬扁狀的肌肉，從胸部中間的胸骨一直延伸到肱骨上方內側，可細分為上、中、下三部分。

伸展——手臂移向後（見圖2）

手臂向後伸展需要使用到的肌肉有：

- 肱三頭肌（長頭）：上臂後方的大塊肌肉，共有三頭。長頭起自於肩臼窩的下緣，止於尺骨（前臂骨）的鷹嘴突。
- 背闊肌：扁平的大塊肌肉，從骨盆後面與下背部一直延伸到上臂（肱骨）。
- 後三角肌：三角肌是覆蓋肩膀的大塊肌肉，從肩胛骨與鎖骨頂端延伸到肱骨外側，可分為鎖骨部（前束），肩峰部（中束）及肩胛部（後束）三個部分。

外展——手臂拉離身體中線（見圖3）

外展手臂需要使用到的肌肉有：

- 側三角肌：三角肌是覆蓋肩膀的大塊肌肉，從肩胛骨與鎖骨頂端延伸到肱骨外側，可分為鎖骨部（前束），肩峰部（中束）及肩胛部（後束）三個部分，分別稱為前三角肌、側三角肌與後三角肌。
- 肱二頭肌長頭：肱二頭肌是上臂前方的大塊肌肉，肌肉一端分裂為長頭與短頭。長頭起自於肩盂頂端，短頭起自於肩胛骨的喙突。兩頭結合後，一起止於前臂的橈骨。
- 棘上肌：起自於肩胛骨的棘上凹槽，從肩胛骨上方脊椎的方向往肱骨頭的方向延伸，可以使上臂外開向上（外展）。

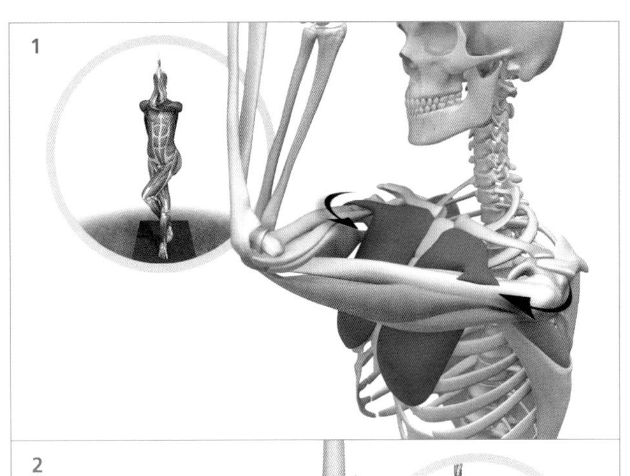

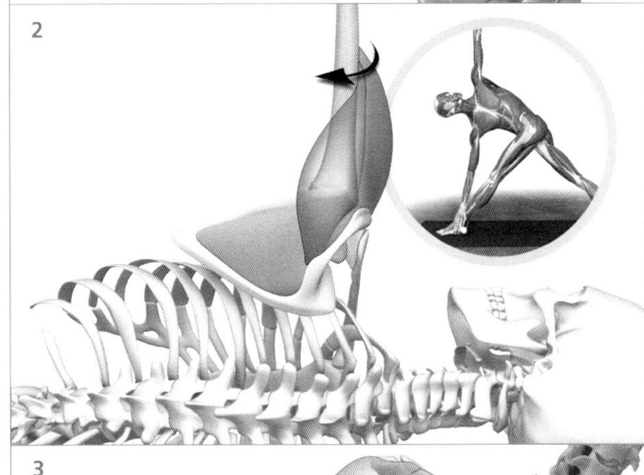

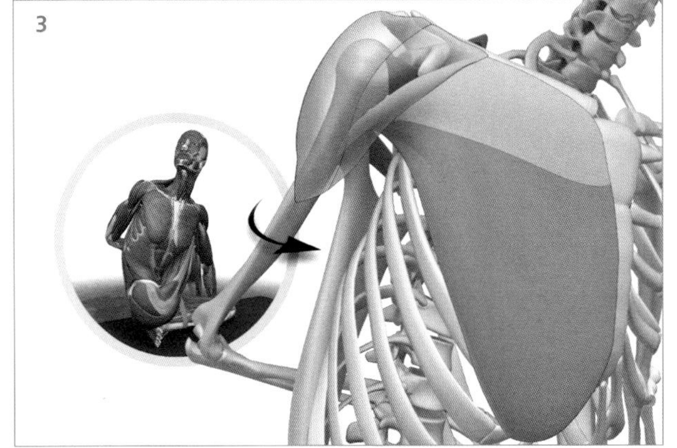

內收——將手臂拉向身體中線（見圖1）

內收手臂需要使用到的肌肉有：

- 胸大肌：胸大肌是胸部前方寬扁狀的肌肉，從胸部中間的胸骨一直延伸到肱骨上方內側，可細分為上、中、下三部分。
- 大圓肌：狹窄的帶狀肌肉，從肩胛骨下緣延伸到肱骨。
- 背闊肌：扁平的大塊肌肉，從骨盆後面與下背部一直延伸到上臂（肱骨）。
- 肱三頭肌長頭：肱三頭肌是上臂後面的大塊肌肉，共有三頭，長頭起於肩臼窩的下緣，中間與外側兩頭起自於肱骨，三頭一起止於前臂的尺骨。

外旋——手臂向外轉動（見圖2）

將上臂（肱骨）向外轉動需要使用到的肌肉有：

- 後三角肌：三角肌是覆蓋肩膀的大塊肌肉，從肩胛骨與鎖骨頂端延伸到肱骨外側，可分為鎖骨部（前束），肩峰部（中束）及肩胛部（後束）三個部分，分別稱為前三角肌、側三角肌與後三角肌。
- 棘下肌：起自於肩胛骨的棘下凹槽，從肩胛骨下方脊椎方向往肱骨頭方向延伸，收縮會產生肩關節外旋動作。
- 小圓肌：狹窄的小肌肉，從肩胛骨下方外側邊緣延伸到肱骨頭，止端位於棘下肌下面。

內旋——手臂向內轉動（見圖3）

手臂向內轉動需要使用到的肌肉有：

- 胸大肌（胸鎖部位）：胸大肌是胸部前方寬扁狀的肌肉，從胸部中間的胸骨一直延伸到肱骨上方內側，可細分為上、中、下三部分。
- 前三角肌：三角肌是覆蓋肩膀的大塊肌肉，從肩胛骨與鎖骨頂端延伸到肱骨外側，可分為鎖骨部（前束），肩峰部（中束）及肩胛部（後束）三個部分，分別稱為前三角肌、側三角肌與後三角肌。
- 肩胛下肌：扁平的扇形肌肉，起自於肩胛骨前表面，延伸到肩關節前方，附著在肱骨小結節上，收縮會產生肩關節內旋動作。
- 背闊肌：扁平的大塊肌肉，從骨盆後面與下背部一直延伸到上臂（肱骨）。
- 大圓肌：狹窄的帶狀肌肉，從肩胛骨下緣處延伸到肱骨。

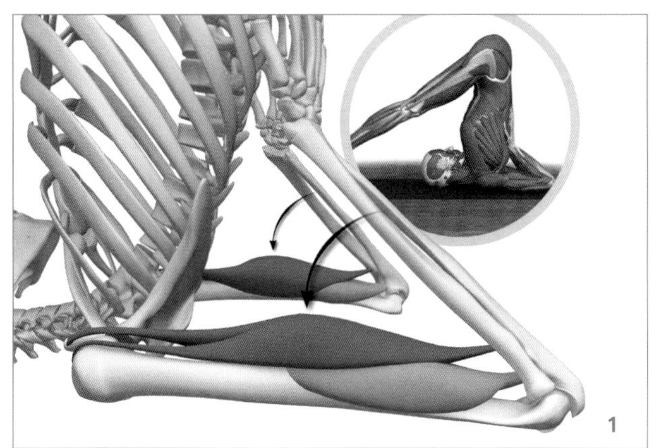
1

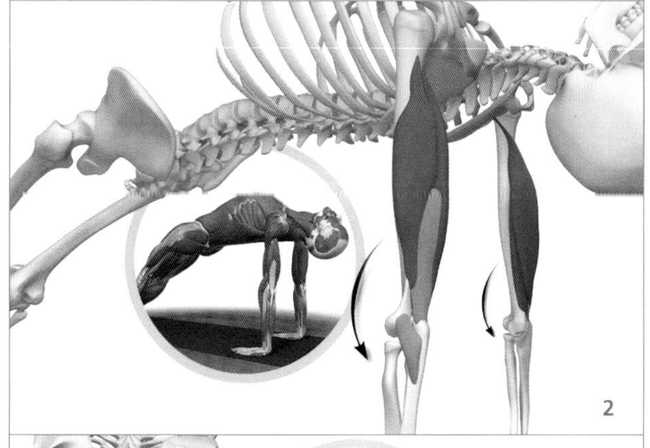
2

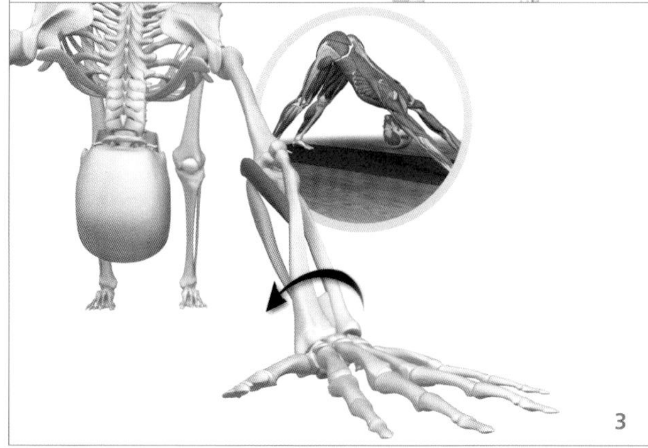
3

手肘

屈曲手肘（見圖1）

屈曲手肘需要使用到的肌肉有：

- 肱二頭肌：肱二頭肌是上臂前方的大塊肌肉，肌肉一端分裂為長頭與短頭。長頭起自於肩盂頂端，短頭起自於肩胛骨的喙突。兩頭結合後，一起止於前臂的橈骨。
- 肱肌：位於肱二頭肌下面，就在肱骨前面的手肘上方，起自於肱骨，止於前臂的尺骨處。

伸展（伸直）手肘（見圖2）

伸展手肘需要使用到的肌肉有：

- 肱三頭肌：這是上臂後面的大塊肌肉，共有三頭，長頭起於肩臼窩的下緣，中間與外側兩頭起自於肱骨，三頭一起止於前臂的尺骨。
- 肘肌：手肘外側的小束肌肉，起自於手肘的外髁後面，止於前臂尺骨。

前臂

前臂內旋——掌心朝下轉動（見圖3）

前臂內旋需要使用到的肌肉有：

- 旋前圓肌：扁平的帶狀肌肉，起自於手肘內側的肱骨，止於前臂的橈骨軸。
- 旋前方肌：扁平的一塊方形肌肉，連接前臂的橈骨與尺骨。

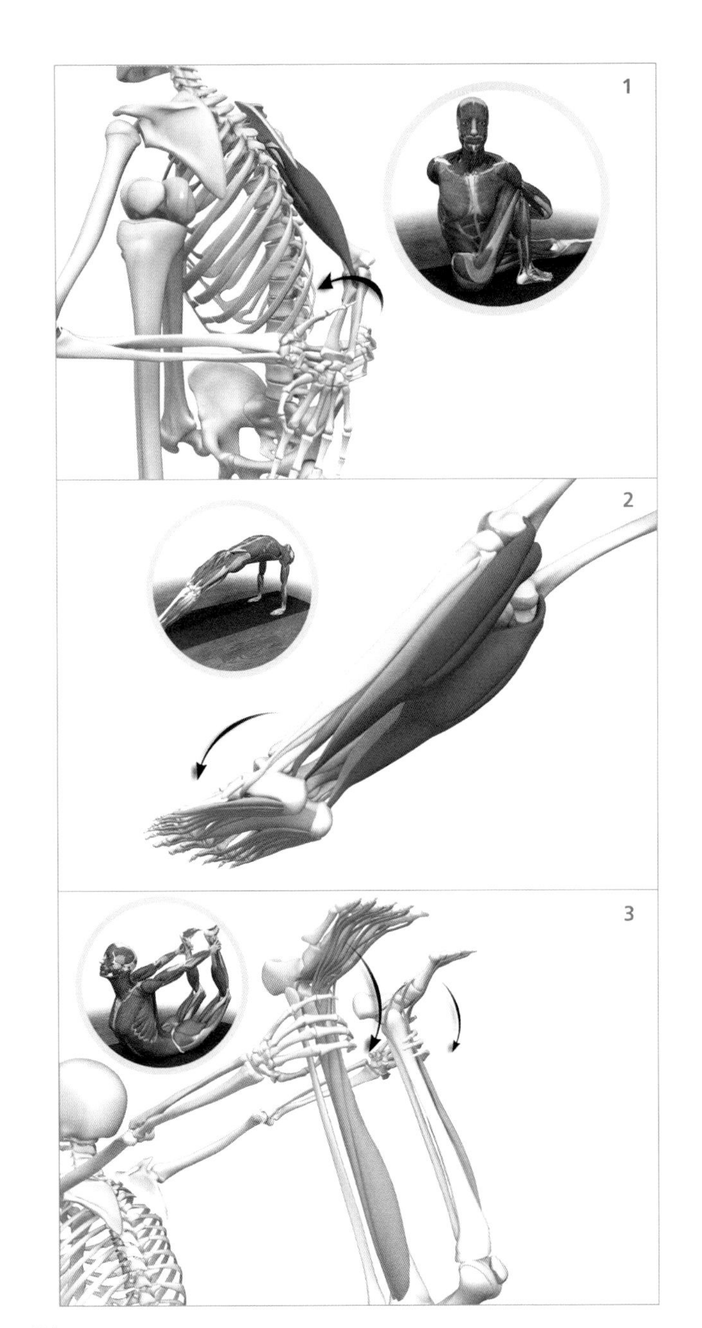

前臂旋後——掌心朝上轉動（見圖1）

掌心向上轉的動作需要使用到的肌肉有：

- 肱二頭肌：這是上臂前方的大塊肌肉，肌肉一端分裂為長頭與短頭。長頭起自於肩盂頂端，短頭起自於肩胛骨的喙突。兩頭結合後，一起止於前臂的橈骨。
- 旋後肌：位於前臂外側的薄片狀肌肉，起自於手肘與尺骨處的肱骨外表面，止端包覆前臂的橈骨。

腳踝

蹠屈——腳掌向下壓（見圖2）

蹠屈是把腳及小腿拉直的動作，即俗稱的踮腳尖，需要使用到的肌肉有：

- 腓腸肌：雙頭的大塊肌肉，起自於股骨後方，止端透過阿基里斯腱附著在腳後跟（跟骨）上。
- 比目魚肌：位於腓腸肌下面的厚實肌肉，起自於脛骨，止端透過阿基里斯腱附著在跟骨上。
- 腓骨長肌與腓骨短肌：長肌及短肌都是管狀的長薄片肌肉，起自於腓骨側邊，分別止於足部外側與腳底。
- 脛後肌：起自於脛骨後方的深層肌肉，包覆腳踝內側，止於腳底。
- 屈拇長肌：起自於腓骨後方的深層肌肉，包覆腳踝內側，止於大腳趾底部。

背屈——將腳背拉向脛骨（見圖3）

把腳背向小腿拉近的動作（把腳往上勾）所需要使用到的肌肉有：

- 脛前肌：扁平的長形肌肉，起自於脛骨前方，止於腳部內側表面。
- 伸拇長肌：管狀的小肌肉，位於脛前肌下面，起自於腓骨，止於大腳趾頂端。
- 伸趾長肌：長而薄的肌肉，起自於脛骨外側，止於腳趾頂端。

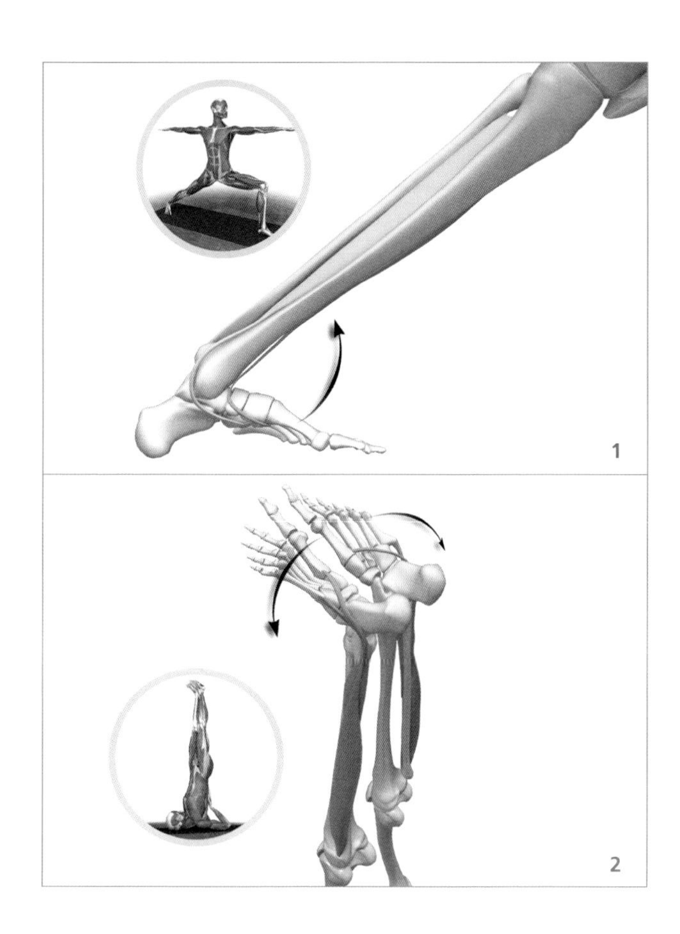

內翻——腳內傾（見圖1）

腳底板向內翻轉成內側緣向上，需要用到的肌肉有：

- 脛前肌：扁平的長形肌肉，起自於脛骨前方，止於腳部內側表面。
- 脛後肌：起自於脛骨後方的深層肌肉，包覆腳踝內側，止於腳底。

外翻——腳外傾（見圖2）

腳底板向外翻轉的動作（像鴨子走路狀），需要使用到的肌肉有：

- 腓骨長肌與腓骨短肌：長肌及短肌都是管狀的長薄片肌肉，起自於腓骨側邊，分別止於腳部外側與腳底。

2 建立你的解剖學基礎

1 頭骨
2 鎖骨
3 胸骨
4 胸腔
5 肩胛骨
6 肱骨
7 尺骨
8 橈骨
9 髂嵴
10 股骨
11 髕骨
12 脛骨

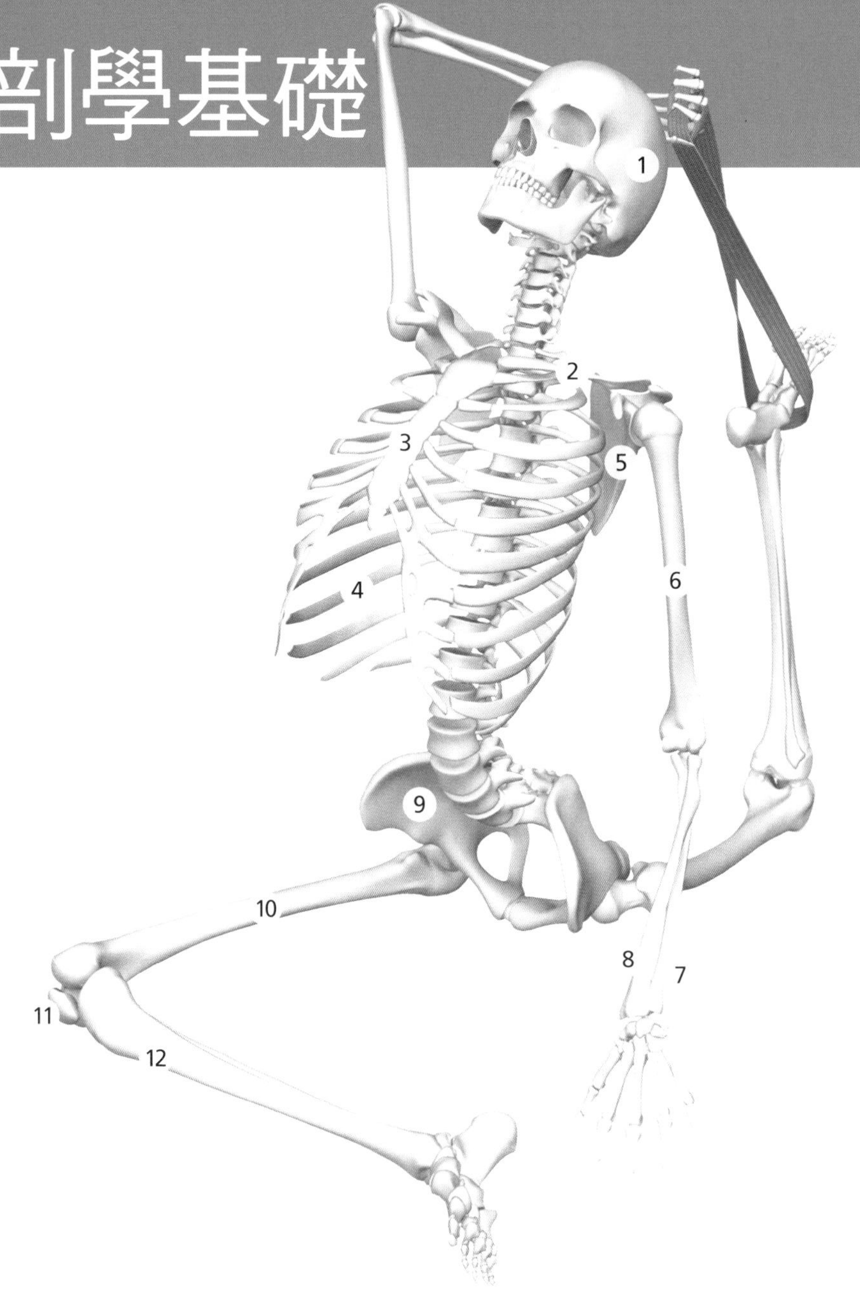

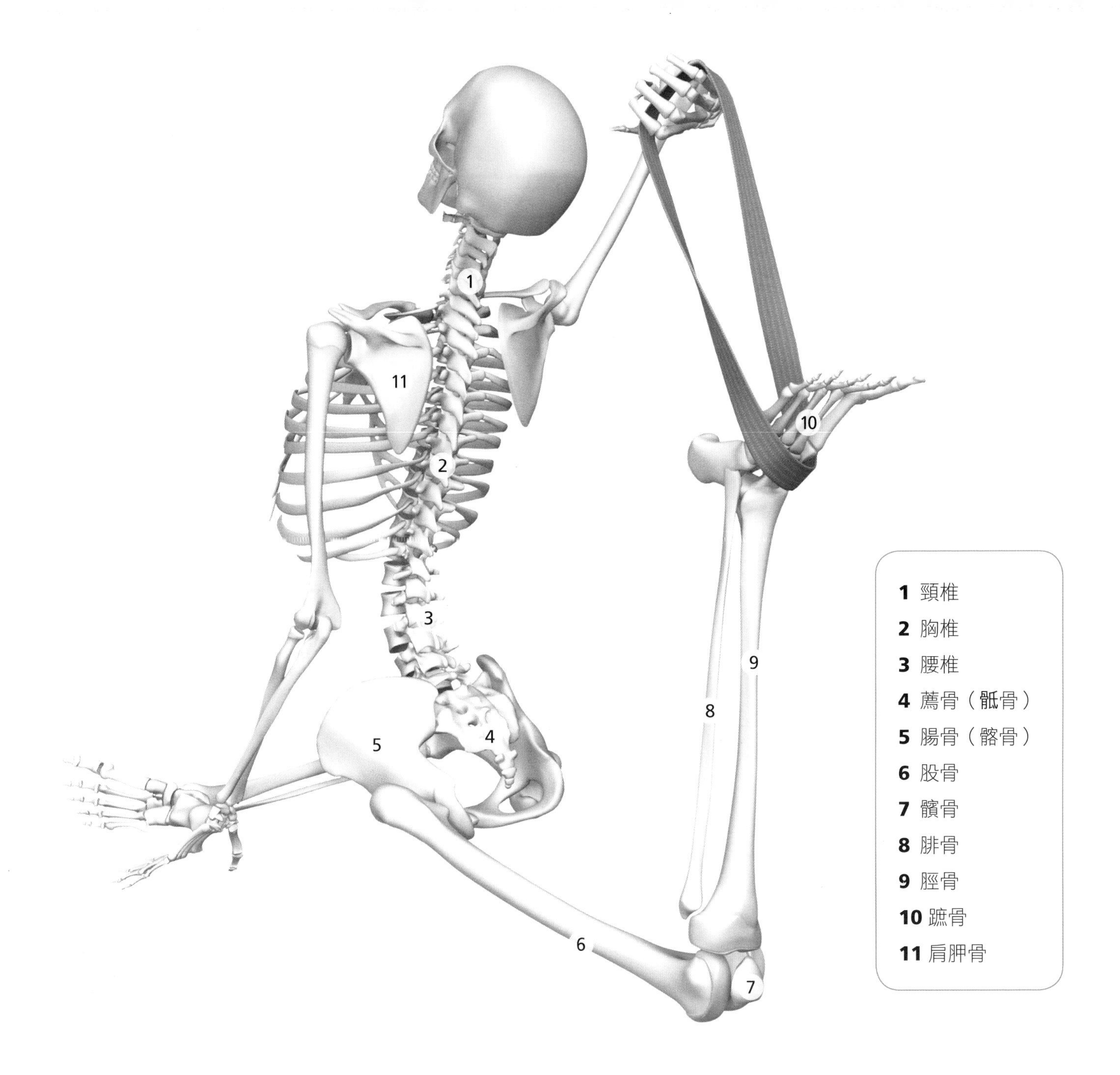
1
11
2
3
10
9
8
5
4
6
7
1 頸椎
2 胸椎
3 腰椎
4 薦骨（骶骨）
5 腸骨（髂骨）
6 股骨
7 髕骨
8 腓骨
9 脛骨
10 蹠骨
11 肩胛骨

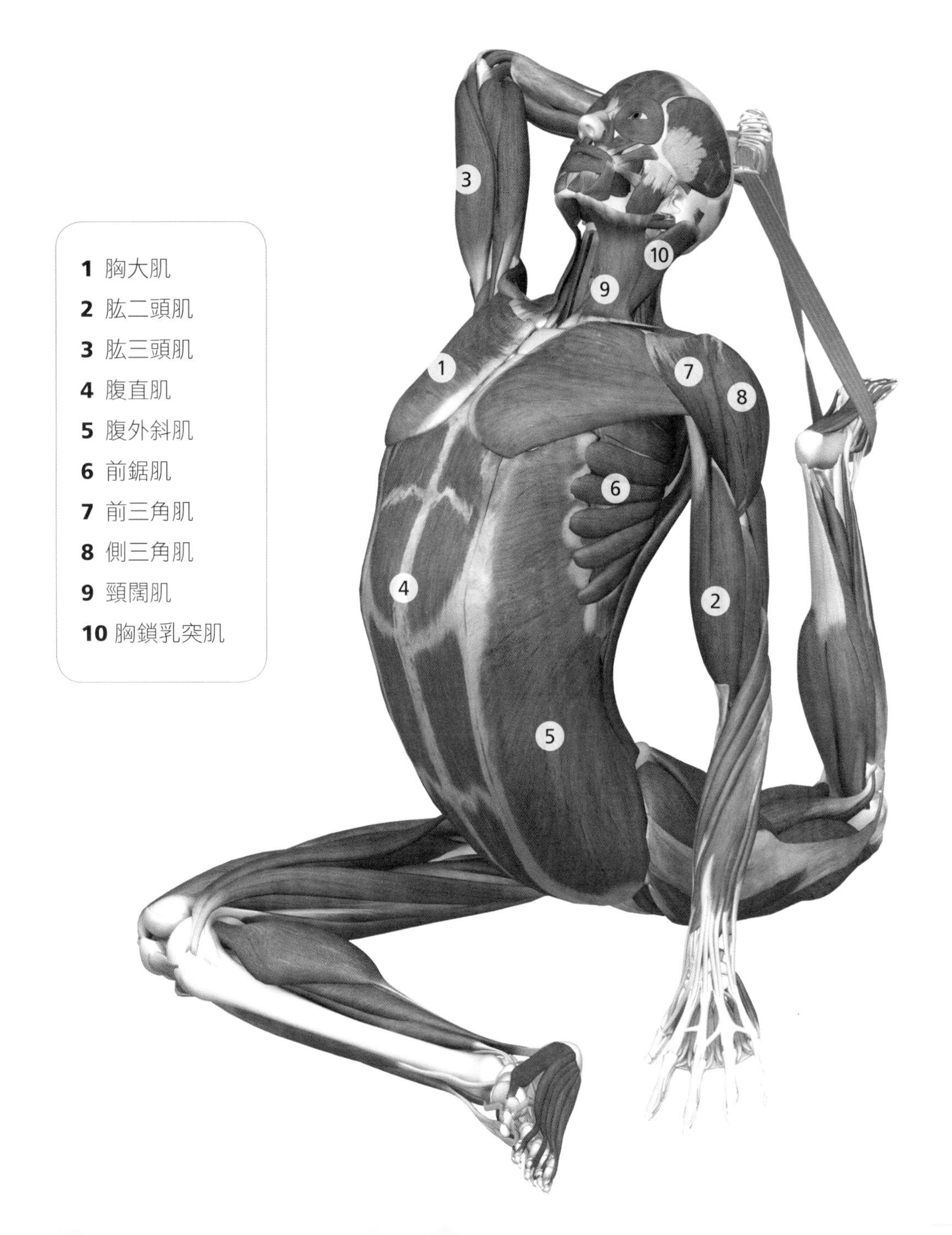

1 胸大肌
2 肱二頭肌
3 肱三頭肌
4 腹直肌
5 腹外斜肌
6 前鋸肌
7 前三角肌
8 側三角肌
9 頸闊肌
10 胸鎖乳突肌

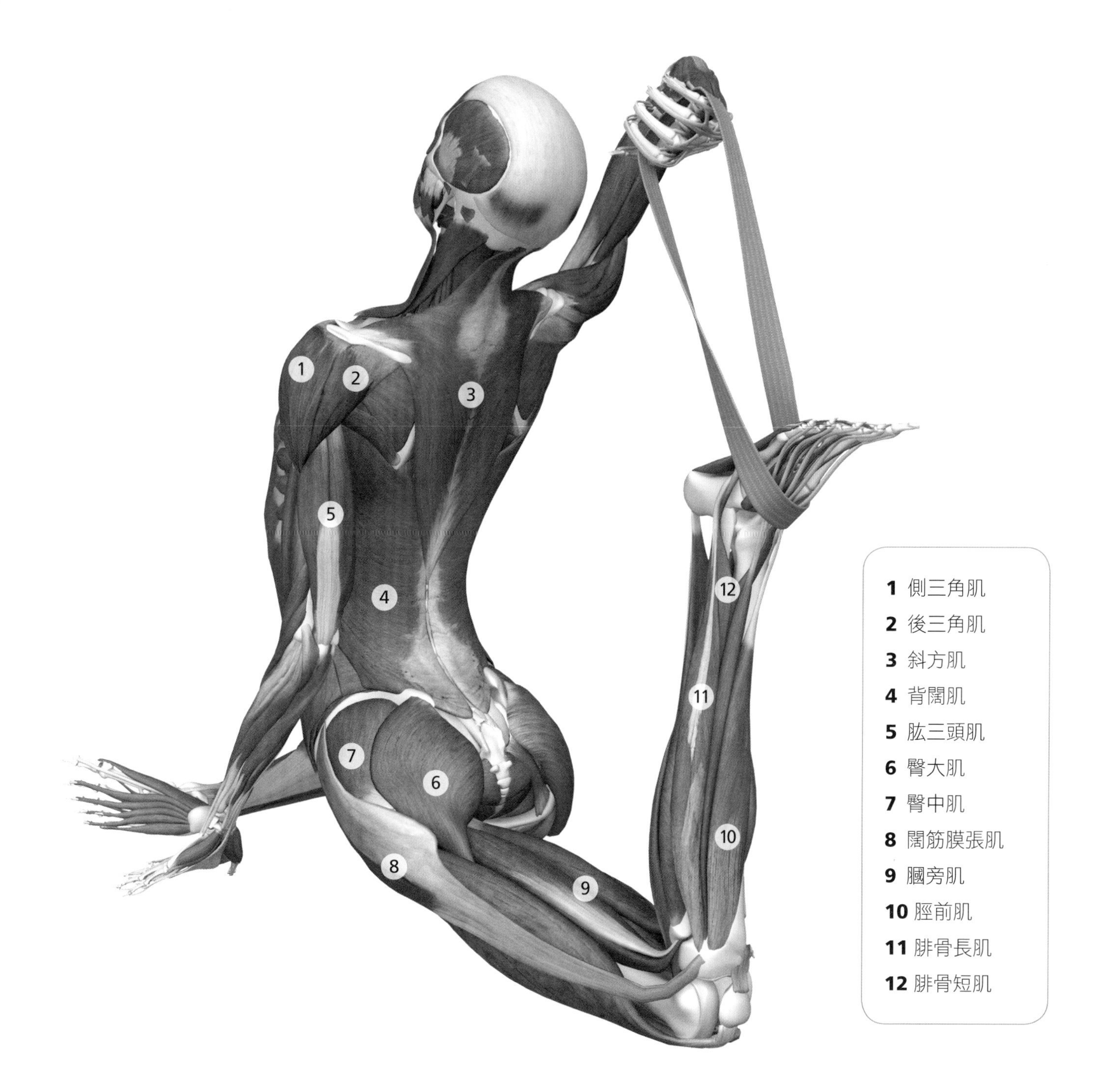

1 側三角肌
2 後三角肌
3 斜方肌
4 背闊肌
5 肱三頭肌
6 臀大肌
7 臀中肌
8 闊筋膜張肌
9 膕旁肌
10 脛前肌
11 腓骨長肌
12 腓骨短肌

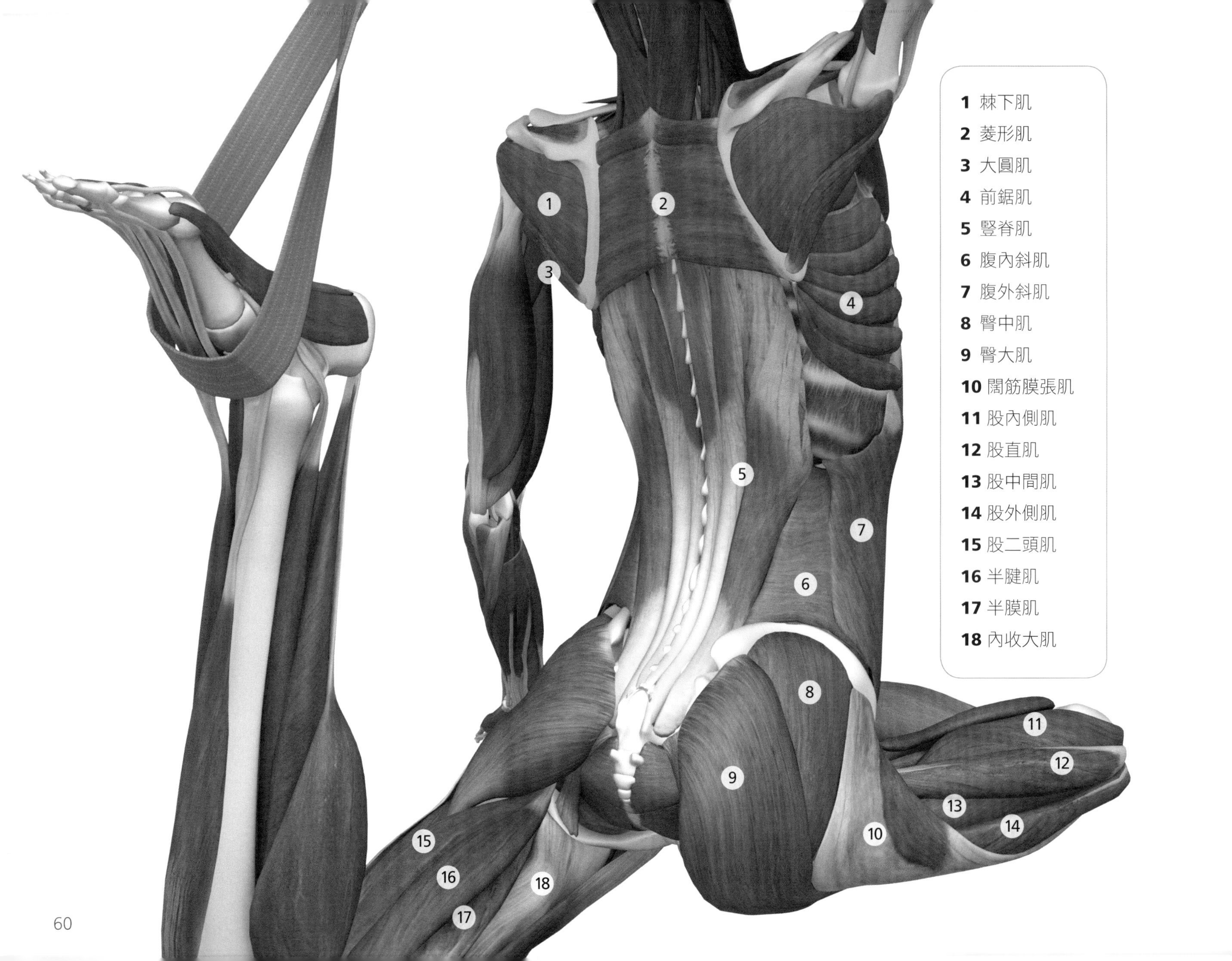
1 棘下肌
2 菱形肌
3 大圓肌
4 前鋸肌
5 豎脊肌
6 腹內斜肌
7 腹外斜肌
8 臀中肌
9 臀大肌
10 闊筋膜張肌
11 股內側肌
12 股直肌
13 股中間肌
14 股外側肌
15 股二頭肌
16 半腱肌
17 半膜肌
18 內收大肌

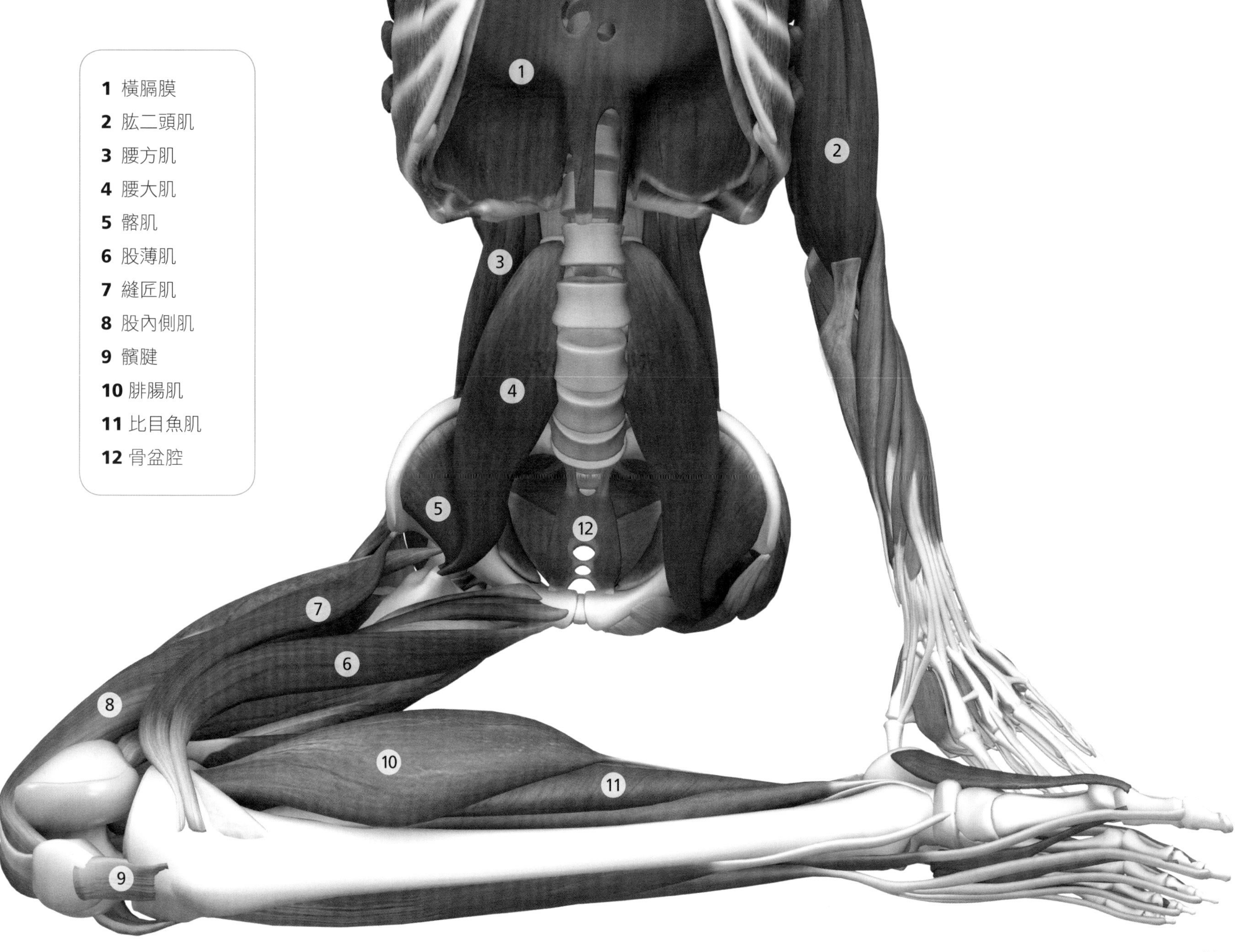

1 橫膈膜
2 肱二頭肌
3 腰方肌
4 腰大肌
5 髂肌
6 股薄肌
7 縫匠肌
8 股內側肌
9 髕腱
10 腓腸肌
11 比目魚肌
12 骨盆腔
1
2
3
4
5
6
7
8
9
10
11
12

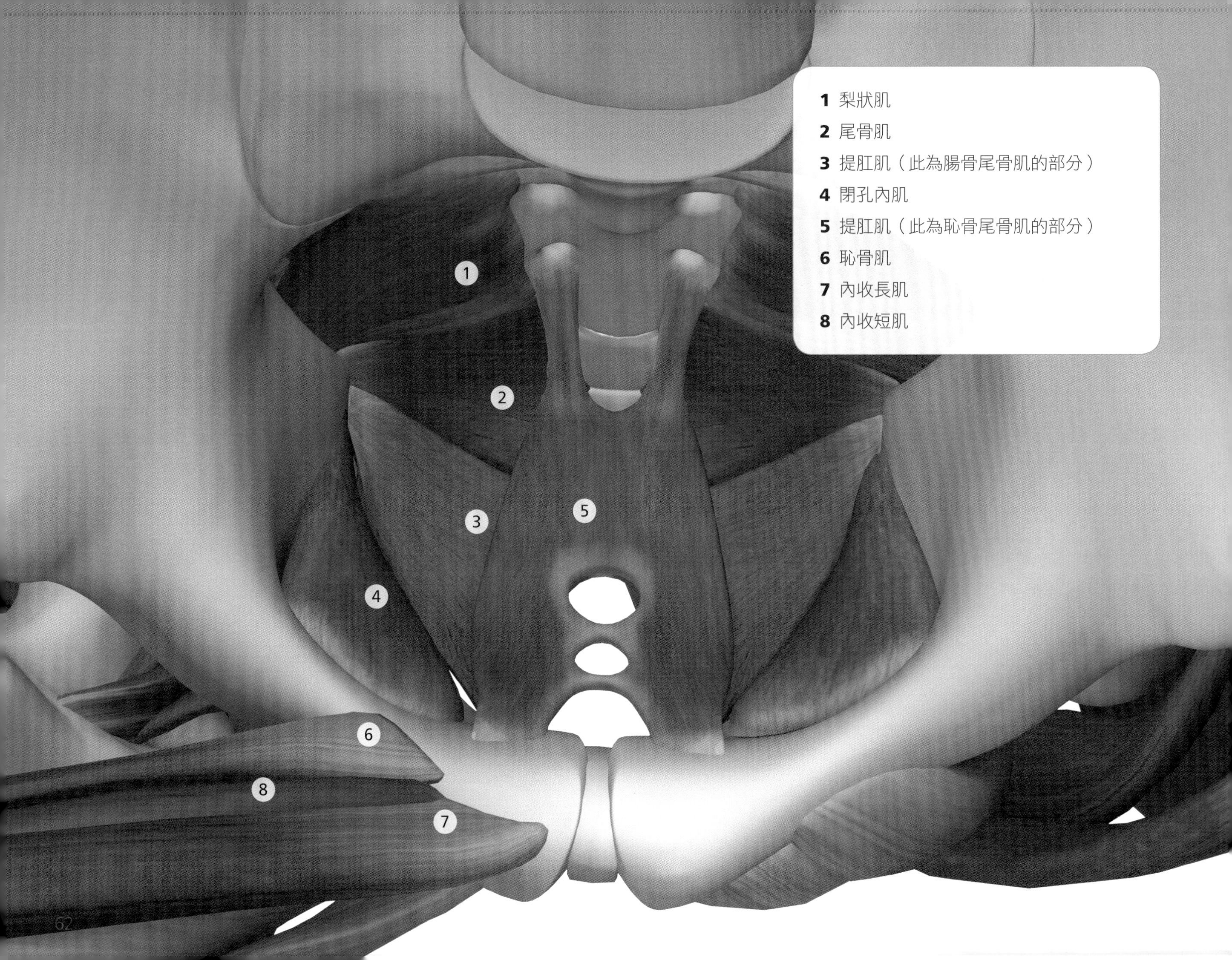
1 梨狀肌
2 尾骨肌
3 提肛肌（此為腸骨尾骨肌的部分）
4 閉孔內肌
5 提肛肌（此為恥骨尾骨肌的部分）
6 恥骨肌
7 內收長肌
8 內收短肌
1
2
3
4
5
6
7
8

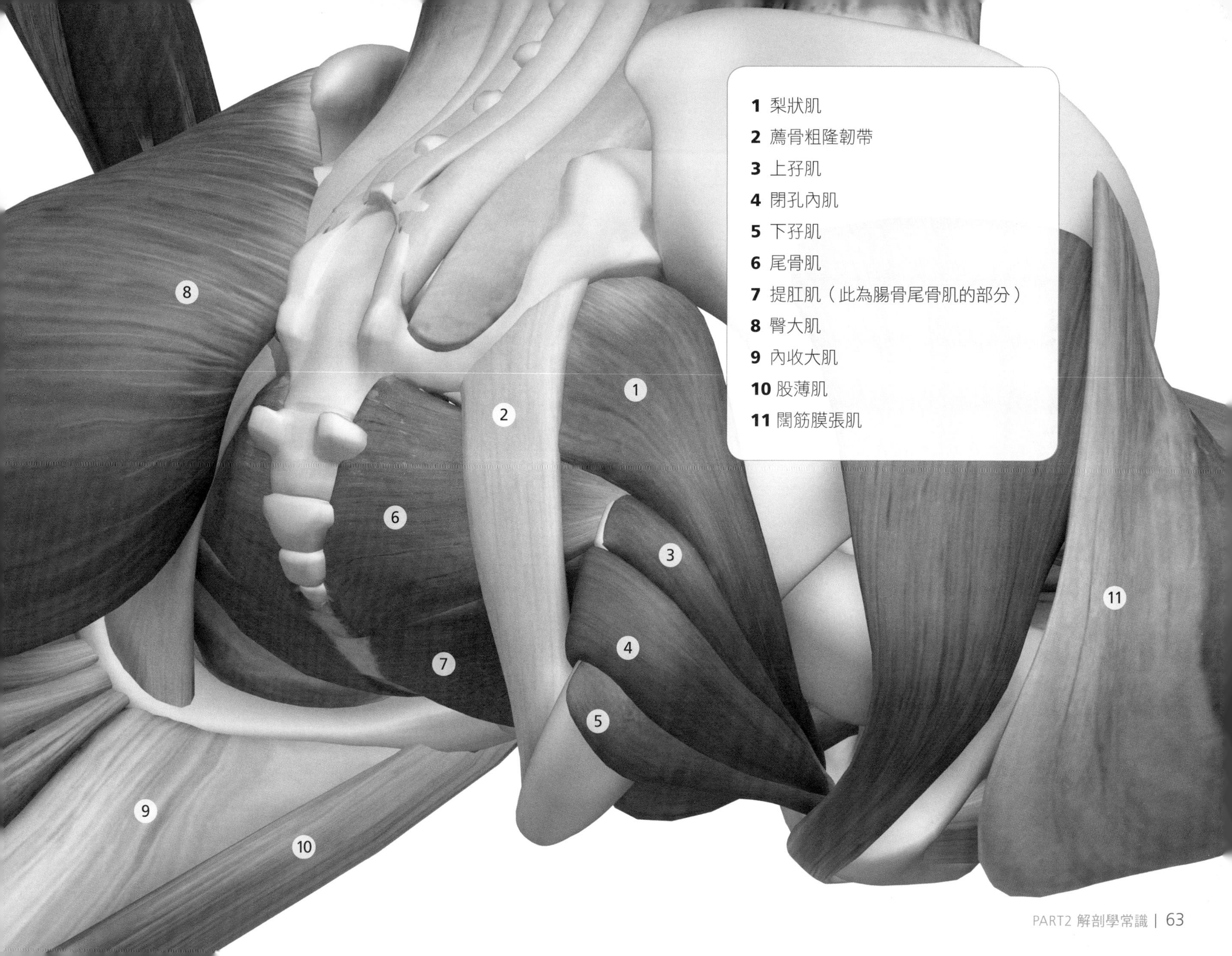
1 梨狀肌
2 薦骨粗隆韌帶
3 上孖肌
4 閉孔內肌
5 下孖肌
6 尾骨肌
7 提肛肌（此為腸骨尾骨肌的部分）
8 臀大肌
9 內收大肌
10 股薄肌
11 闊筋膜張肌
8
1
2
6
3
11
4
7
5
9
10

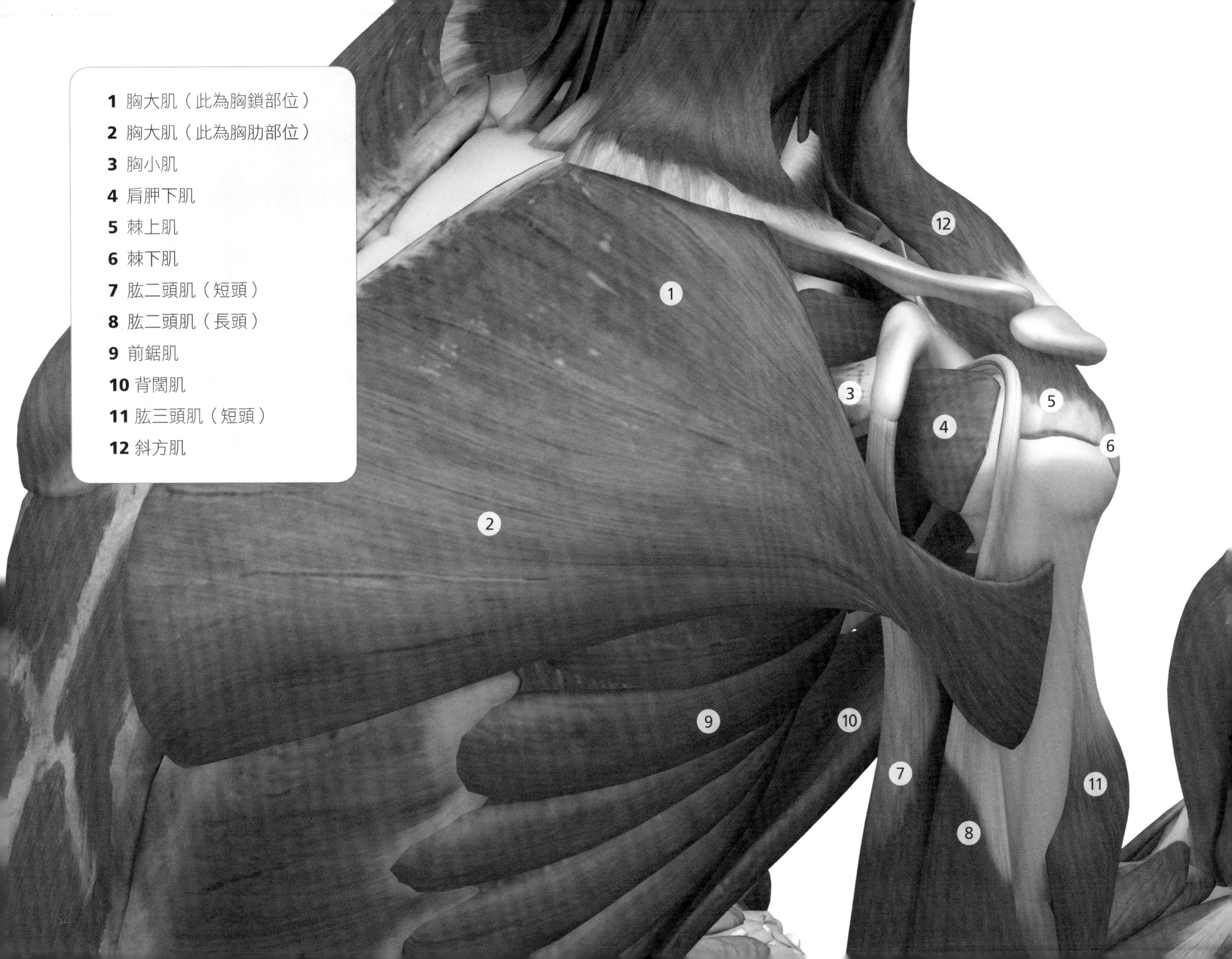
1 胸大肌（此為胸鎖部位）
2 胸大肌（此為胸肋部位）
3 胸小肌
4 肩胛下肌
5 棘上肌
6 棘下肌
7 肱二頭肌（短頭）
8 肱二頭肌（長頭）
9 前鋸肌
10 背闊肌
11 肱三頭肌（短頭）
12 斜方肌

1 棘上肌
2 棘下肌
3 小圓肌
4 大圓肌
5 肱三頭肌（長頭）
6 肱三頭肌（短頭）
7 小菱形肌
8 大菱形肌
9 背闊肌
10 肩胛提肌

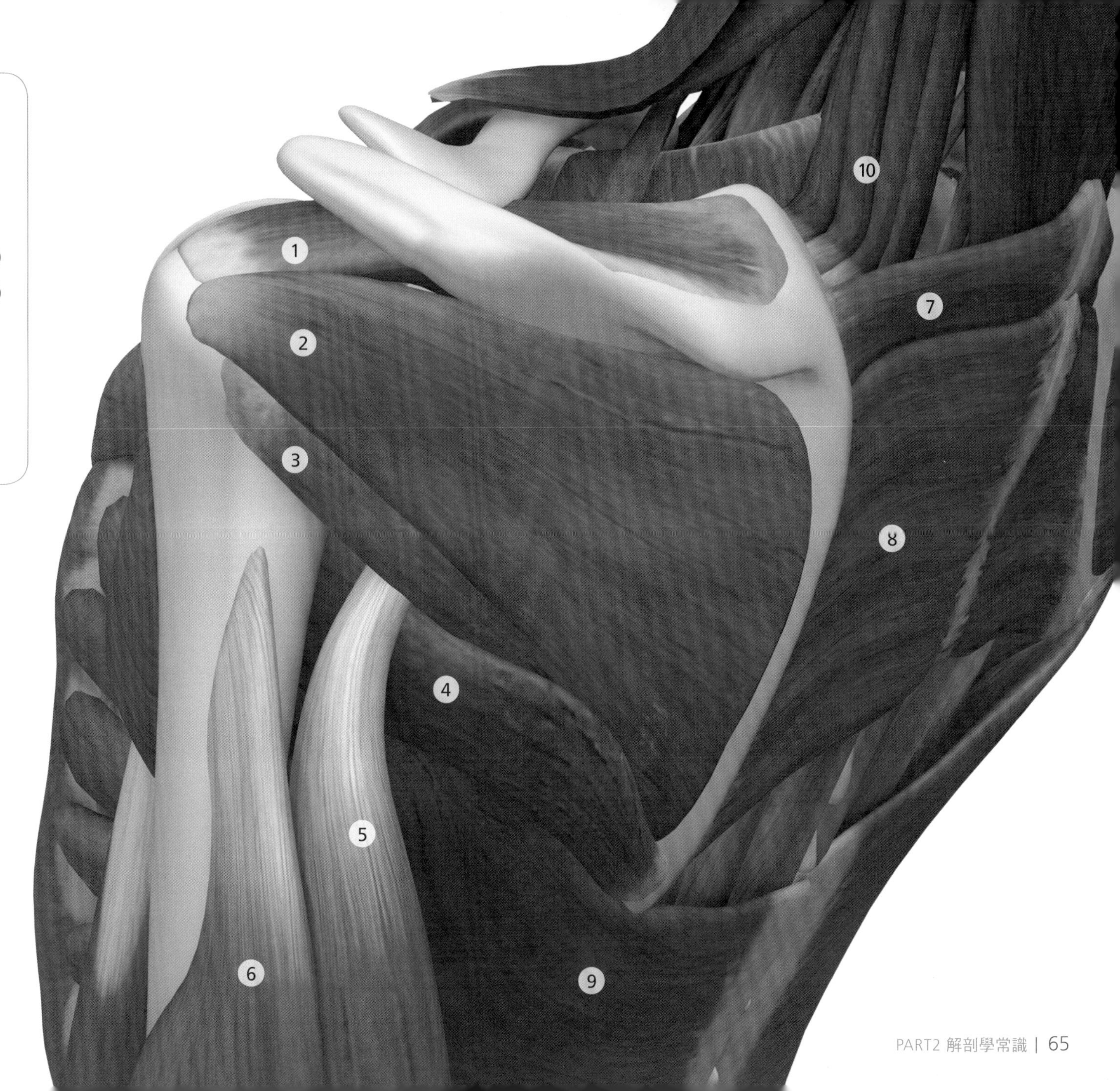

| PART 3 |

拆解瑜伽體位

1 預備體位

不同的預備體位可用於伸展身體的某些特定部位，像是肩膀或髖部，並集中練習單一的基本動作，比如彎曲肩膀或旋轉髖部。這樣一來，可以增加身體某部位的動作空間，接著再與瑜伽體位結合。

預備體位可以當作一般的伸展動作，用在做任何瑜伽體位之前，或在做瑜伽過程中，加入此一動作；也可以視為單獨的瑜伽體位來練習。例如在鴿王式一（Eka Pada Rajakapotasana I）的拆解動作中，可以看到前髖部外旋而後髖部延展，兩邊肩膀向後彎的幅度大過頭部（參見圖1、圖2、圖3）。

在右頁圖中也可以看到幾個預備姿勢，增加了某些身體部位的動作幅度，為「鴿王式一」做好準備。此外，本單元中還有其他的預備體位，將以圖文方式一一呈現。

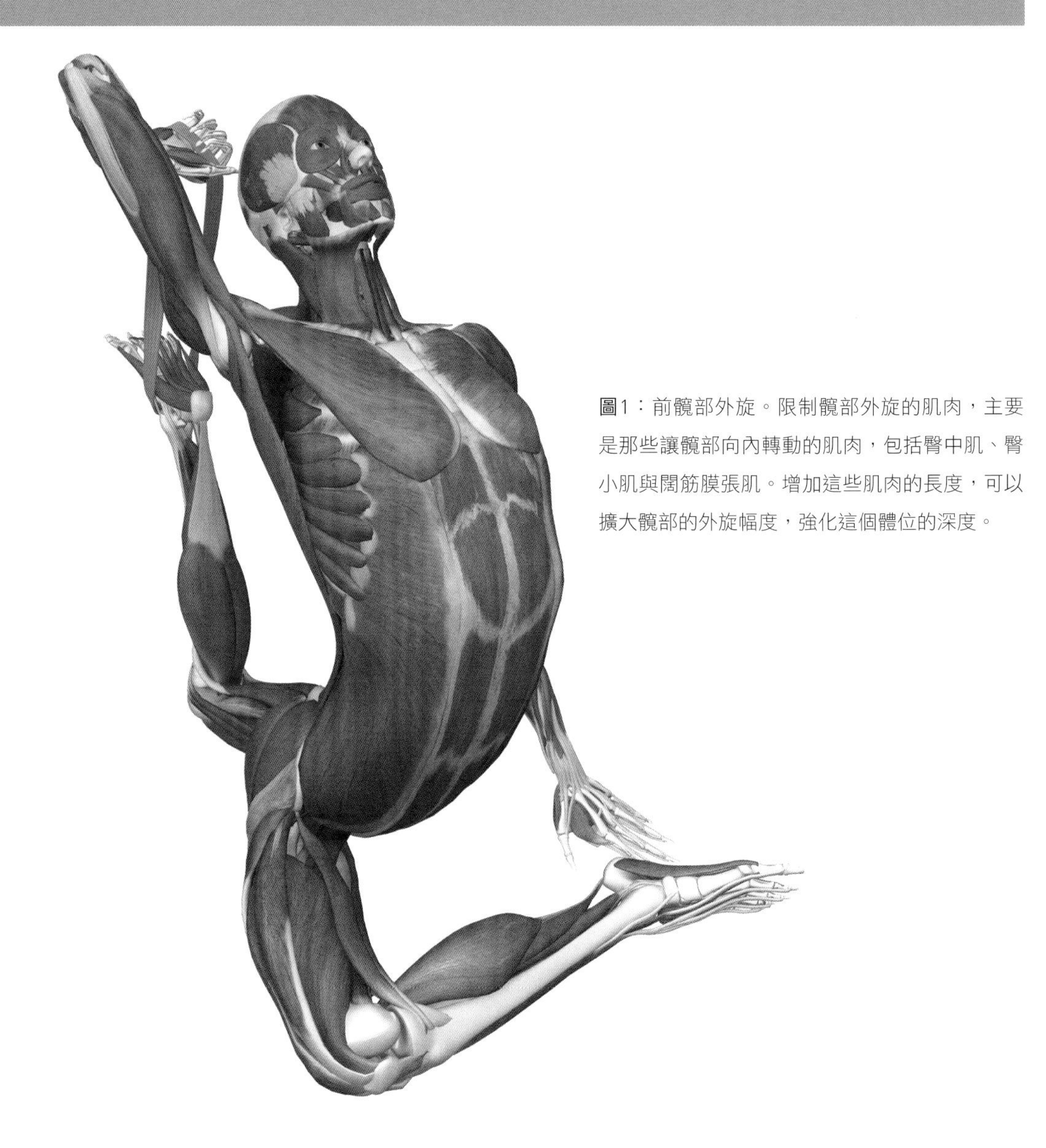

圖1：前髖部外旋。限制髖部外旋的肌肉，主要是那些讓髖部向內轉動的肌肉，包括臀中肌、臀小肌與闊筋膜張肌。增加這些肌肉的長度，可以擴大髖部的外旋幅度，強化這個體位的深度。

圖2：髖部後側延展。限制伸展幅度的肌肉是髖屈肌，包括腰肌、恥骨肌、內收長肌、內收短肌、股直肌及縫匠肌。增加這些肌肉的長度，可以讓髖部伸展得更深入。

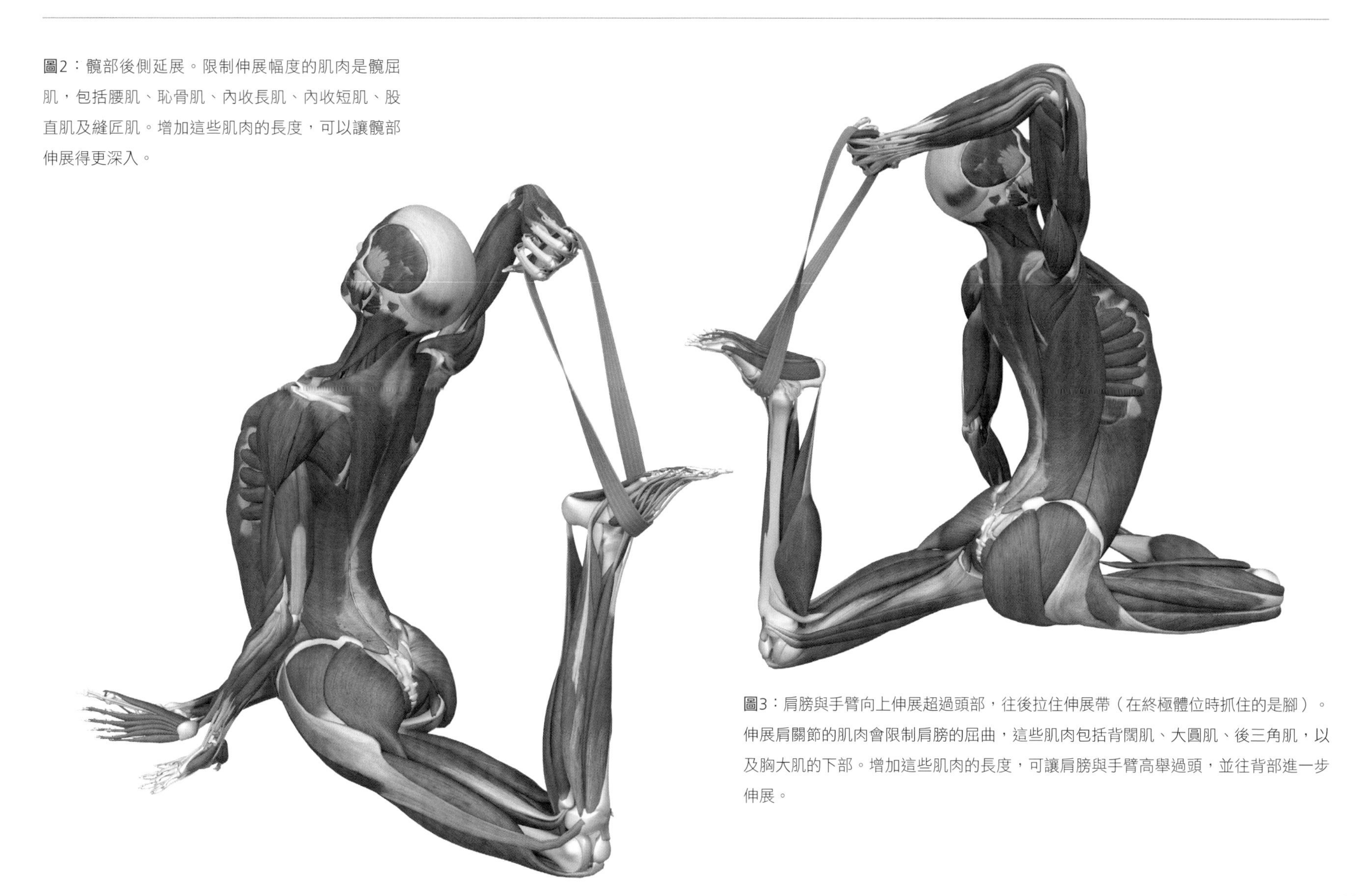

圖3：肩膀與手臂向上伸展超過頭部，往後拉住伸展帶（在終極體位時抓住的是腳）。伸展肩關節的肌肉會限制肩膀的屈曲，這些肌肉包括背闊肌、大圓肌、後三角肌，以及胸大肌的下部。增加這些肌肉的長度，可讓肩膀與手臂高舉過頭，並往背部進一步伸展。

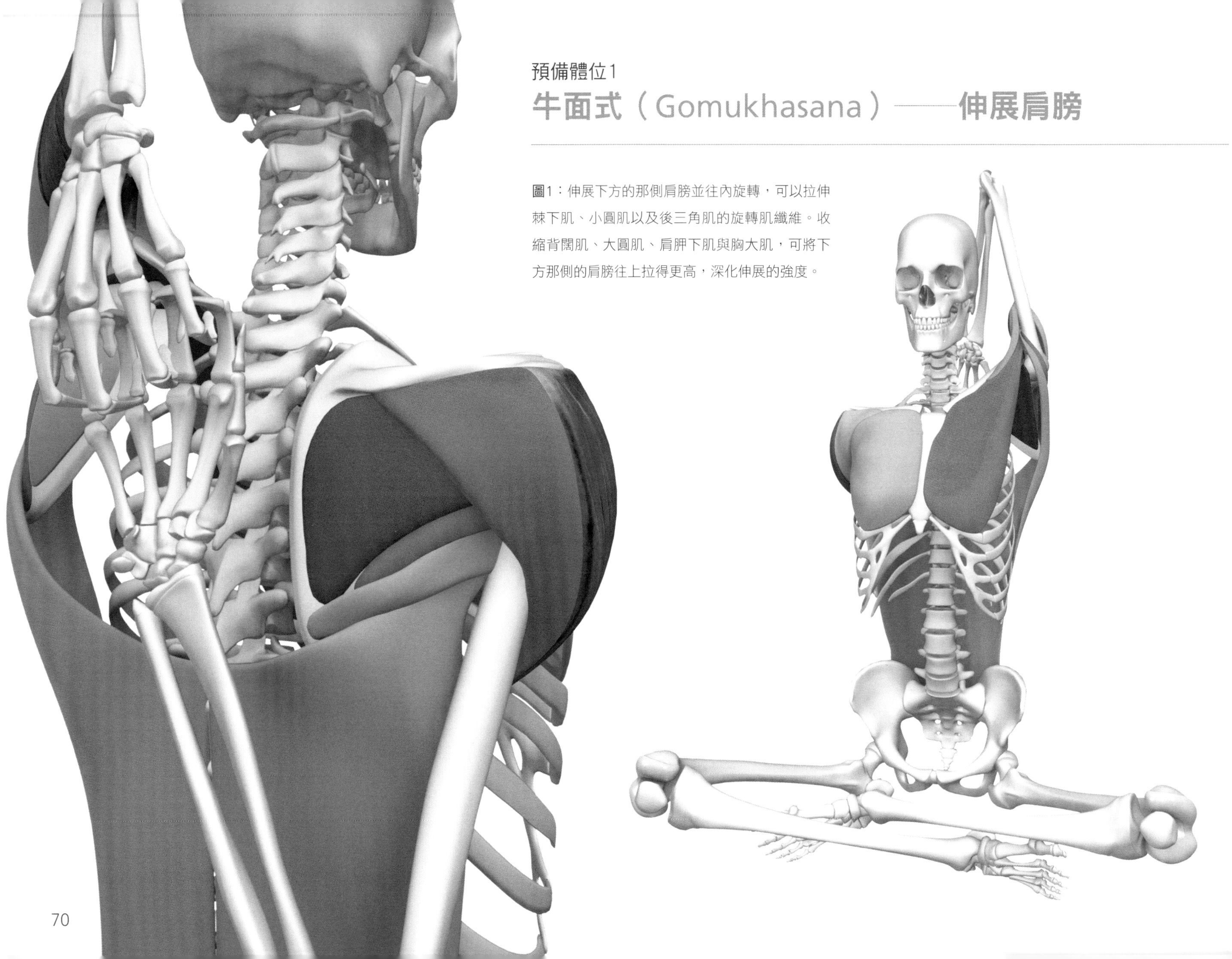

預備體位1

牛面式（Gomukhasana）——伸展肩膀

圖1：伸展下方的那側肩膀並往內旋轉，可以拉伸棘下肌、小圓肌以及後三角肌的旋轉肌纖維。收縮背闊肌、大圓肌、肩胛下肌與胸大肌，可將下方那側的肩膀往上拉得更高，深化伸展的強度。

圖2：屈曲上方那側的肩膀並向外轉動（外旋），可以伸展大圓肌、背闊肌、胸大肌及肩胛下肌。收縮棘下肌、小圓肌及前三角肌可將雙手拉近，增加伸展強度。建議你可以試著將雙手往兩側拉開幾秒鐘，透過刺激高爾肌腱器，讓伸展做起來更容易，雙手也可以拉得更近。

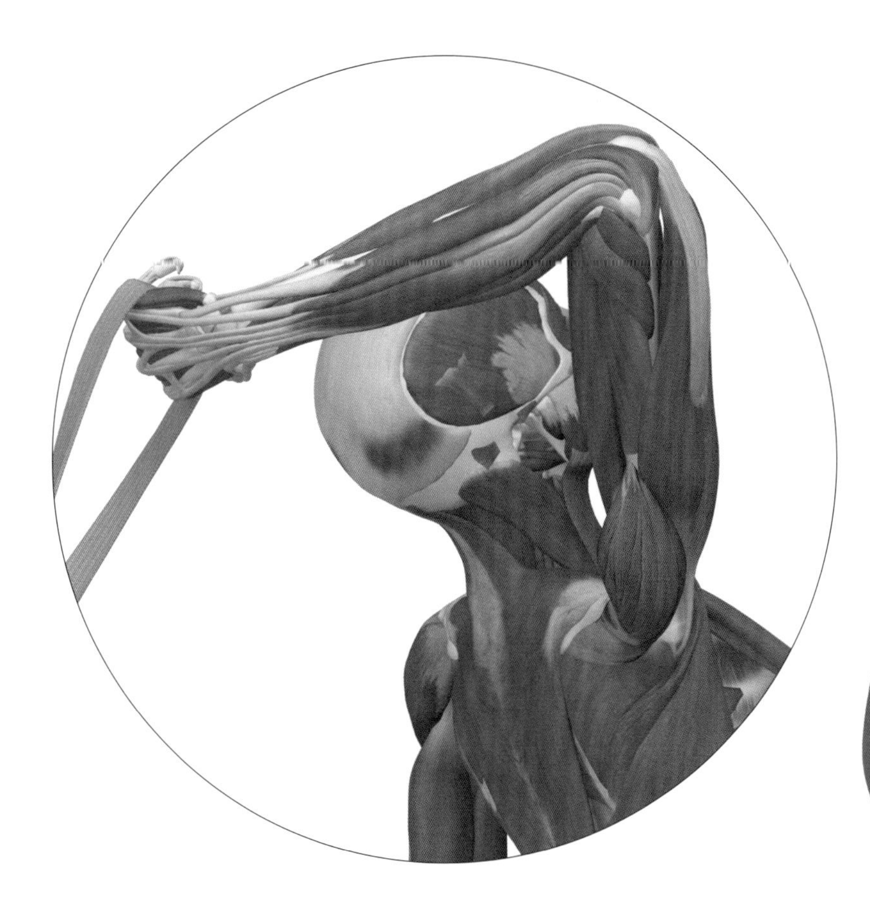

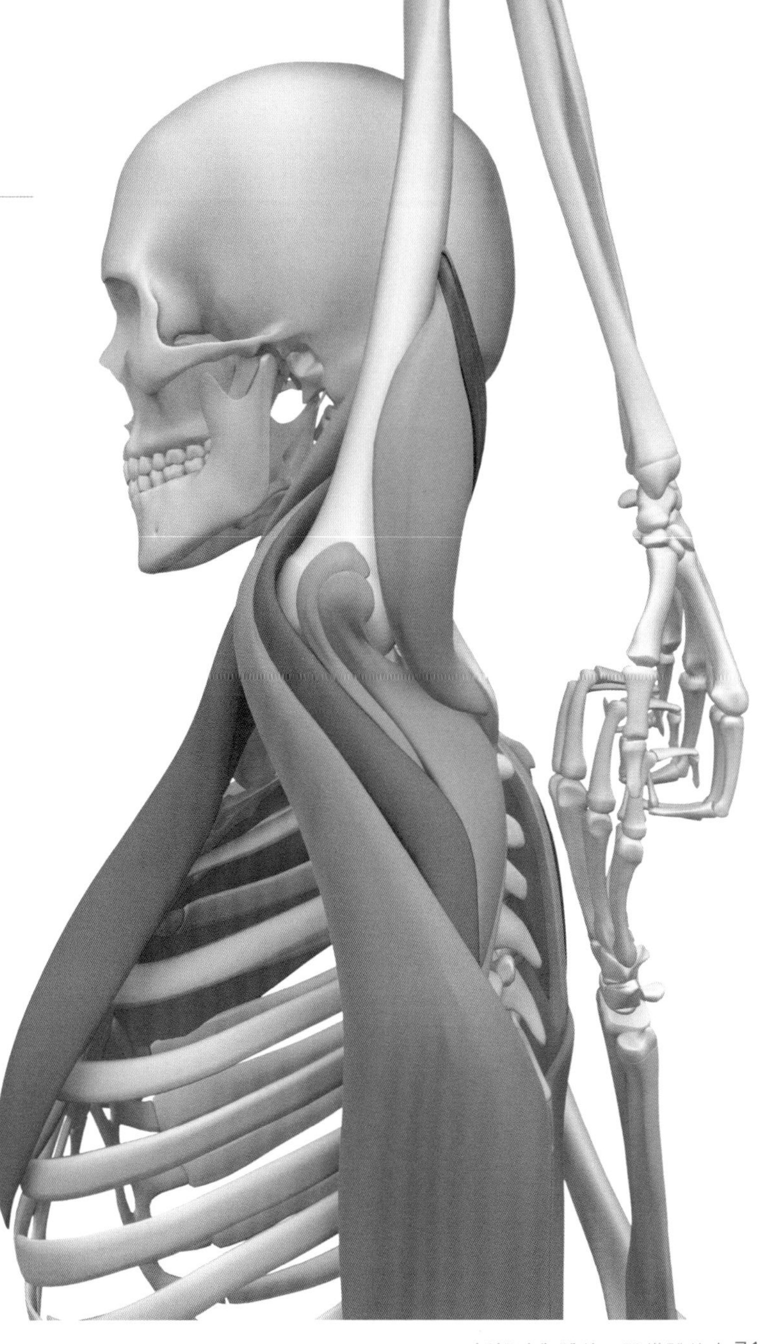

預備體位2

髖部的內旋與外展

圖1：髖部屈曲並向外旋轉，向身體方向內收，以便伸展闊筋膜張肌、臀中肌及臀大肌的伸肌纖維。收縮下背部肌肉，將骨盆往前拉，彎曲手肘使小腿往胸部靠近。以上這些動作，可以深化伸展的強度。很重要的一點是，全程都要保護兩腳的膝關節，讓關節在自然狀態下扮演樞紐的角色。

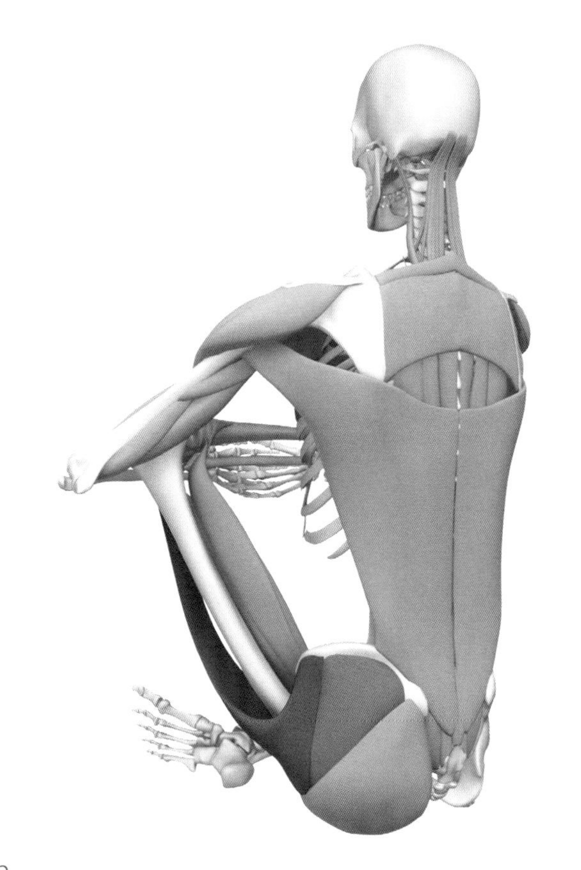

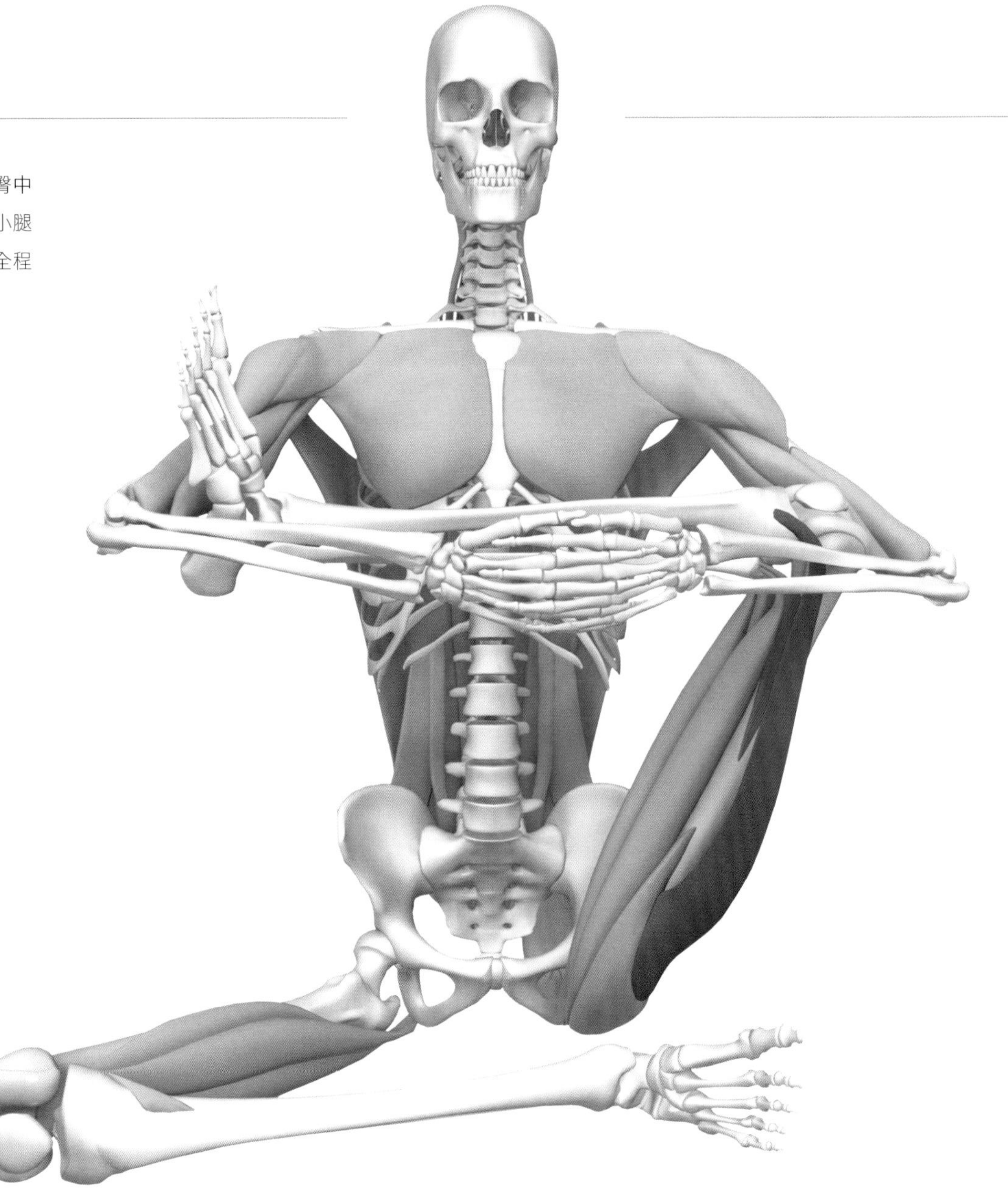

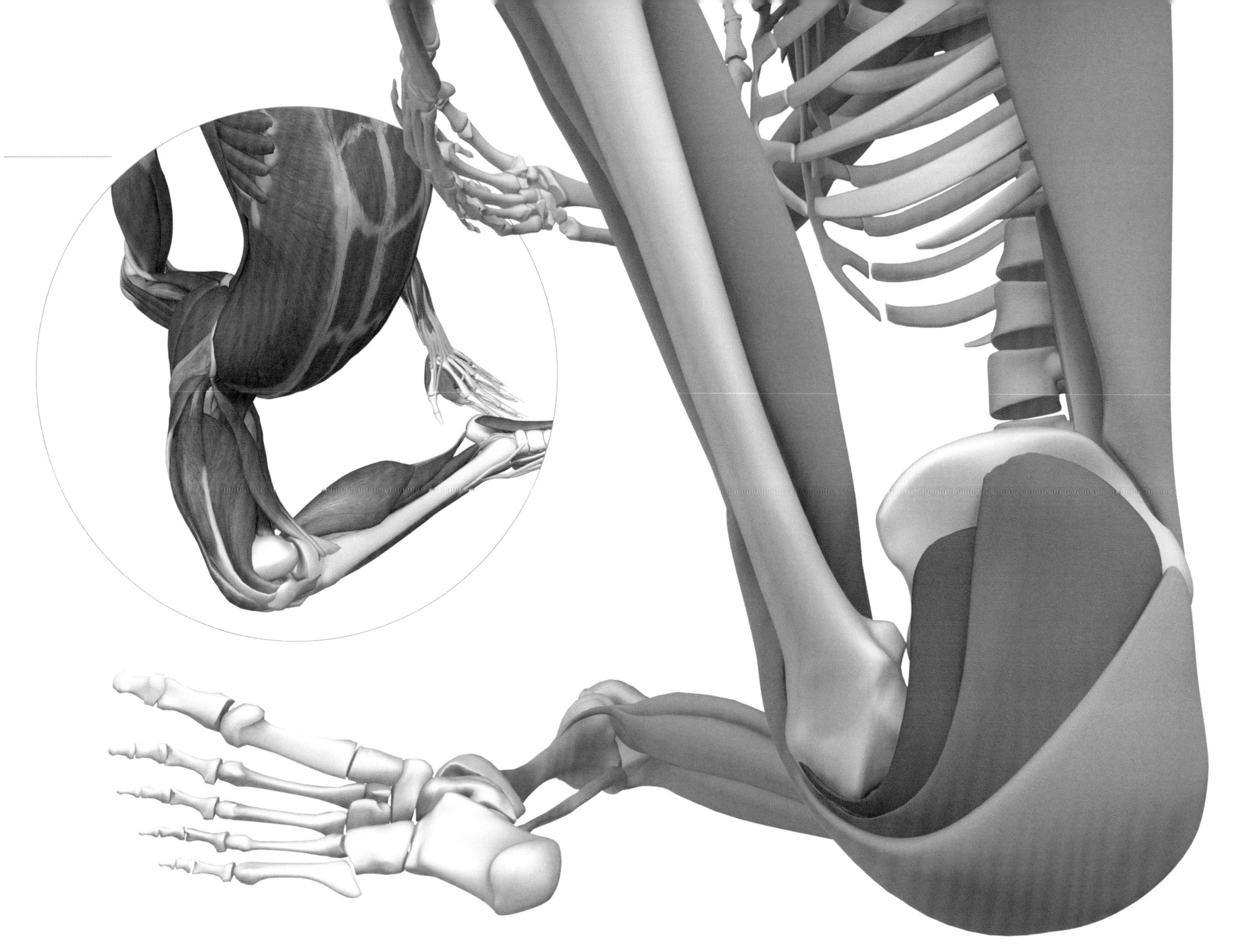

預備體位3

伸展腰肌與股四頭肌

圖1：延展髖部後側、屈膝，可以伸展腰肌、恥骨肌、股直肌、縫匠肌、內收長肌及內收大肌。收縮大腿後側的臀肌，可強化髖屈肌的伸展強度。彎曲前腿膝蓋、屈曲前側髖部，以及將軀幹上提，也能加強伸展深度。試著將後腳的膝蓋往前腳拉近，維持幾秒鐘，透過刺激伸展肌肉的高爾肌腱器，可讓伸展動作更容易做。

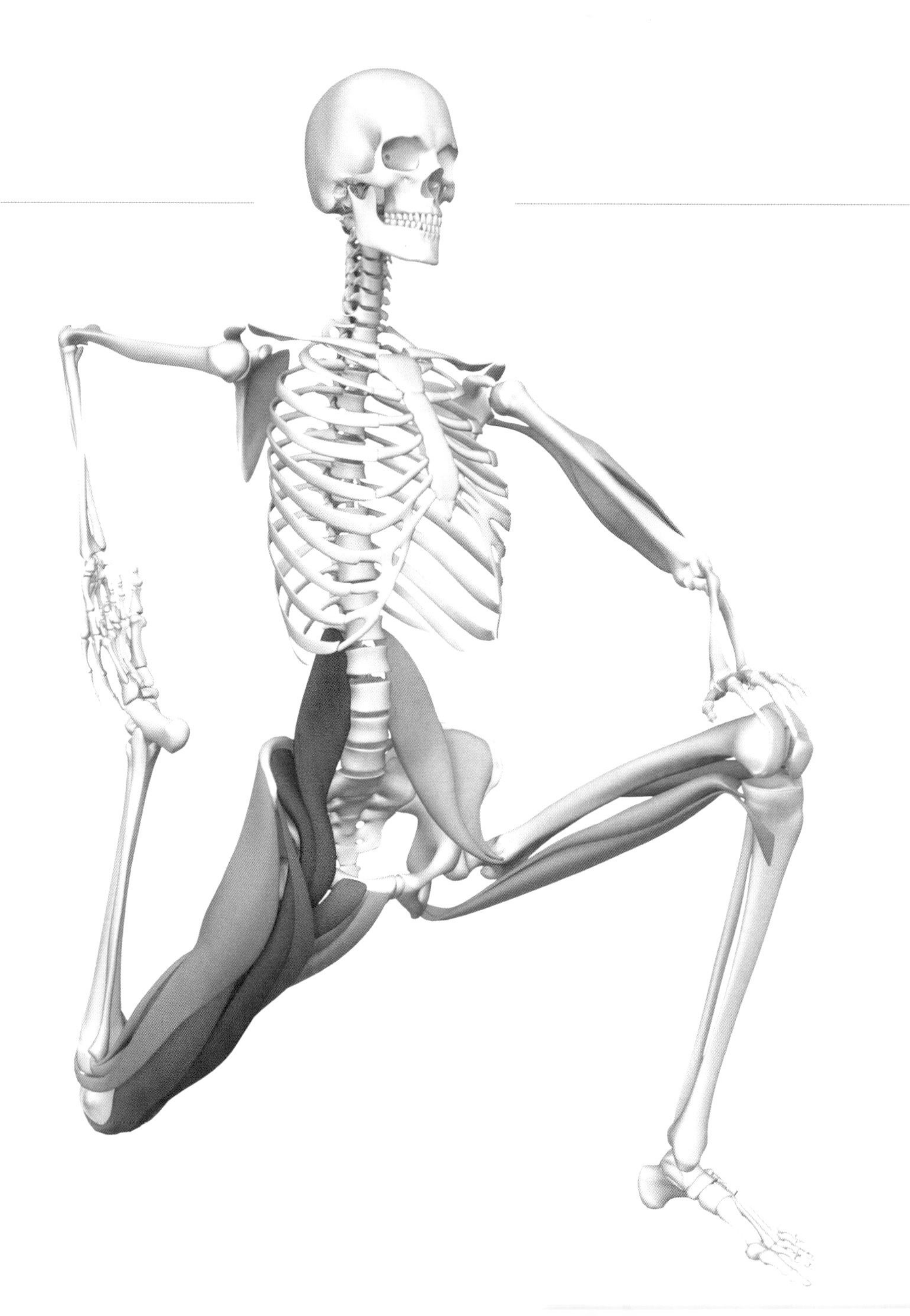

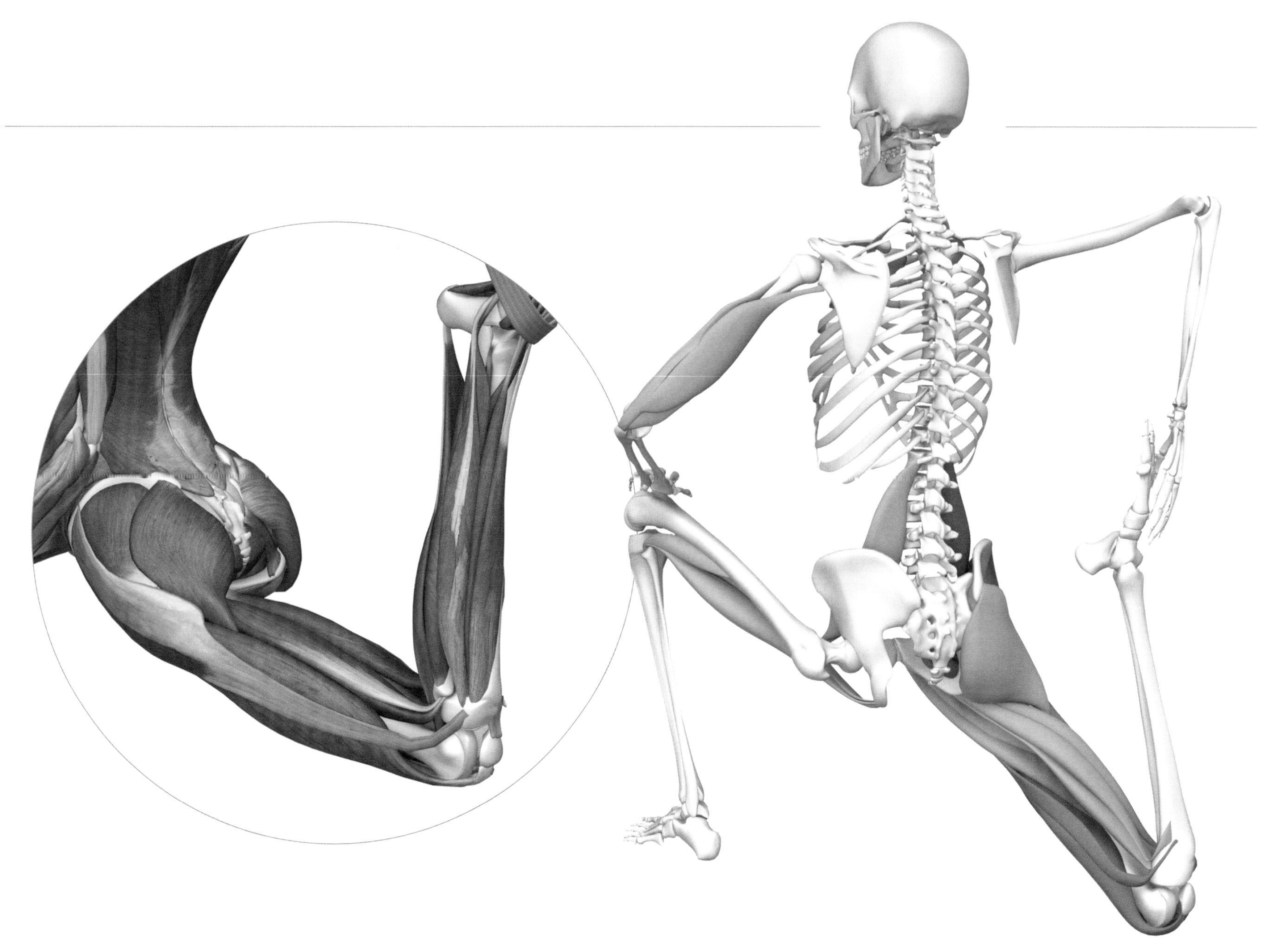

預備體位4

鷹式（Garudasana）——手臂與肩膀

圖1：雙手在身體前面交叉，讓兩邊肩膀靠近（內收），可以伸展棘上肌、菱形肌及後三角肌。收縮胸大肌、背闊肌及大圓肌，可以強化伸展的強度。試著讓兩邊的手肘盡量靠近，維持幾秒鐘的時間，透過刺激伸展肌肉的高爾肌腱器有助於此姿勢的伸展。

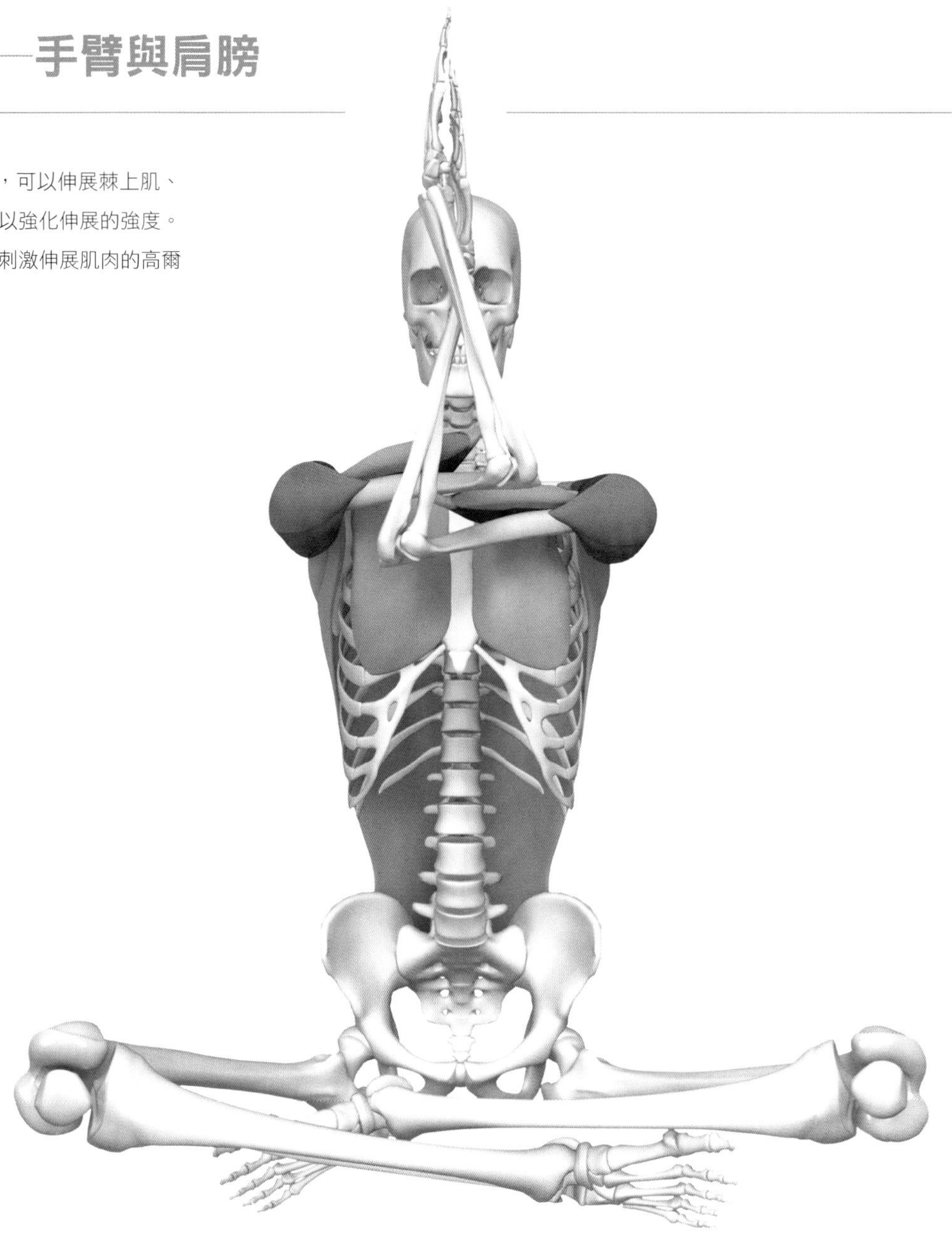

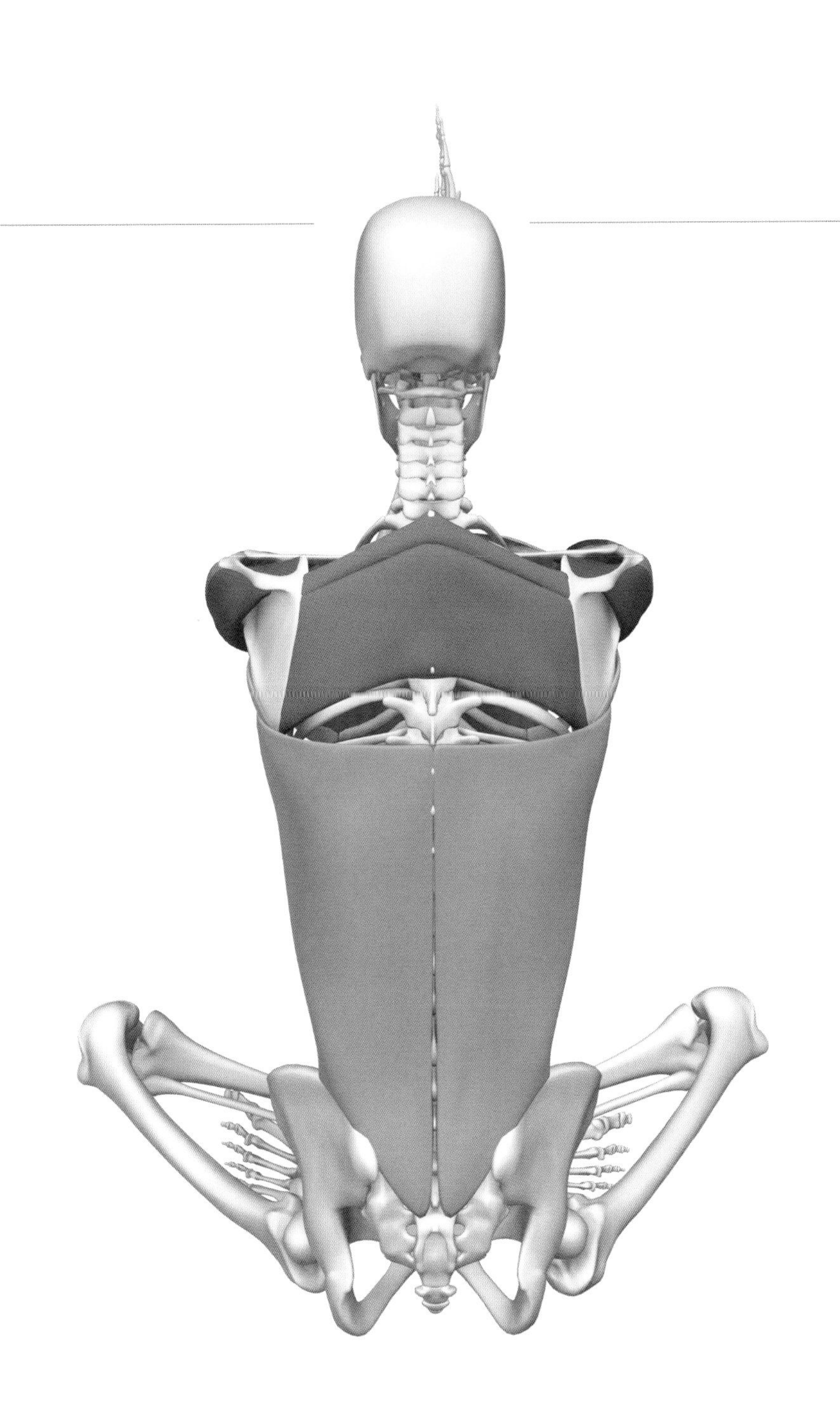

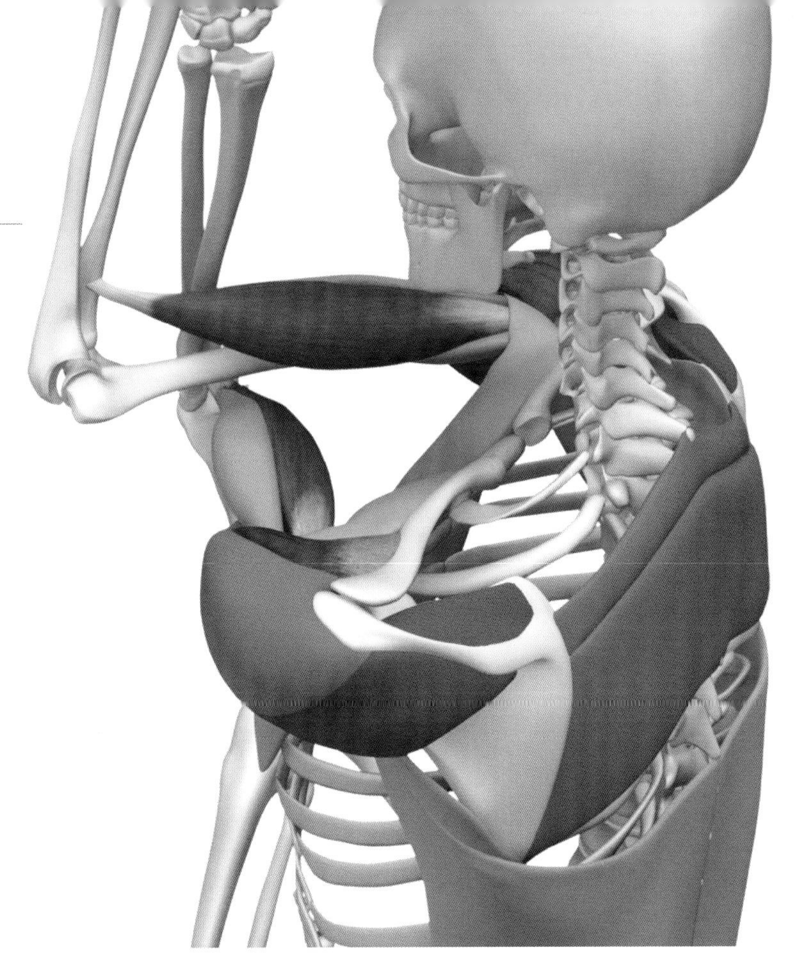

圖2：雙手在身體前面交叉，讓兩邊肩膀靠近（內收），可以伸展後三角肌、棘上肌及菱形肌。收縮胸大肌、背闊肌和大圓肌，可強化伸展的強度。試著拉近兩邊的手肘，維持幾秒鐘的時間，可以刺激伸展肌肉的高爾肌腱器來幫助伸展。

預備體位5

利用椅子來伸展肩部的伸肌

圖 1：盡量彎曲兩邊肩膀，雙手抬起越過頭部。這個動作有助於伸展肩部的伸肌群，包括背闊肌、後三角肌、大圓肌以及靠近胸骨部位的胸大肌。收縮肱二頭肌、前三角肌、腹直肌及髖旁肌，可以強化伸展的強度。兩邊手肘往椅子方向下壓，可以透過刺激伸展肌肉的高爾肌腱器，來幫助這個姿勢進一步伸展。

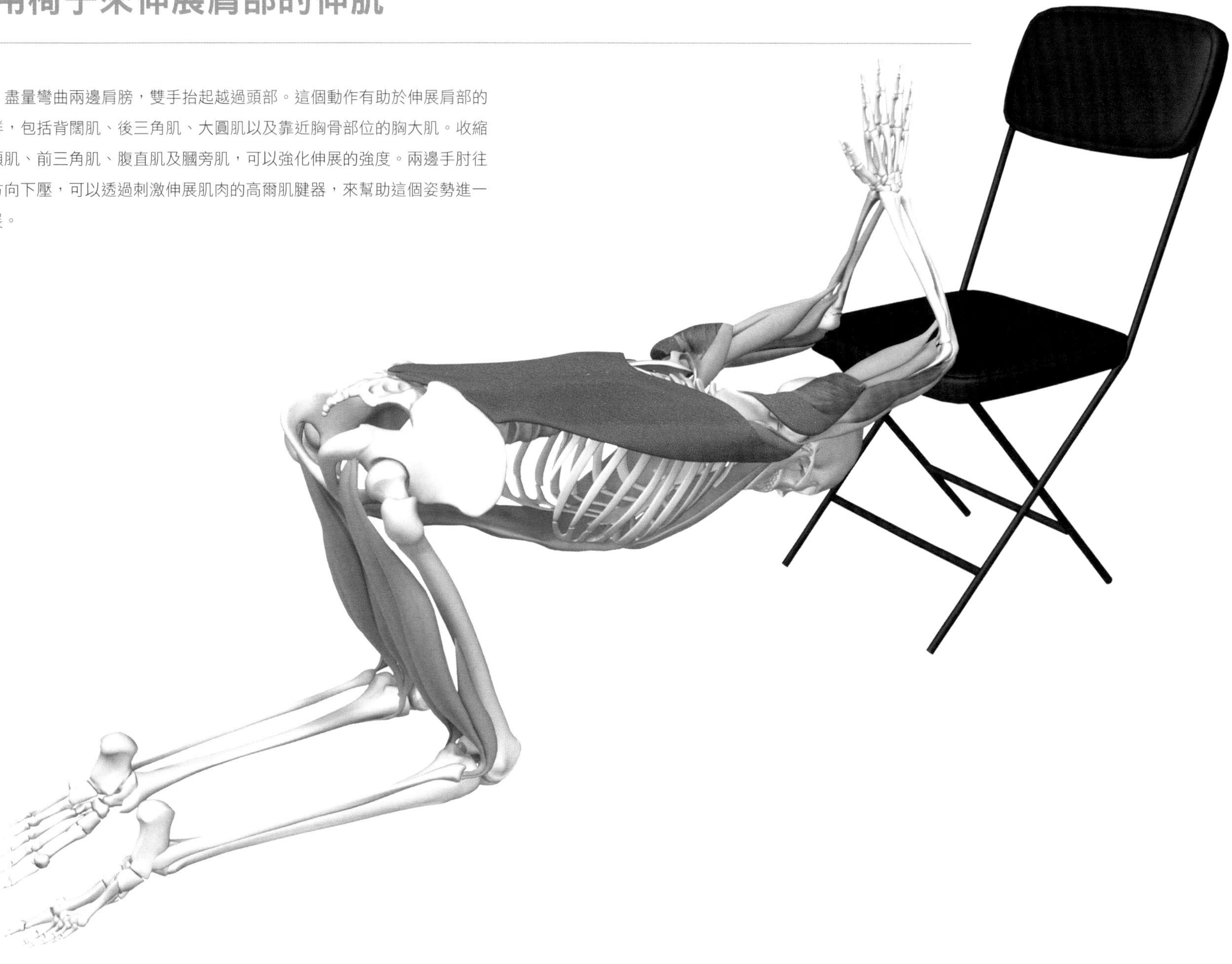

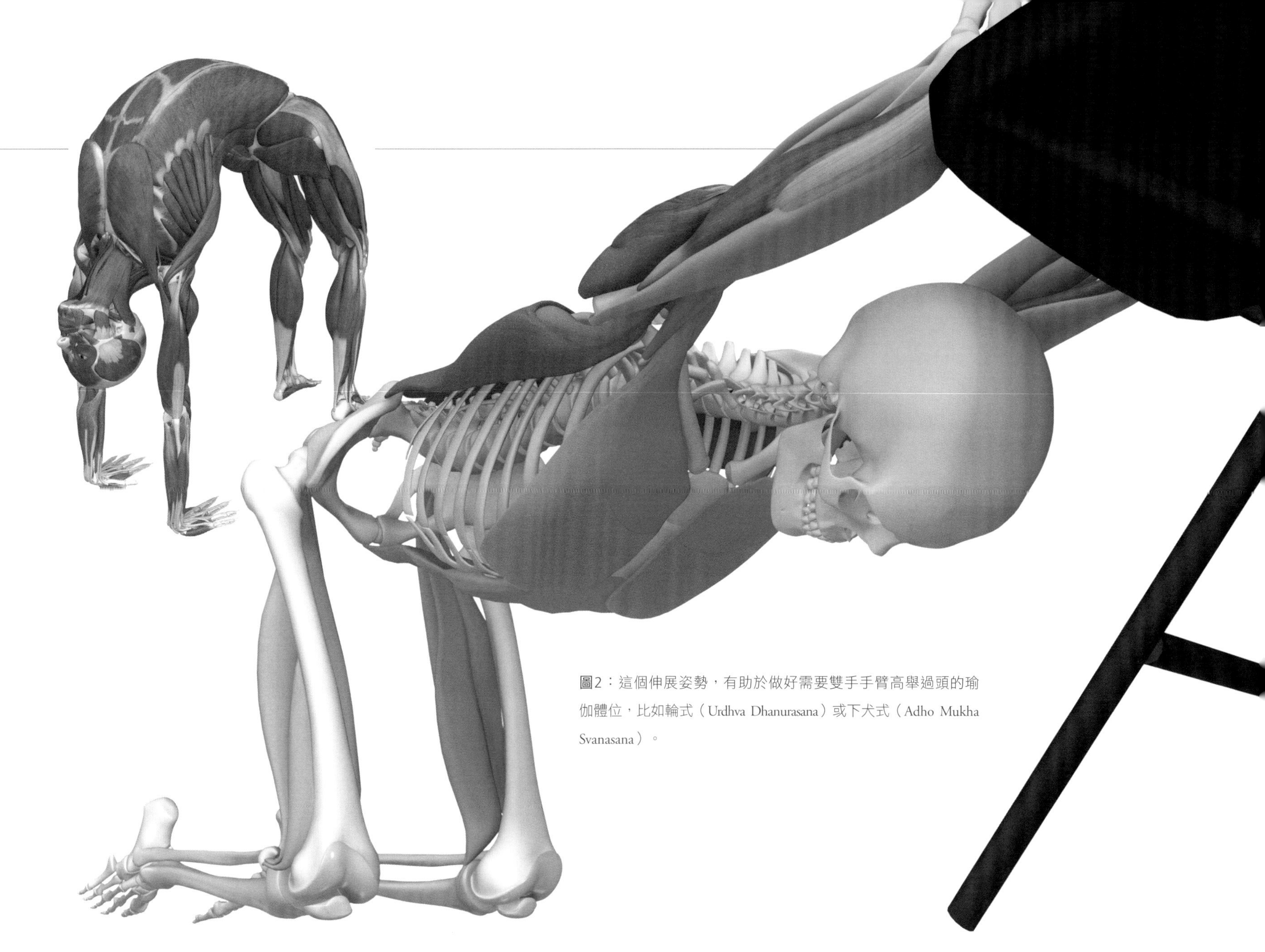

圖2：這個伸展姿勢，有助於做好需要雙手手臂高舉過頭的瑜伽體位，比如輪式（Urdhva Dhanurasana）或下犬式（Adho Mukha Svanasana）。

預備體位6

伸展肩部屈肌

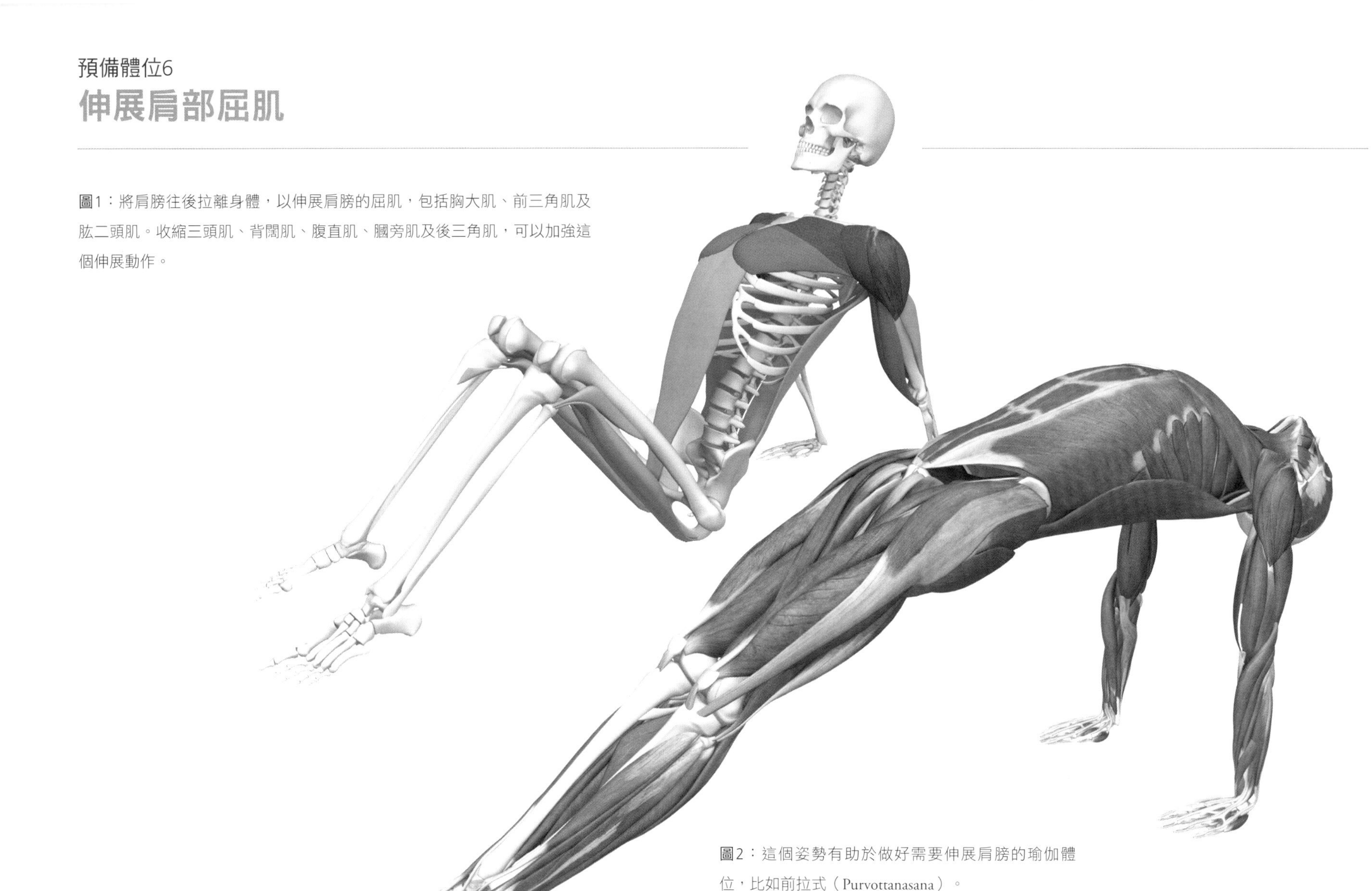

圖1：將肩膀往後拉離身體，以伸展肩膀的屈肌，包括胸大肌、前三角肌及肱二頭肌。收縮三頭肌、背闊肌、腹直肌、臗旁肌及後三角肌，可以加強這個伸展動作。

圖2：這個姿勢有助於做好需要伸展肩膀的瑜伽體位，比如前拉式（Purvottanasana）。

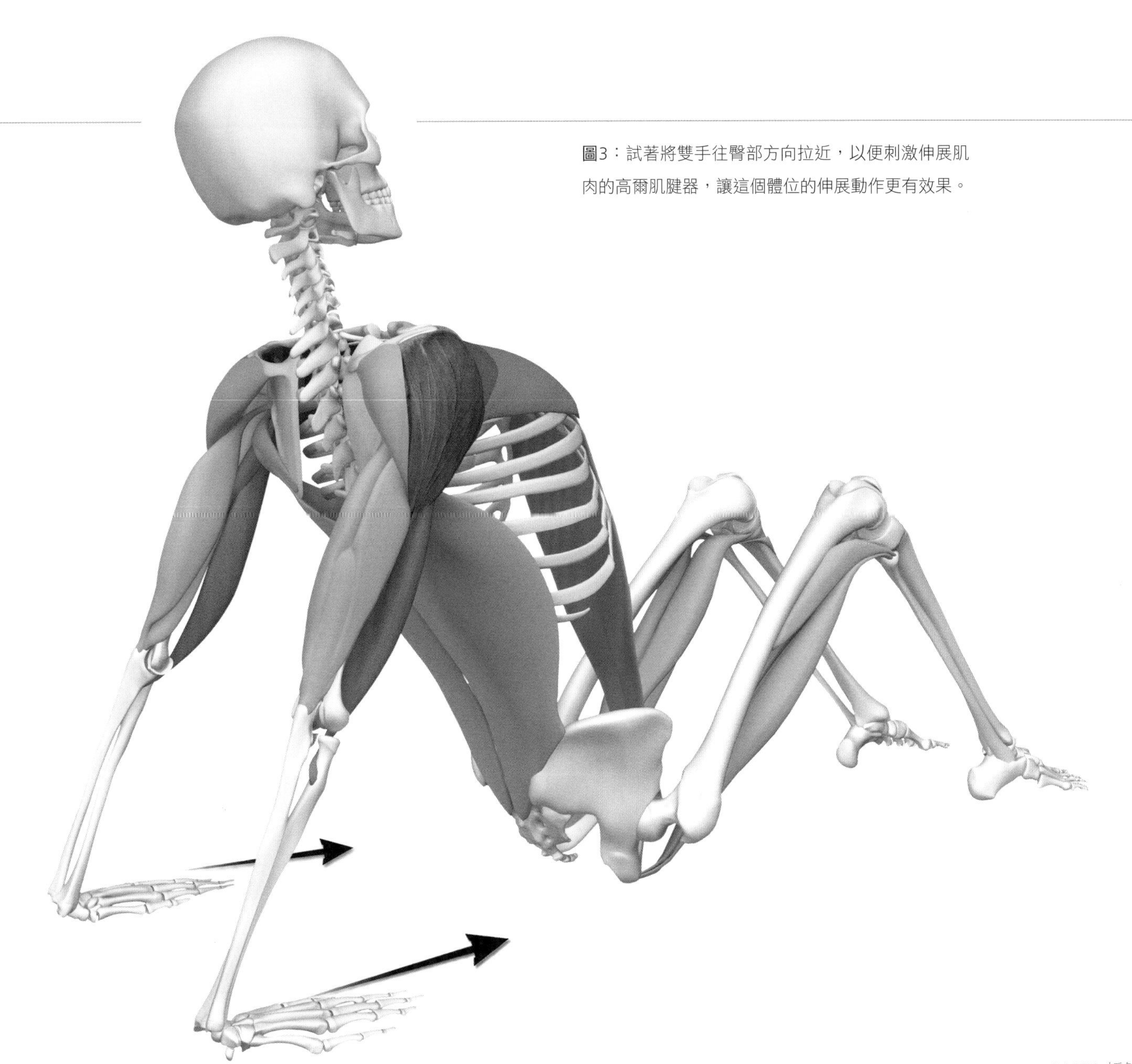

圖3：試著將雙手往臀部方向拉近，以便刺激伸展肌肉的高爾肌腱器，讓這個體位的伸展動作更有效果。

2 拜日式（Surya Namaskar）

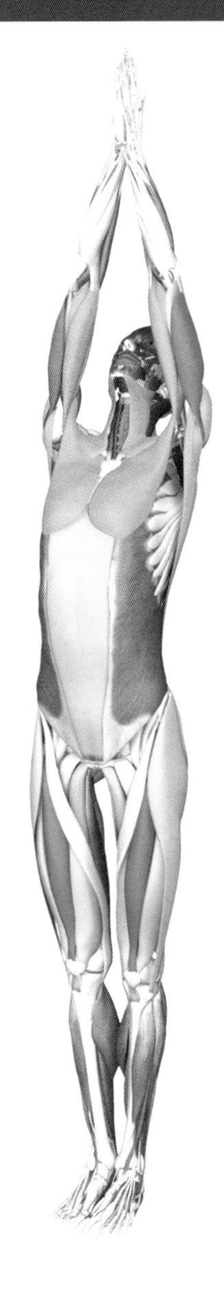

拜日式是由一組連續的姿勢組合而成，透過不斷練習，每個姿勢都可更深入。通常會在練習瑜伽之前先做拜日式，清晨起床後做一遍拜日式可以喚醒身體。因此，拜日式可以看成是所有運動的一種暖身運動。

練習時身體會發熱，體溫會升高，皮膚表面的血管會擴張。血管擴張及出汗是為了要排掉體內的熱氣，以及調節身體的溫度。此外，流汗也可以將體內的毒素排出體外。

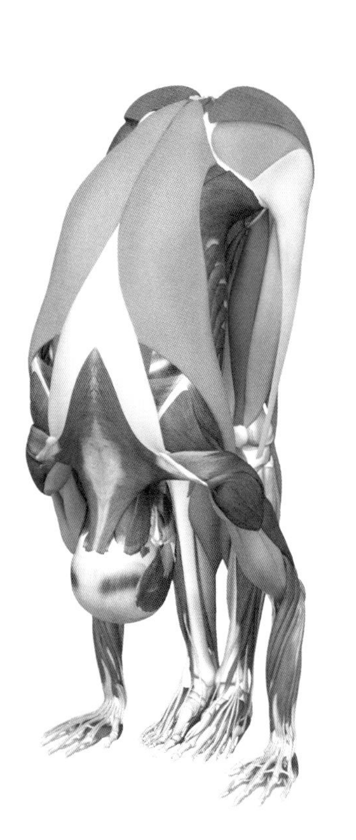

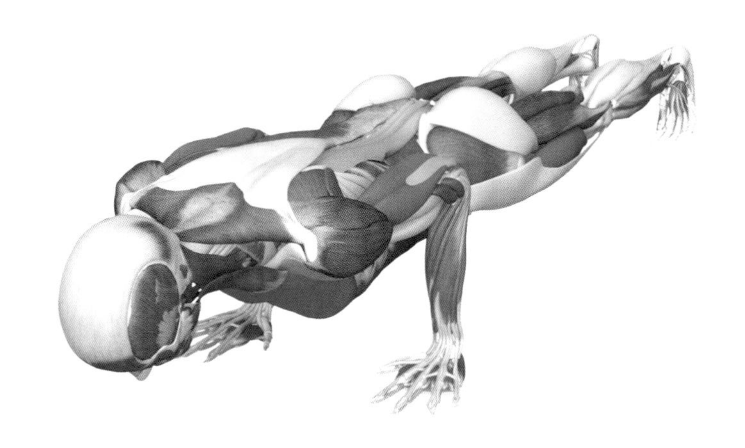

體溫升高會使血液流向肌肉，讓肌腱和韌帶變得更柔軟。在關節腔中循環的關節囊液會將養分帶到關節軟骨，並排出裡頭的廢物。

我們的大腦會根據日常的不同活動來「設定」肌肉長度，坐在椅子上或騎腳踏車的動作會傳送訊號到大腦，大腦再下令髖部屈曲來設定肌肉長度。持續練習瑜伽可以拉長肌肉長度，改善全身的活動範圍，並能讓大腦重新設定「新的」肌肉長度。當我們睡覺時，肌肉會縮短，這就是為什麼早晨起床時身體會感到僵硬。拜日式就像是身體不同部位的伸展操，透過這類的伸展可以找回上次練習時大腦重設的肌肉長度。

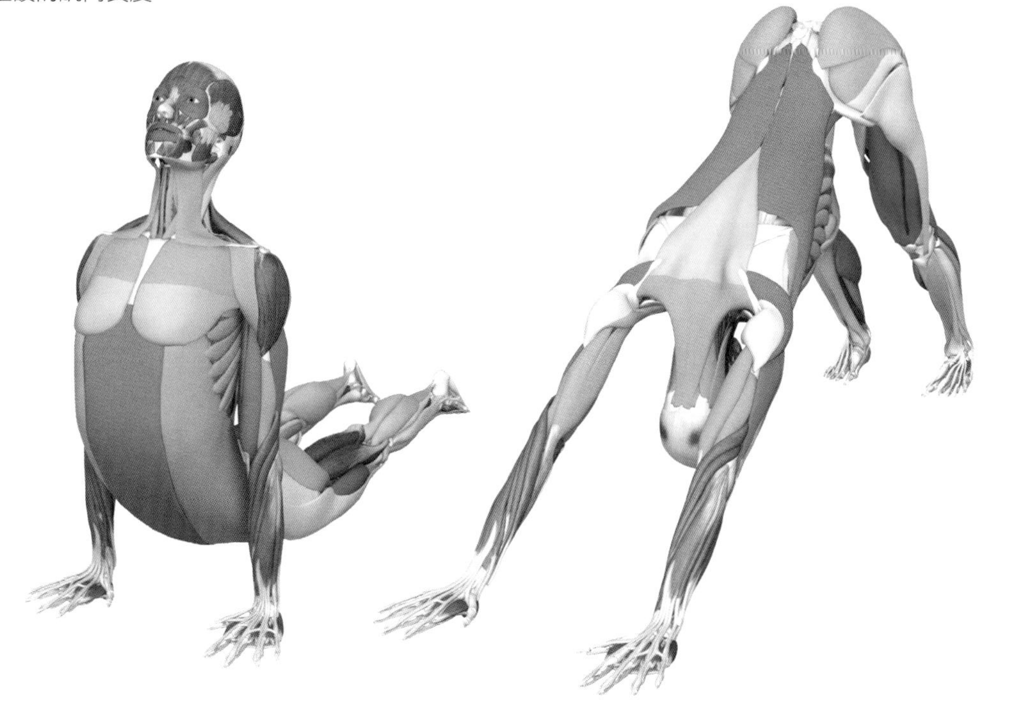

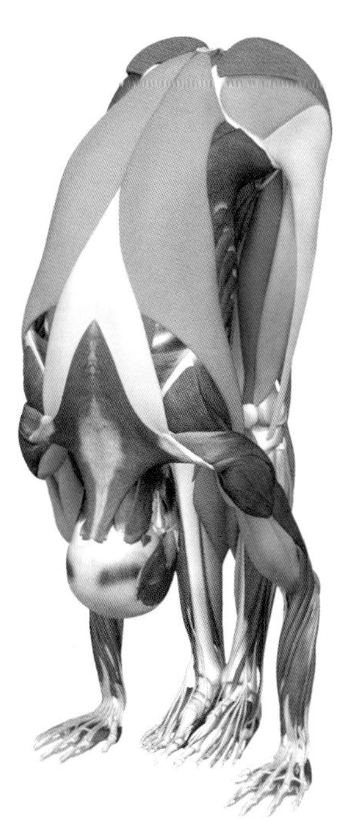

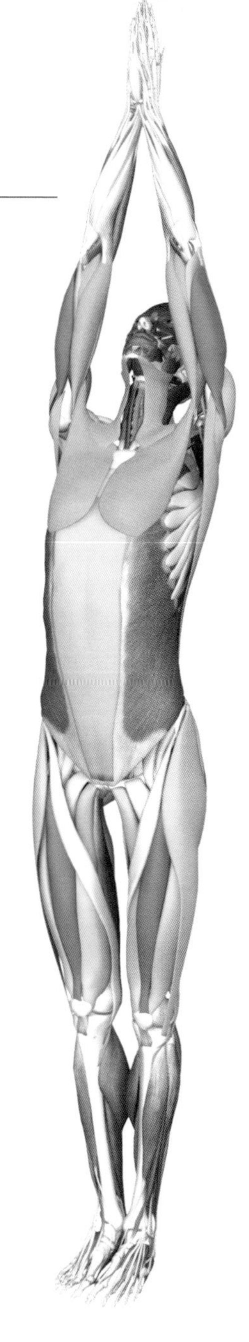

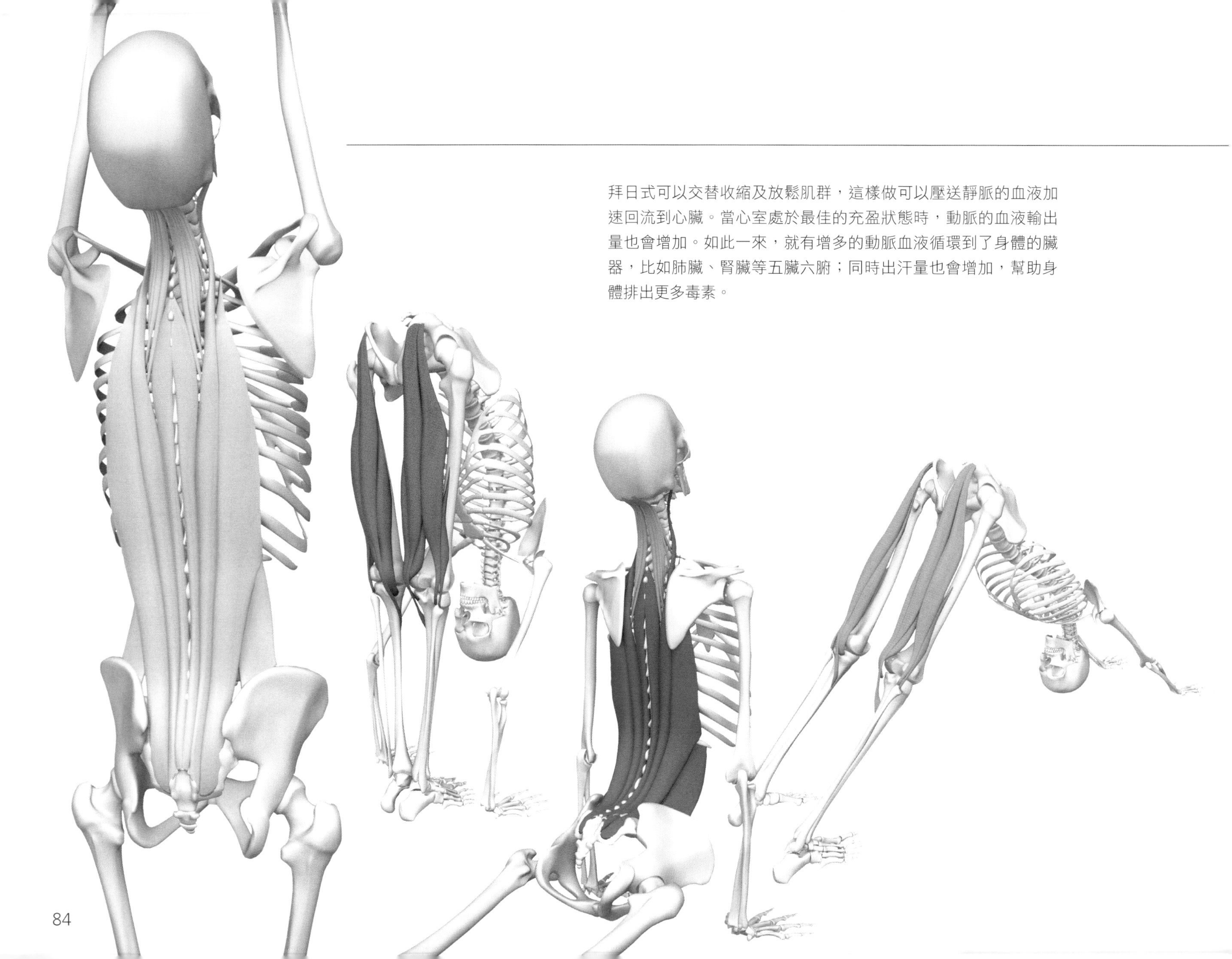

拜日式可以交替收縮及放鬆肌群，這樣做可以壓送靜脈的血液加速回流到心臟。當心室處於最佳的充盈狀態時，動脈的血液輸出量也會增加。如此一來，就有增多的動脈血液循環到了身體的臟器，比如肺臟、腎臟等五臟六腑；同時出汗量也會增加，幫助身體排出更多毒素。

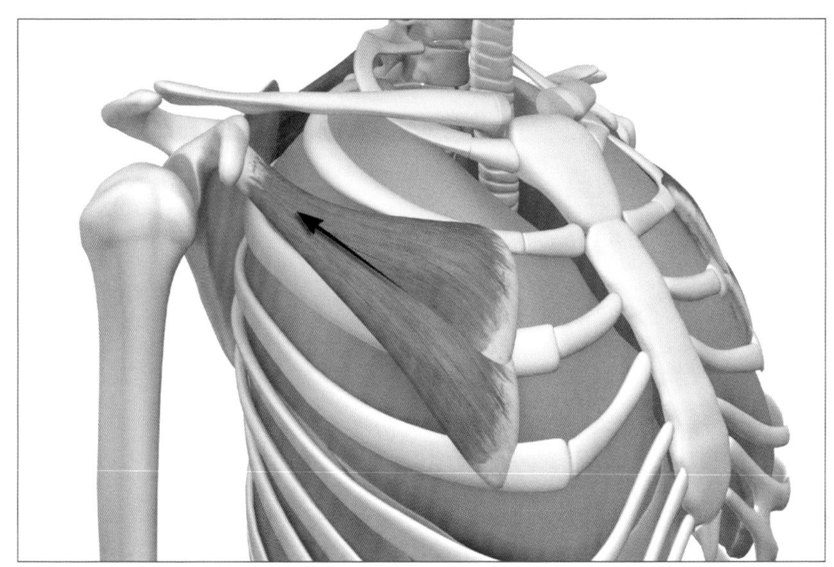

圖1：胸小肌收縮，將胸廓往上抬高。

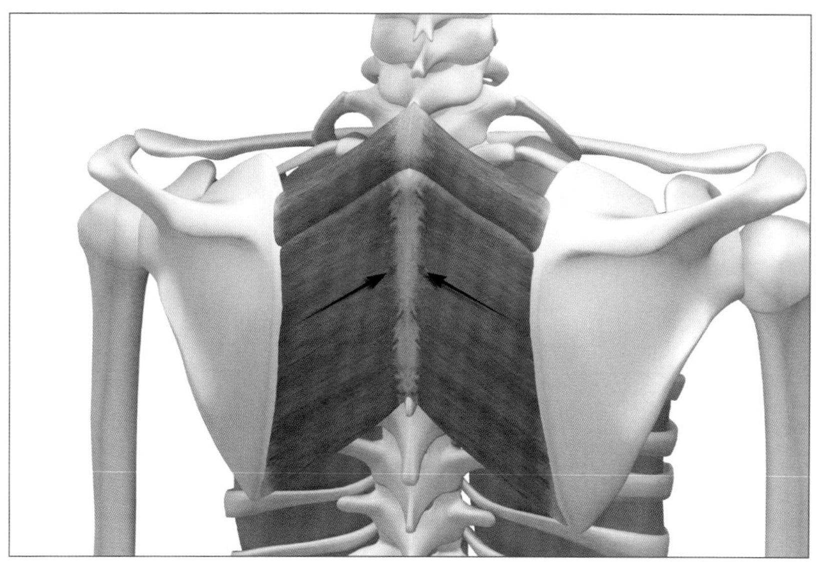

圖2：菱形肌收縮，兩邊肩膀往中間靠攏。

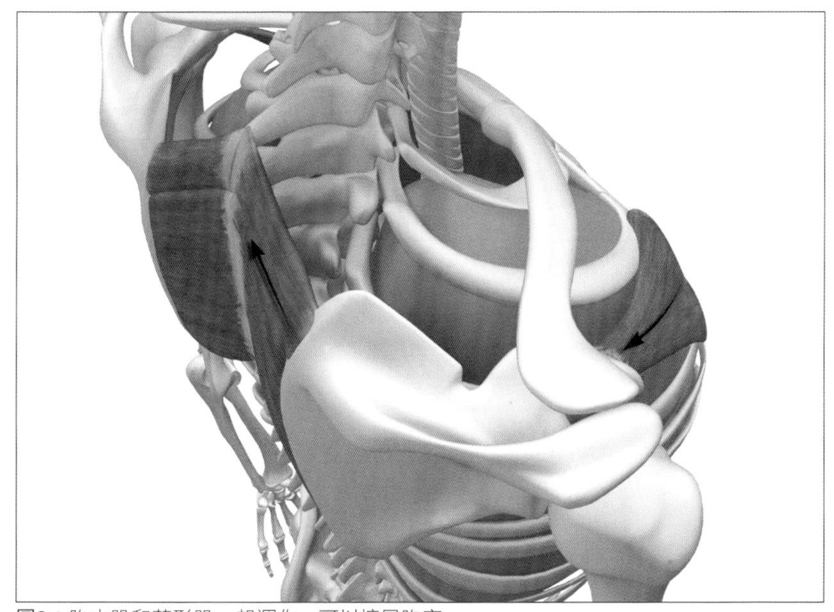

圖3：胸小肌和菱形肌一起運作，可以擴展胸廓。

呼吸輔助肌

將呼吸與身體動作結合在一起，是學習瑜伽的一個基本概念。橫膈膜和呼吸輔助肌可以讓空氣進出肺部，透過呼吸這樣的動作能將氧氣帶進血液、排出二氧化碳。此外，呼吸頻率和呼吸深度也能幫助調節身體組織的酸鹼值。咽是呼吸的通道，呼吸的流動受到咽部聲門的控制，當我們用力呼吸時，聲門會張開至最大位置；關閉部分聲門則可增加空氣渦流，讓更多的空氣接觸充血的鼻黏膜而變得溫暖。

呼吸是身體最原始的功能，受到大腦的原始區塊所控管。我們可以靠著專注呼吸，以及將呼吸與瑜伽動作結合，來連結這個作用強大的大腦區塊。

本頁圖顯示的是，如何使用呼吸輔助肌來擴展胸廓。這個技巧稱為「水桶提把」（bucket handle）[1]，可讓兩邊肋骨外張而擴展胸廓。

註1：同時收縮菱形肌和胸小肌，可創造「水桶提把」的呼吸效應（就像提水桶時，一提起把手，水桶會往外形成一個圓弧狀）。胸腔裡有12對肋骨，一般呼吸時，只有略略提起這12對肋骨。但是深吸氣時，肋骨會被往上往前提起而擴大胸腔，當胸腔的空間變大，我們就能吸飽空氣。

3 站姿體位

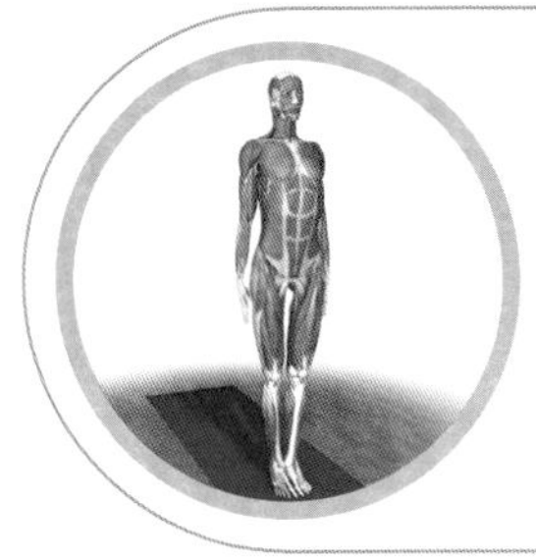

山式
Tadasana
見88頁

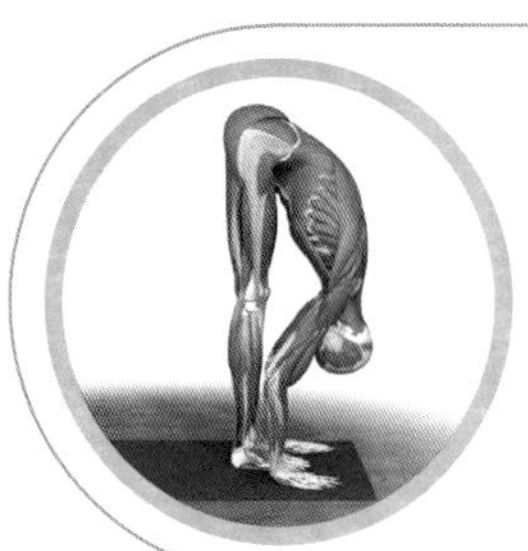

站立前彎式
Uttanasana
見90頁

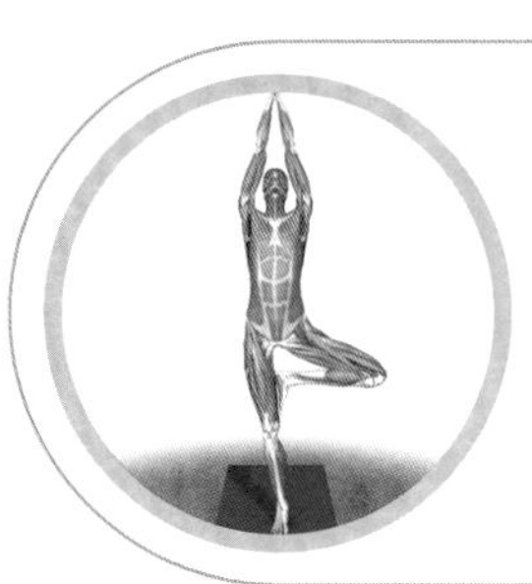

樹式
Vrksasana
見92頁

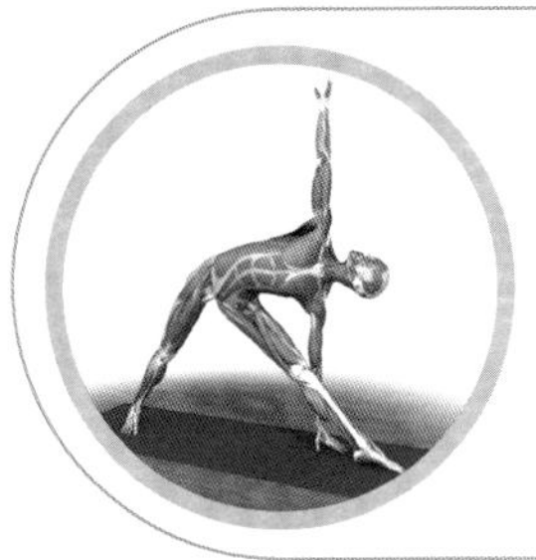

延伸三角式
Utthita Trikonasana
見94頁

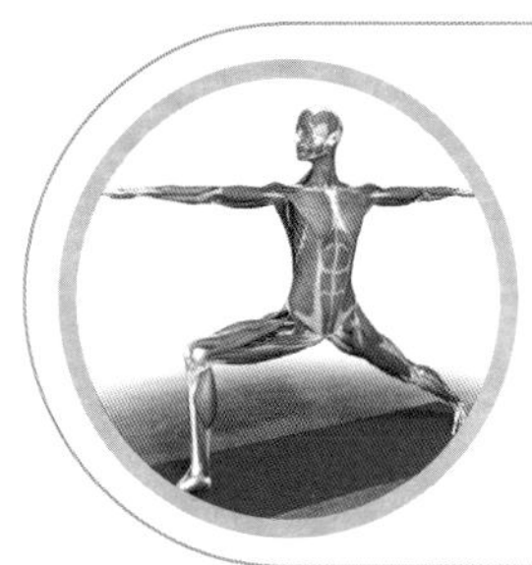

勇士式第二式
Virabhadrasana II
見96頁

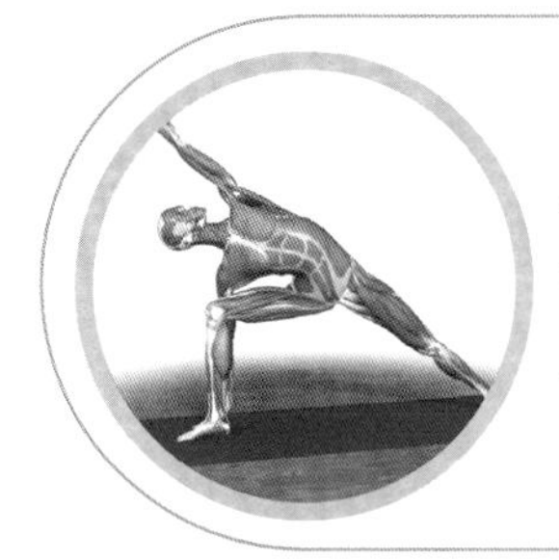

側弓三角式
Utthita Parsvakonasana
見98頁

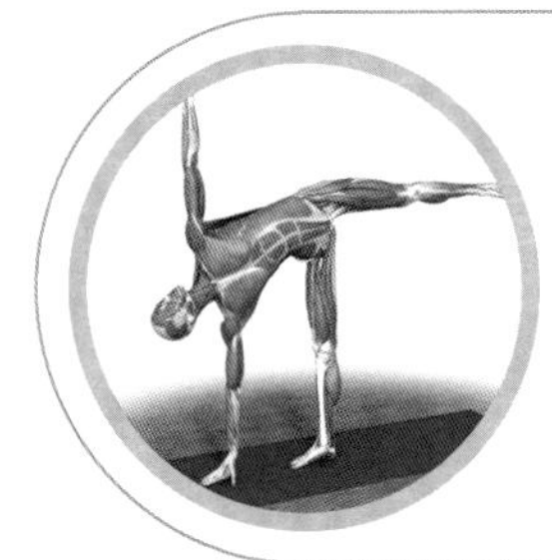

半月式
Ardha Chandrasana
見100頁

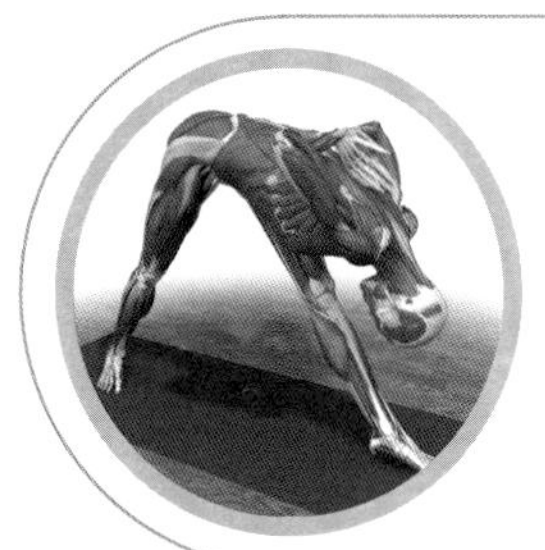

側三角背後合掌式
Parsvottanasana
見102頁

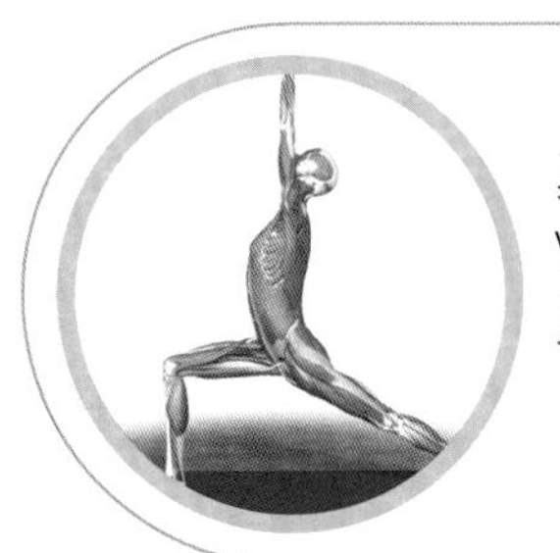

勇士式第一式
Virabhadrasana I
見104頁

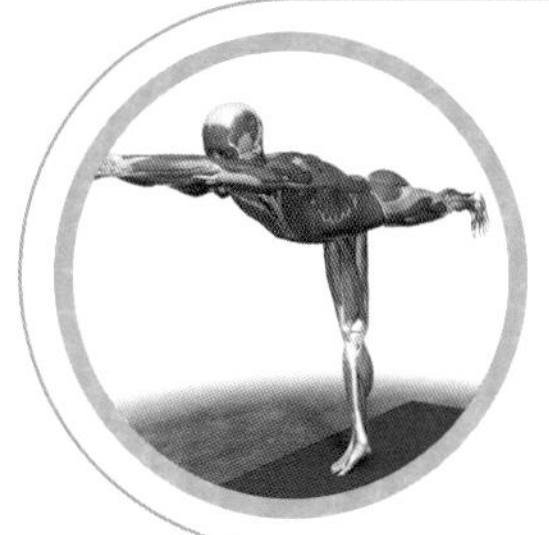

勇士式第三式
Virabhadrasana III
見106頁

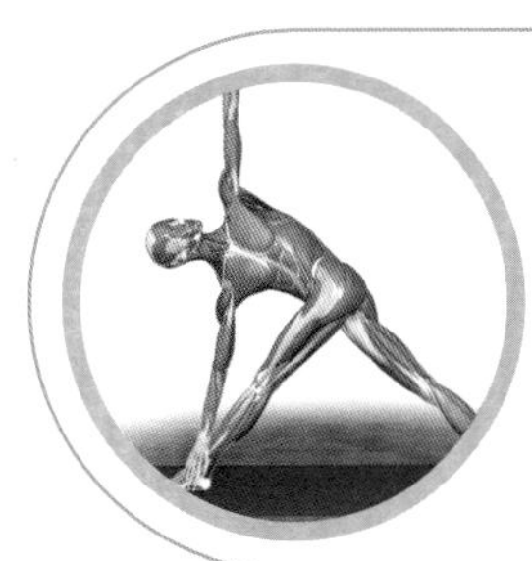

反轉三角式
Parivrtta Trikonasana
見108頁

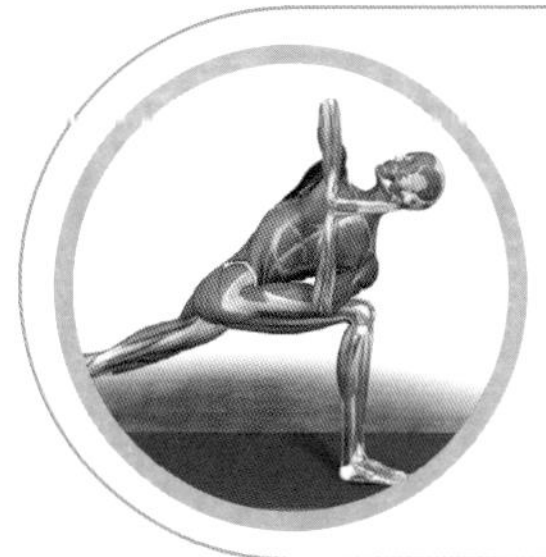

扭轉側三角式
Parivrtta
Parsvakonasana
見110頁

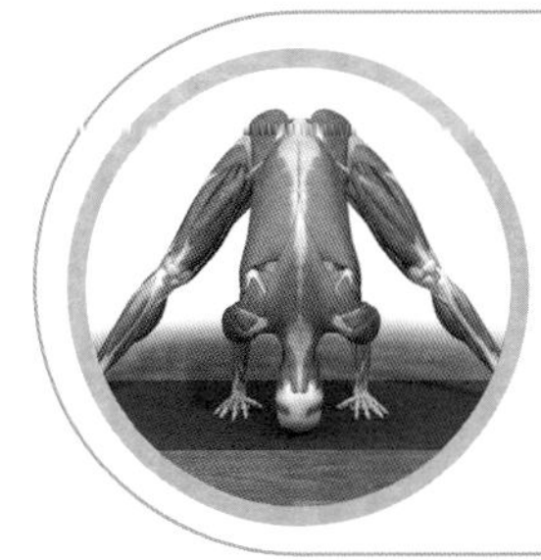

分腿前彎式
Prasarita
Padottanasana
見112頁

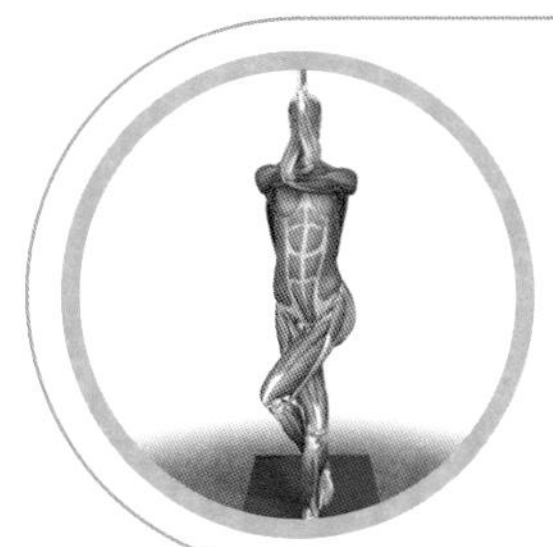

鷹式
Garudasana
見114頁

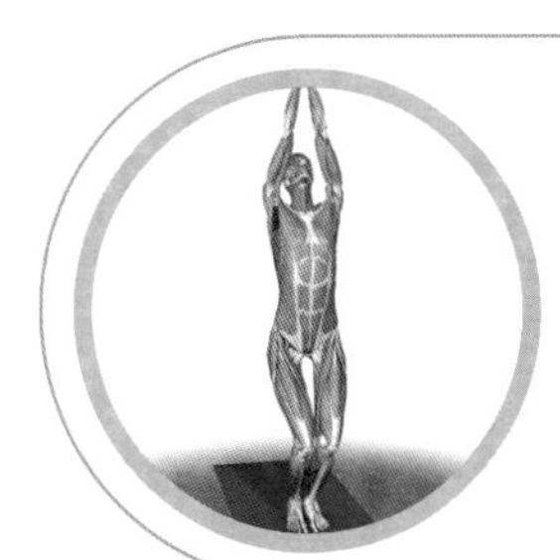

力量式
Utkatasana
見116頁

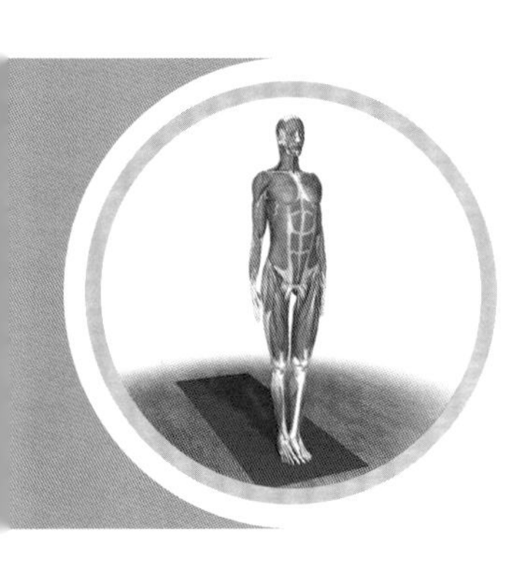

山式（Tadasana）

山式為站姿體位的第一式，也是所有站姿體位的基本，可以告訴我們如何正確地排列我們的身體。拿爬山做比喻，山式就像是我們繼續往上爬之前，先停下來靜觀身體的變化以及專心面對肌肉的覺知。

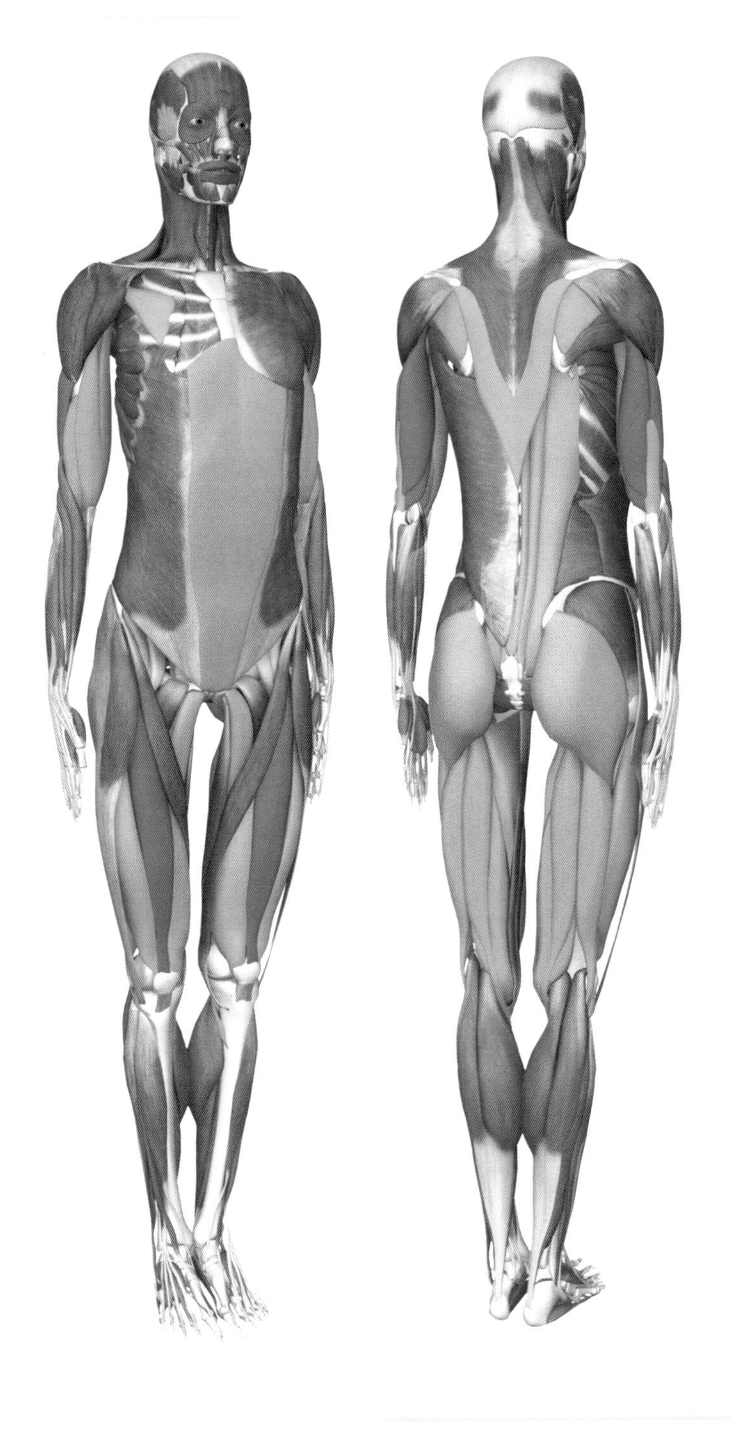

協同／活化

骨盆與雙腳

1.使骨盆保持挺直的肌肉群，像碗一樣包住骨盆的前後。在骨盆前面的是腰肌，後面的是臀肌。腰肌屈曲大腿讓骨盆保持平衡，而臀肌可以拉長或伸展大腿肌肉。這兩塊肌肉相互平衡。

2.如果雙腳有外旋情形，位於臀骨前側最高點的闊筋膜張肌與臀中肌的前部肌肉會產生相反的力，讓雙腳向內轉動。

3.大腿前面的股四頭肌會縮短來拉直膝蓋。

4.小腿肌肉默默運作，維持雙腿足踝的平衡，作用就像山式的礎石。

5.練習全程，雙腳的上下肌肉會一直彼此平衡，穩定這個體位。

軀幹

1. 豎脊肌（背部的深層肌肉）從頭骨延伸到脊椎底部，與背部的小肌肉共同作用，拉提脊椎讓你能挺直站立。

2. 位於身體前方的腹部肌肉會和後背肌肉一起作用，以便支撐及維持軀幹的平衡。腹肌與背肌環繞著軀幹建立一條通道，將肋骨往下拉。

肩膀與手臂

1. 斜方肌（位於後背）的下面部位將肩膀往下拉離耳朵，抬高胸部。

2. 菱形肌連結肩胛骨與脊柱，結合斜方肌的中間部位可將肩胛骨帶往身體中線。這個動作可以打開前胸。

3. 以閉鎖鏈方式來收縮胸小肌，就能抬起下面的肋骨並擴展胸廓。

4. 棘下肌與小圓肌這兩塊肌肉連接肩胛骨和上臂骨，可向外轉動手臂。

5. 肱三頭肌拉直手肘。

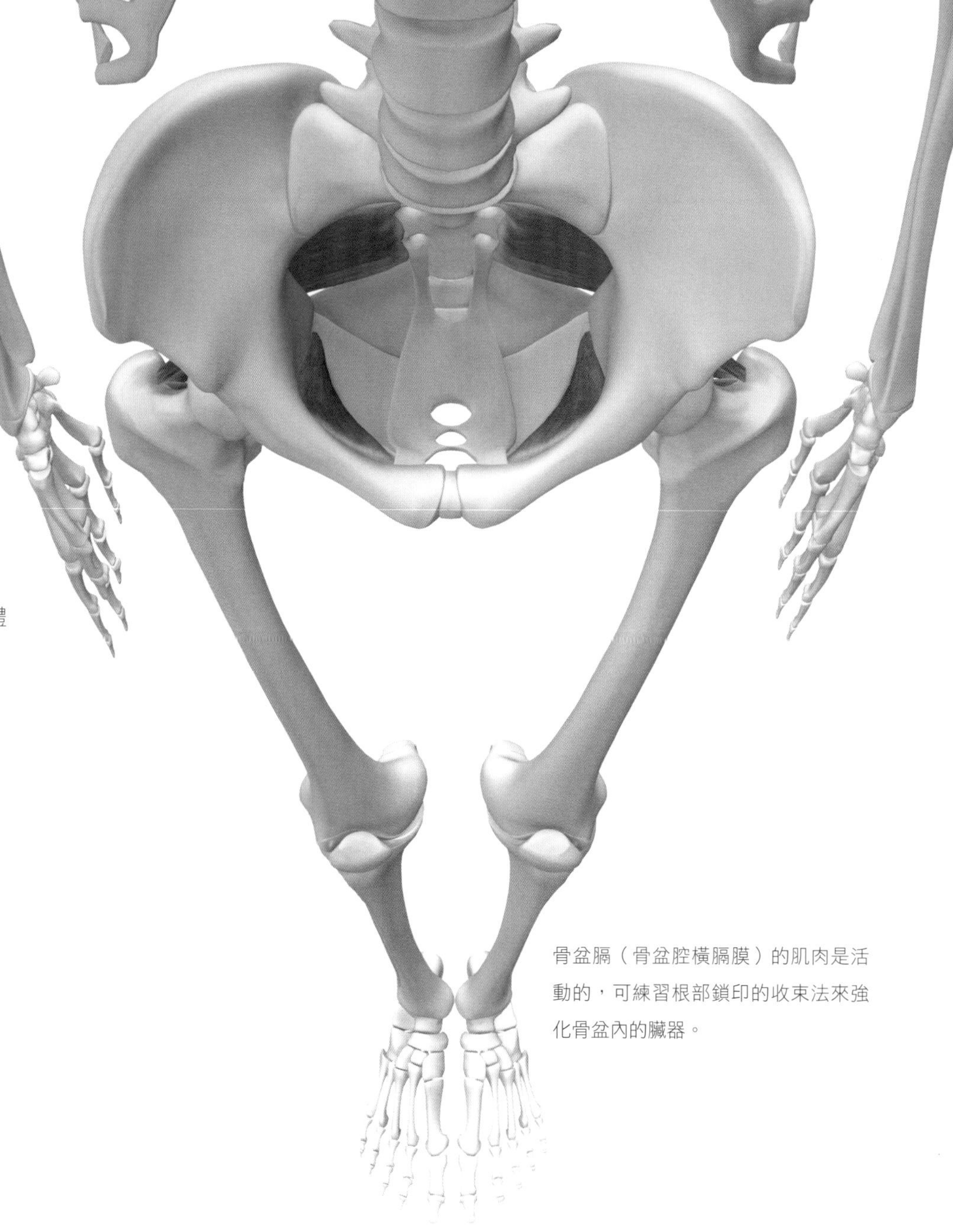

骨盆膈（骨盆腔橫膈膜）的肌肉是活動的，可練習根部鎖印的收束法來強化骨盆內的臟器。

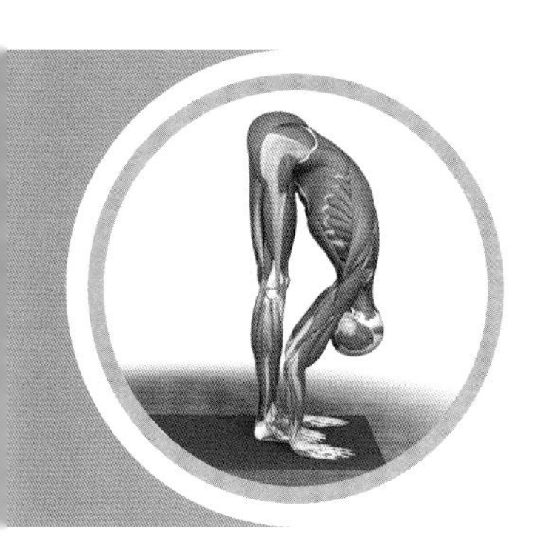

站立前彎式（Uttanasana）

站立前彎式是一個對稱的體位，讓我們有機會可以察覺身體是否有不對稱或失衡的情況。由於這個姿勢的頭部會低於心臟，因此可以視為倒立體位，通常用於練習瑜伽時的休息動作。

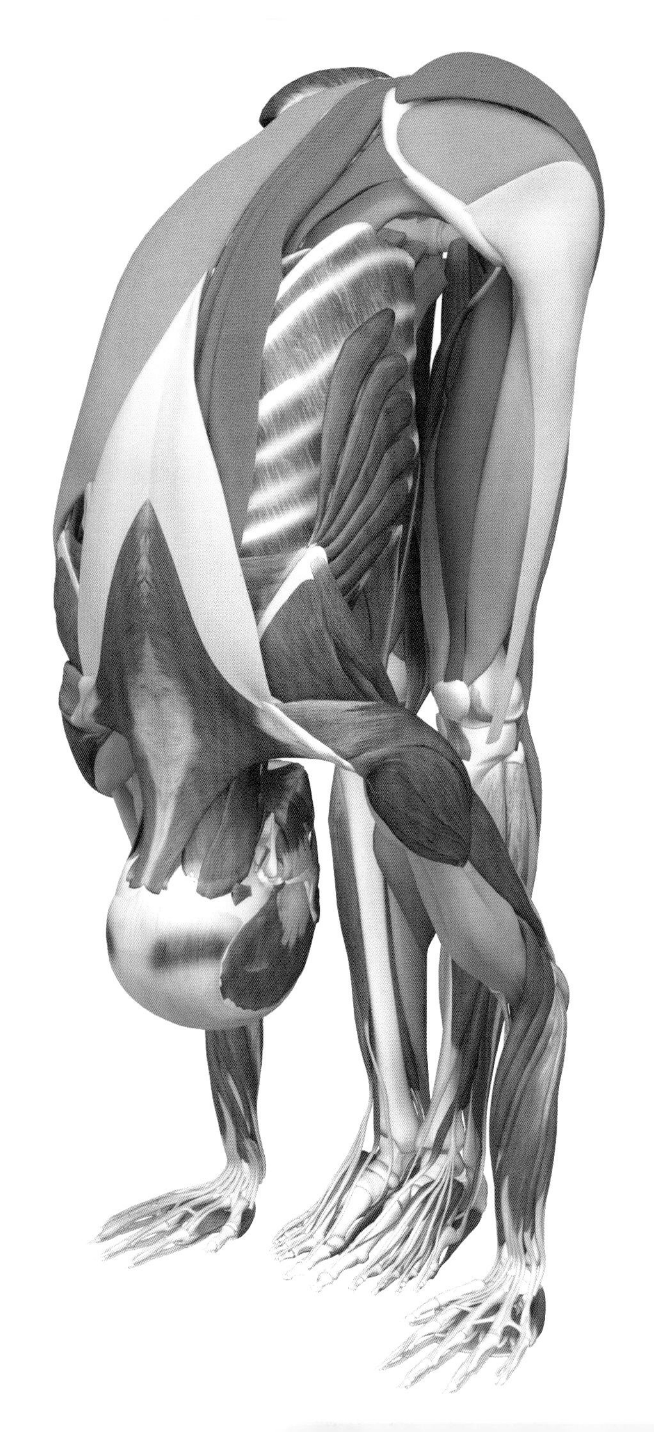

協同／活化

骨盆與雙腳

1. 腰肌、恥骨肌與股直肌共同作用以屈曲髖部，並使骨盆稍微往前傾。

2. 結合臀中肌前面部位與闊筋膜張肌，可使髖部稍微內旋，膝蓋骨就可直接面向前方。

3. 股四頭肌是大腿前面最大的一塊肌肉，收縮可以拉直膝蓋。這個動作可以產生交互抑制作用，同時放鬆大腿後側的肌肉（膕旁肌）。

4. 兩腳大腿內側的內收肌群可使大腿併合在一起。

軀幹、肩膀與手臂

1. 腹直肌位於腹部中央，是左右並排的兩塊長扁形肌肉，收縮腹直肌可以使身體往前彎。

2. 斜方肌橫跨背部，其下面部位可將肩膀往頸部的相反方向拉離。

3. 前三角肌可使肩膀向前移動，肱二頭肌可彎曲手肘。當雙手放到地板上固定時，這些動作可以讓軀幹彎得更到位。

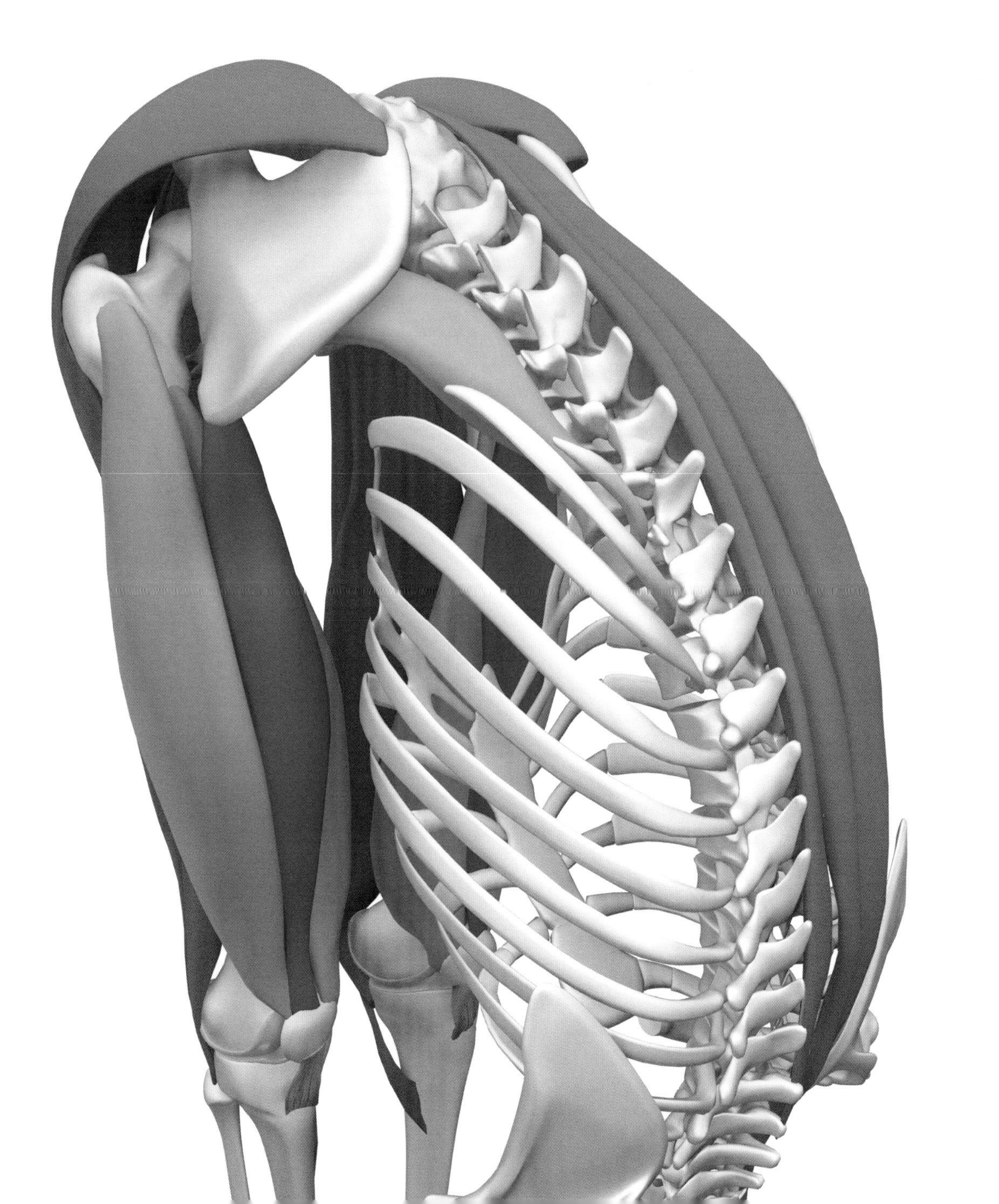

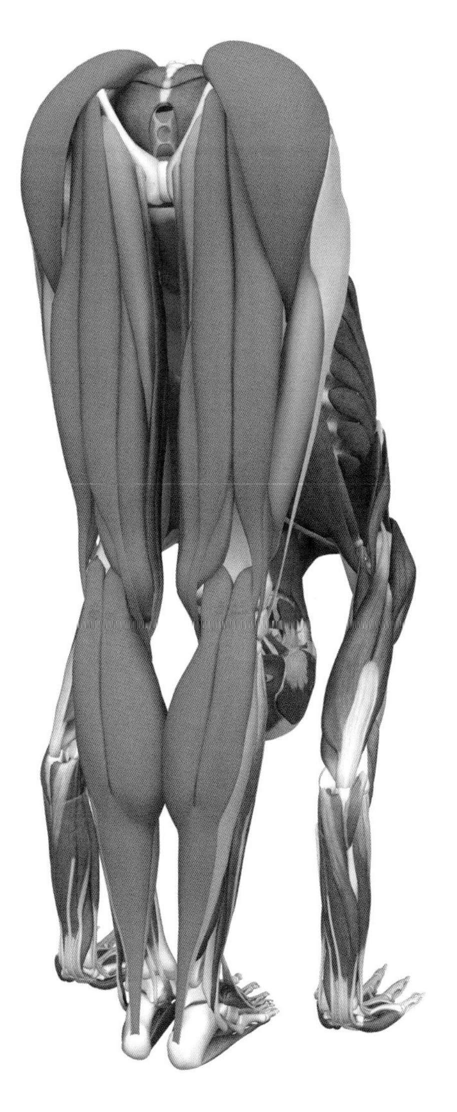

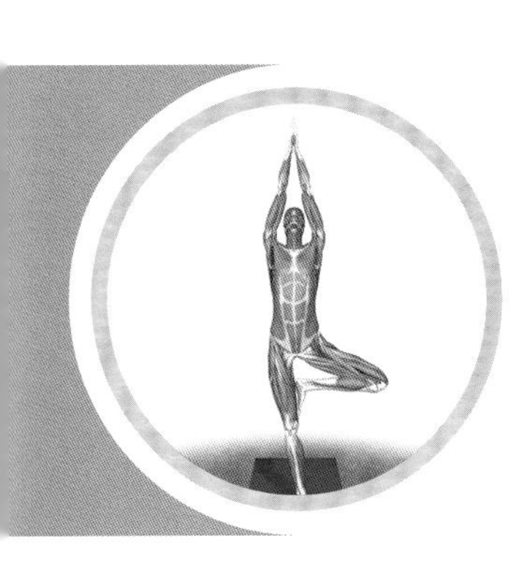

樹式（Vrksasana）

顧名思義，樹式這個站姿體位就像小樹苗往天空方向生長一樣，牽涉到是雙手合十上舉與單腳站立之間的平衡。樹式是單腳平衡體位中比較簡單易做的，因為上半身的骨塊是堆疊在站立那隻腳的長形骨上面。這樣一來，當四肢平衡時，軀幹肌肉及其他肌群就不用多費力。

協同／活化

站立腳

1. 位於臀部的臀大肌與腰肌（位置在大腿前上方）共同作用，以便由前至後來平衡骨盆。
2. 位於骨盆外圍的臀中肌與大腿內側的內收肌群，可以由外至內平衡骨盆。
3. 大腿前面的股四頭肌縮短，以拉直膝蓋。
4. 小腿肌肉、腓骨肌、脛前肌與腳趾屈肌共同作用，一起穩定雙腳。

軀幹

1. 豎脊肌從頭骨向下延伸到接近骨盆部位的脊柱，這束肌肉可以保持脊椎挺直。它們形成一道肌柱，與腰背部的腰方肌共同作用，可以抬升脊椎。
2. 腹直肌位於肋骨與恥骨之間，上端附著點在肋骨上，下端在骨盆上，將肋骨與骨盆拴在一起。

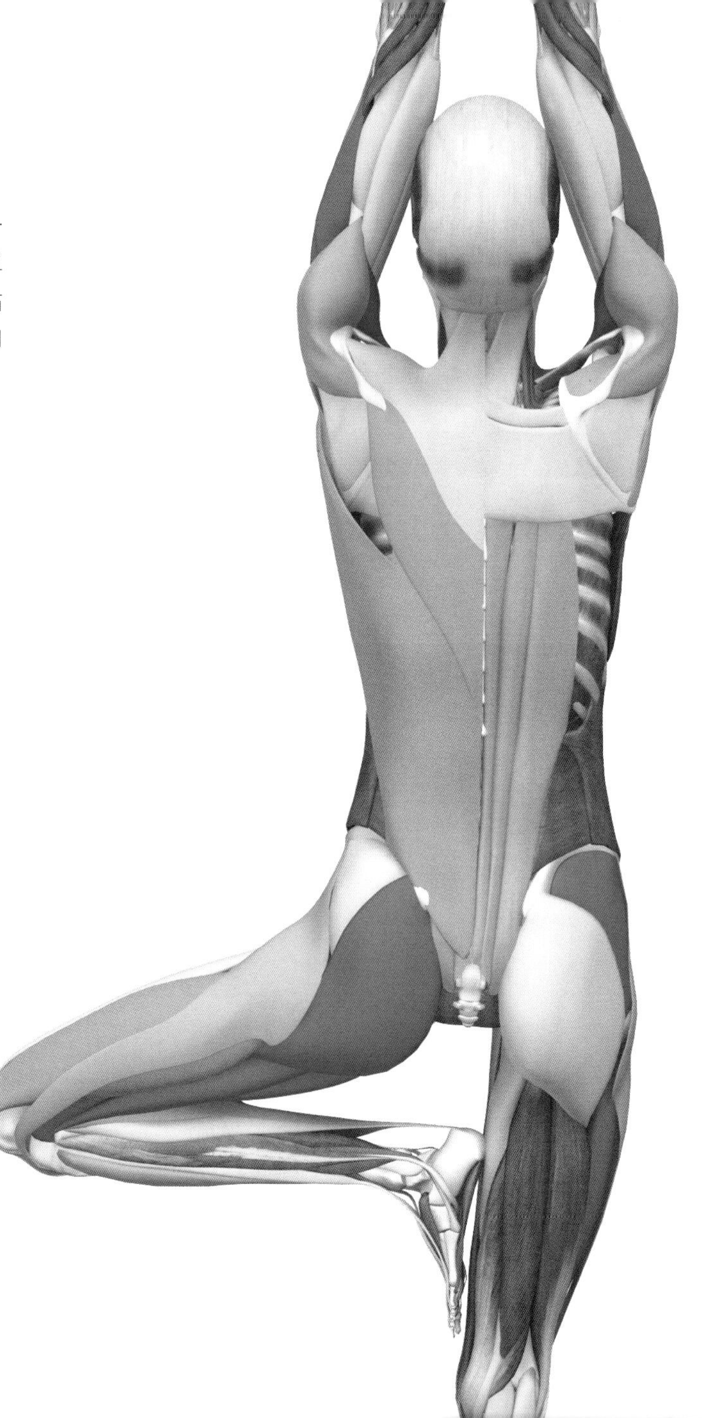

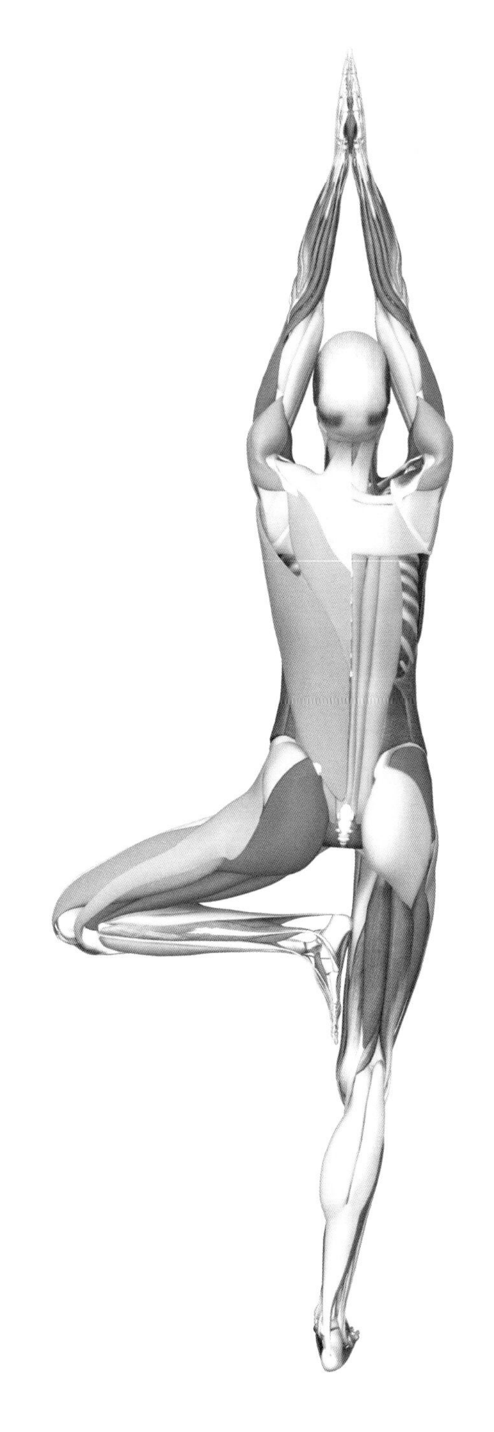

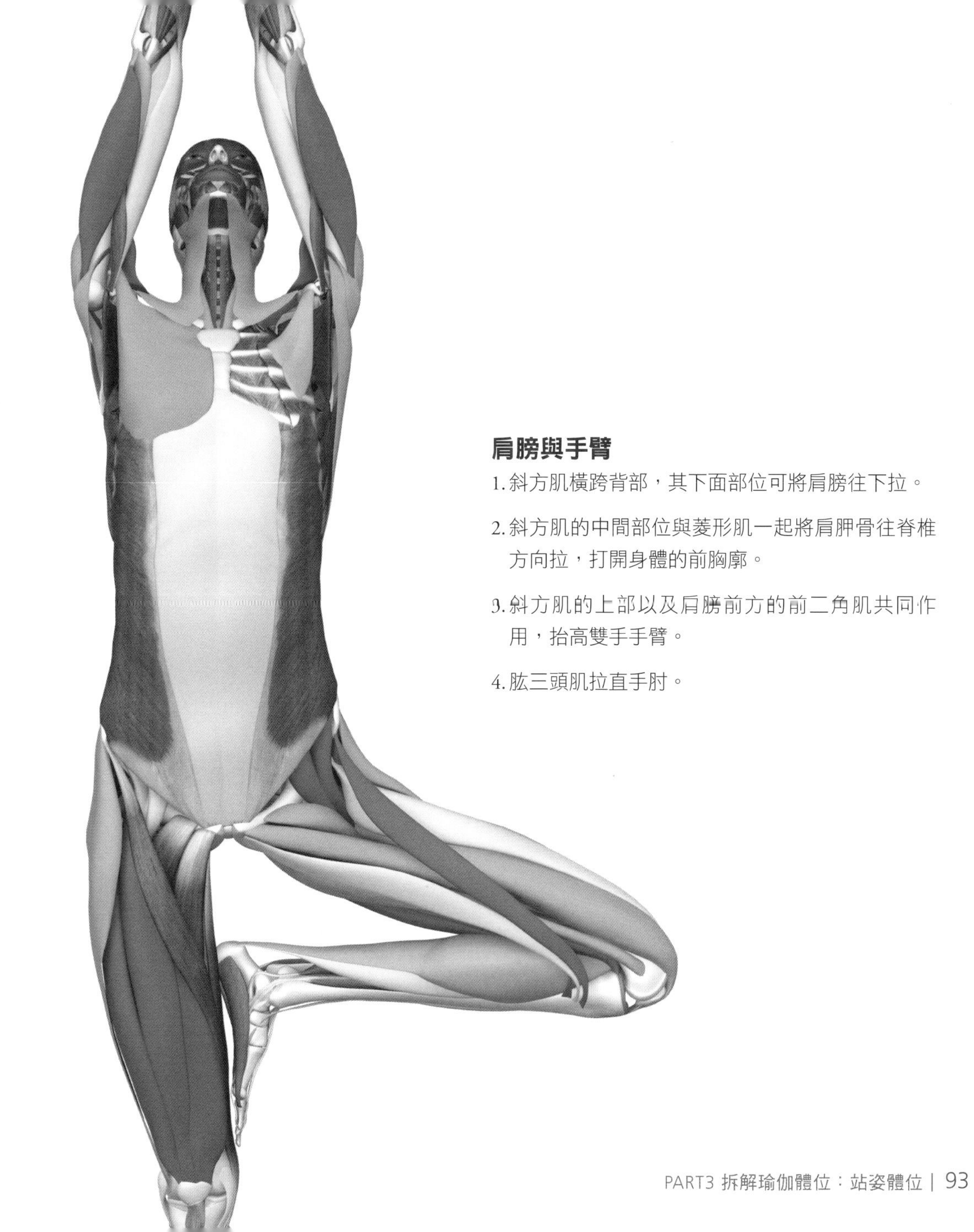

肩膀與手臂

1. 斜方肌橫跨背部，其下面部位可將肩膀往下拉。
2. 斜方肌的中間部位與菱形肌一起將肩胛骨往脊椎方向拉，打開身體的前胸廓。
3. 斜方肌的上部以及肩膀前方的前三角肌共同作用，抬高雙手手臂。
4. 肱三頭肌拉直手肘。

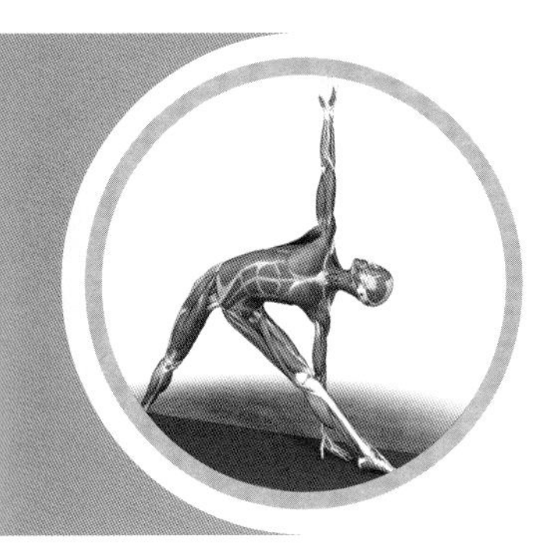

延伸三角式（Utthita Trikonasana）

三角式可以衍生出一系列的三角體位。這些動作可以有效地伸展前面那隻腳的膕旁肌，同時也能伸展後面那隻腳的膕旁肌、腓腸肌與比目魚肌，以及伸展上腹部和背部的肌肉。

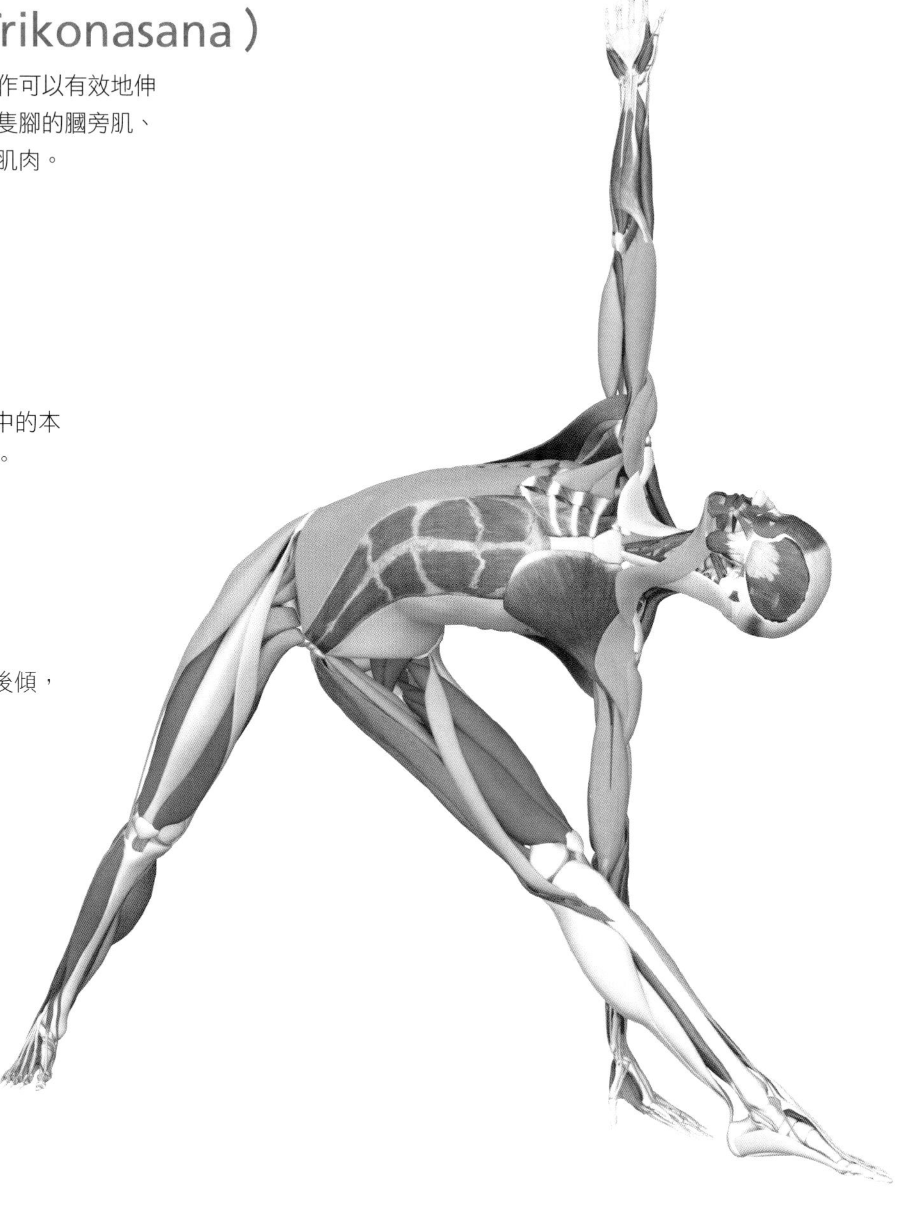

上面那隻手的肩膀與手臂做的是「開放鏈」動作，可創造出手臂在空間中的本體感覺②。下方那隻手固定在地板或腿上，可以產生槓桿作用來擴展胸廓。

協同／活化

骨盆與雙腳

1. 收縮前後雙腿的股四頭肌，可拉長膝蓋及伸展膕旁肌的下面部位。
2. 前面那隻腳的腰肌屈曲髖部，使骨盆前傾。這樣一來可使坐骨結節往後傾，伸展膕旁肌的上方部位。
3. 後面那隻腳的臀大肌伸展髖部。
4. 後面那隻腳的脛前肌負責踝關節背屈的動作，將腳背往上勾。
5. 啟動位於脛骨前方外側的腓骨長肌與腓骨短肌，將前腳掌壓向地板。

註2：本體感覺（proprioception）可以讓我們知道肢體在空間中的位置及動作方向，在動態與靜態的動作過程中維持關節的穩定度並精確執行動作。當我們閉上眼睛，仍然知道身體在哪裡及關節動作是什麼，那就是本體感覺。

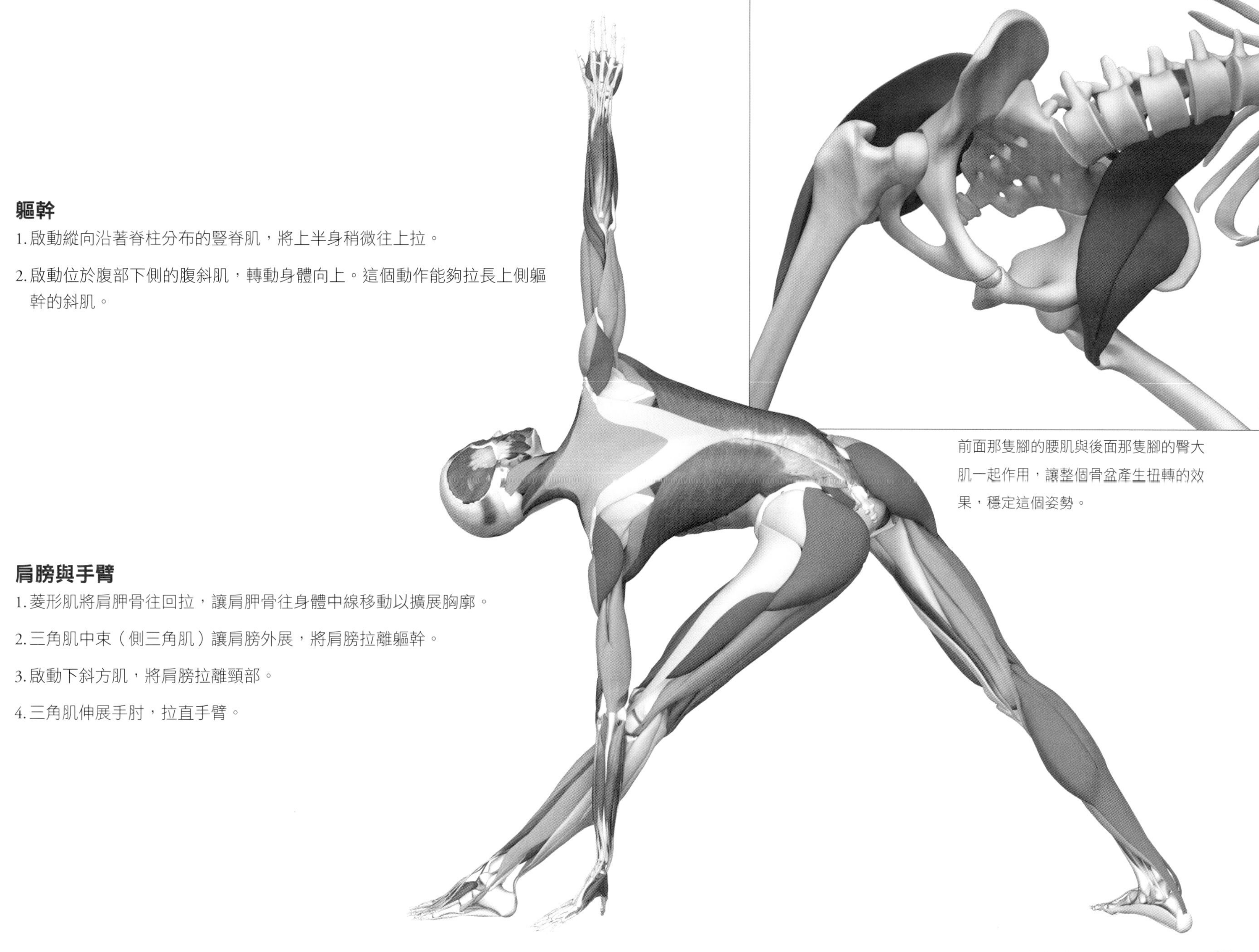

軀幹

1. 啟動縱向沿著脊柱分布的豎脊肌，將上半身稍微往上拉。
2. 啟動位於腹部下側的腹斜肌，轉動身體向上。這個動作能夠拉長上側軀幹的斜肌。

肩膀與手臂

1. 菱形肌將肩胛骨往回拉，讓肩胛骨往身體中線移動以擴展胸廓。
2. 三角肌中束（側三角肌）讓肩膀外展，將肩膀拉離軀幹。
3. 啟動下斜方肌，將肩膀拉離頸部。
4. 三角肌伸展手肘，拉直手臂。

前面那隻腳的腰肌與後面那隻腳的臀大肌一起作用，讓整個骨盆產生扭轉的效果，穩定這個姿勢。

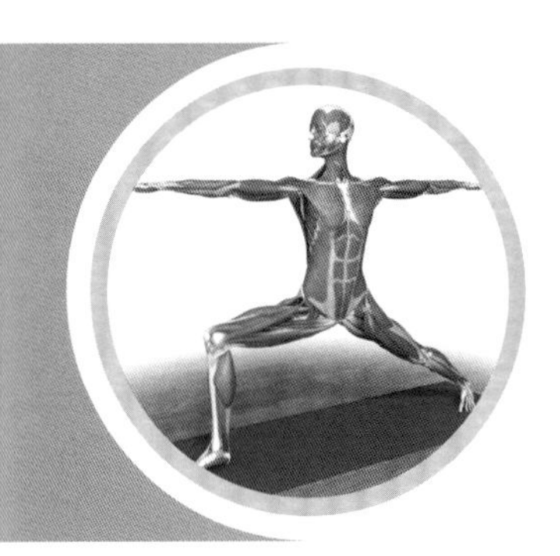

勇士式第二式（Virabhadrasana II）

這個版本的勇士式，骨盆是面向前方的。你會發現本書介紹的站姿體位都是骨盆朝前，然後轉向側邊，最後再轉身。這個「挪動」身體的順序可以觸動骨盆的核心肌肉，尤其是腰肌。

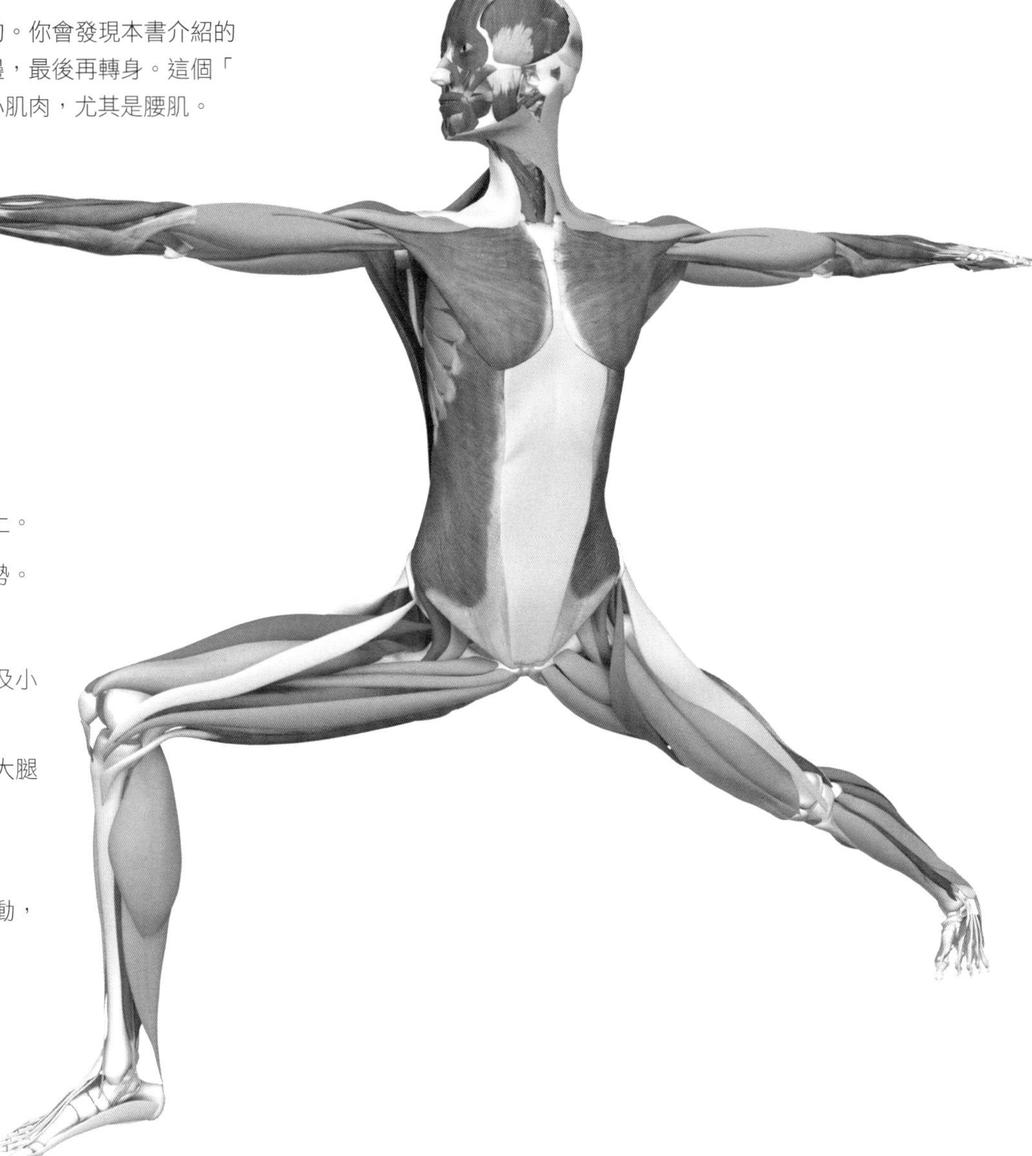

協同／活化

骨盆與雙腳

1. 伸展後面那隻腳的臀部肌肉，向外轉動髖部。
2. 後面那隻腳的內收大肌伸展大腿骨，幫助腳掌平穩地站在地板上。
3. 闊筋膜張肌和臀中肌讓大腿骨往內轉動，平衡臀大肌的外旋姿勢。
4. 股四頭肌拉直後面那隻腳的膝蓋。
5. 脛骨前方的肌肉（脛前肌），讓後腳踝向上彎，伸展小腿肌肉及小腿外側的肌肉。
6. 恥骨肌（位於鼠蹊附近的肌肉）與腰肌一起作用，彎曲髖部。大腿中間的縫匠肌可以再細調此動作。
7. 收縮前面那隻腳的股四頭肌可支撐身體的重量。
8. 前面那隻腳小腿肚的外側肌肉（腓骨肌），讓腳踝稍微往外轉動，做出外翻動作。這個動作的最後效果就是讓前腳掌可以下壓。
9. 腓腸肌與比目魚肌將腳掌壓向地板。

軀幹

1. 沿著脊椎分布的豎脊肌與位於下背部的腰方肌一起抬升背部，並讓背部微拱。
2. 腹直肌從胸部一直往下延伸到恥骨，輕輕收縮這塊肌肉可以保護下背部。

肩膀與手臂

1. 三角肌抬起手臂，並將手臂稍微往後拉以擴展胸廓。肩旋轉肌群的棘上肌負責啟動這個抬手臂的動作。
2. 斜方肌的中束與菱形肌將肩胛骨往身體中線方向帶。穩定肩胛骨，然後啟動胸小肌，就可提起肋骨、擴展胸廓。
3. 下斜方肌將肩膀往後拉離耳朵，讓頸部可以活動自如。
4. 肱三頭肌沿著上手臂的後方分布，可以拉直手肘。

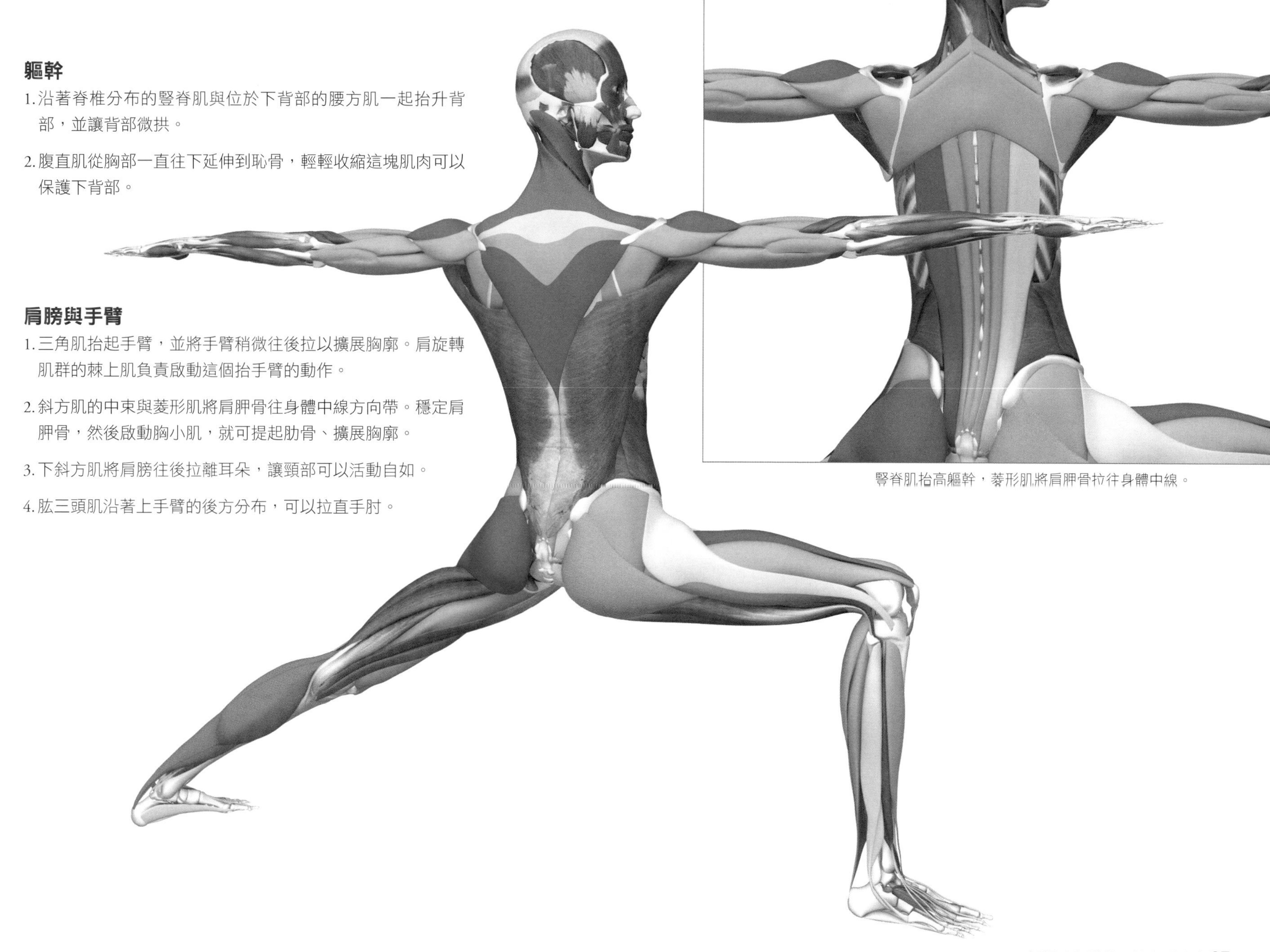

豎脊肌抬高軀幹，菱形肌將肩胛骨拉往身體中線。

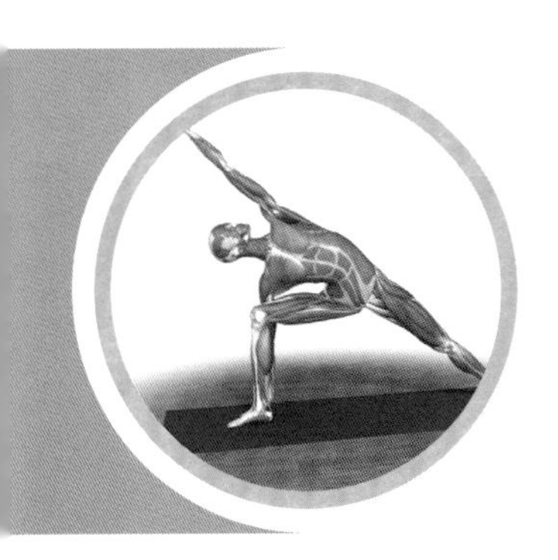

側弓三角式（Utthita Parsvakonasana）

在這個站姿體位中，骨盆朝向前方，與身體的縱向面平行。這是從勇士式第二式發展而來的自然進程，一手放在地板上，另一手則高舉過頭往上伸展。

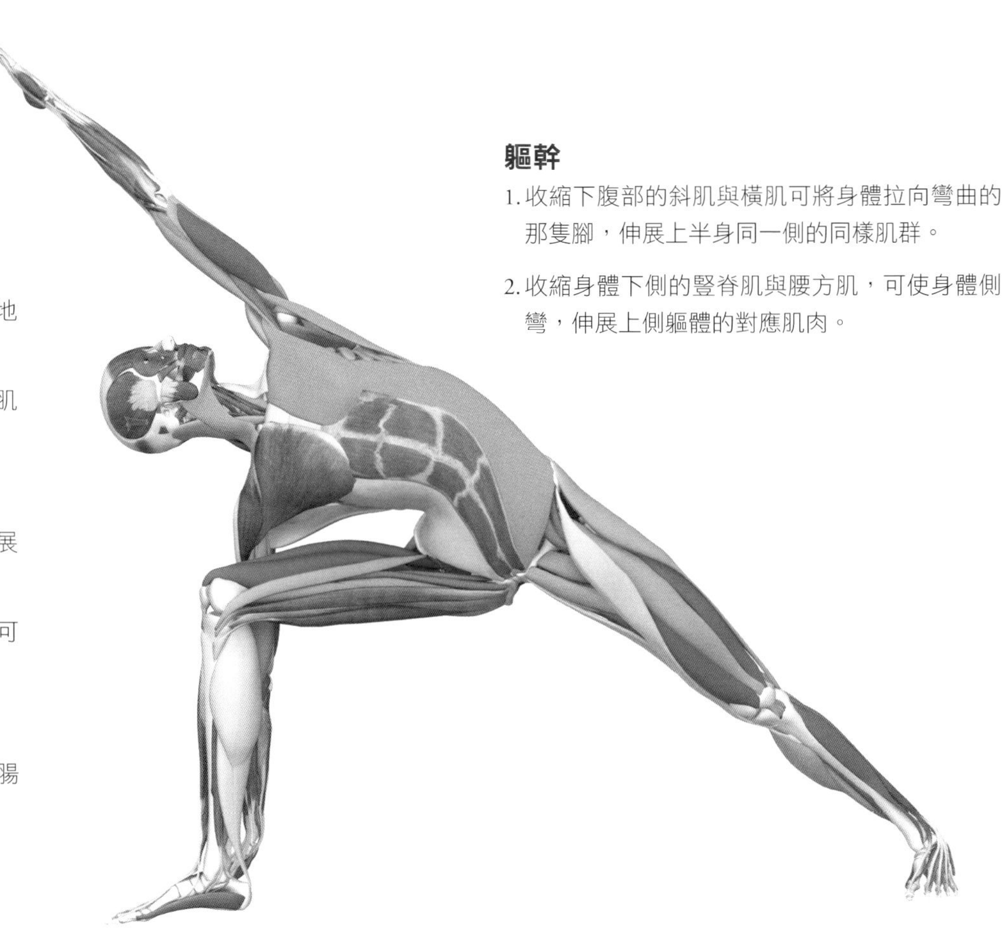

協同／活化

骨盆與雙腳

1. 利用後腿的臀部肌肉伸展髖部，使其向外轉動。
2. 大腿內側的內收肌群延展股骨，將腿部拉往身體中線，穩定放在地板上的後腳。
3. 闊筋膜張肌與臀中肌向內轉動髖部，這個動作可以平衡大塊臀部肌肉往外拉動的力量。
4. 位於大腿前面的股四頭肌拉直後膝蓋。
5. 脛前肌位於脛骨前面，可將腳踝往脛骨方向拉動，這樣做可以伸展小腿的腓腸肌，以及小腿外側的腓骨長肌與腓骨短肌。
6. 腰肌與恥骨肌彎曲前面那隻腳的髖部，斜跨過大腿中間的縫匠肌可將這個動作調整得更到位。
7. 啟動前面那隻腳的股四頭肌來支撐身體重量。
8. 腓骨肌（位於前面那隻腳的小腿外側）將腳踝稍微往外翻轉。腓腸肌與比目魚肌屈曲腳踝，讓腳掌可以往地板方向下壓。

軀幹

1. 收縮下腹部的斜肌與橫肌可將身體拉向彎曲的那隻腳，伸展上半身同一側的同樣肌群。
2. 收縮身體下側的豎脊肌與腰方肌，可使身體側彎，伸展上側軀體的對應肌肉。

肩膀與手臂

1. 前鋸肌連接肋骨側邊與肩胛骨，可以拉直下方那隻手的手臂，將同側的肩胛骨拉離身體中線，並把手壓下地板。

2. 肱三頭肌拉直手肘。

3. 下方那隻手臂的後三角肌可將手臂拉離身體中線，由於手掌固定在地板上，這個動作會讓胸部往上轉動並開展。

4. 在身體下側，背闊肌包覆腎臟與腋下肋骨，運用閉鎖鏈收縮可以擴展胸廓。當背闊肌位於上臂的肌肉止端保持固定，移動位於下背部的起端，就能產生抬升胸廓的效果。

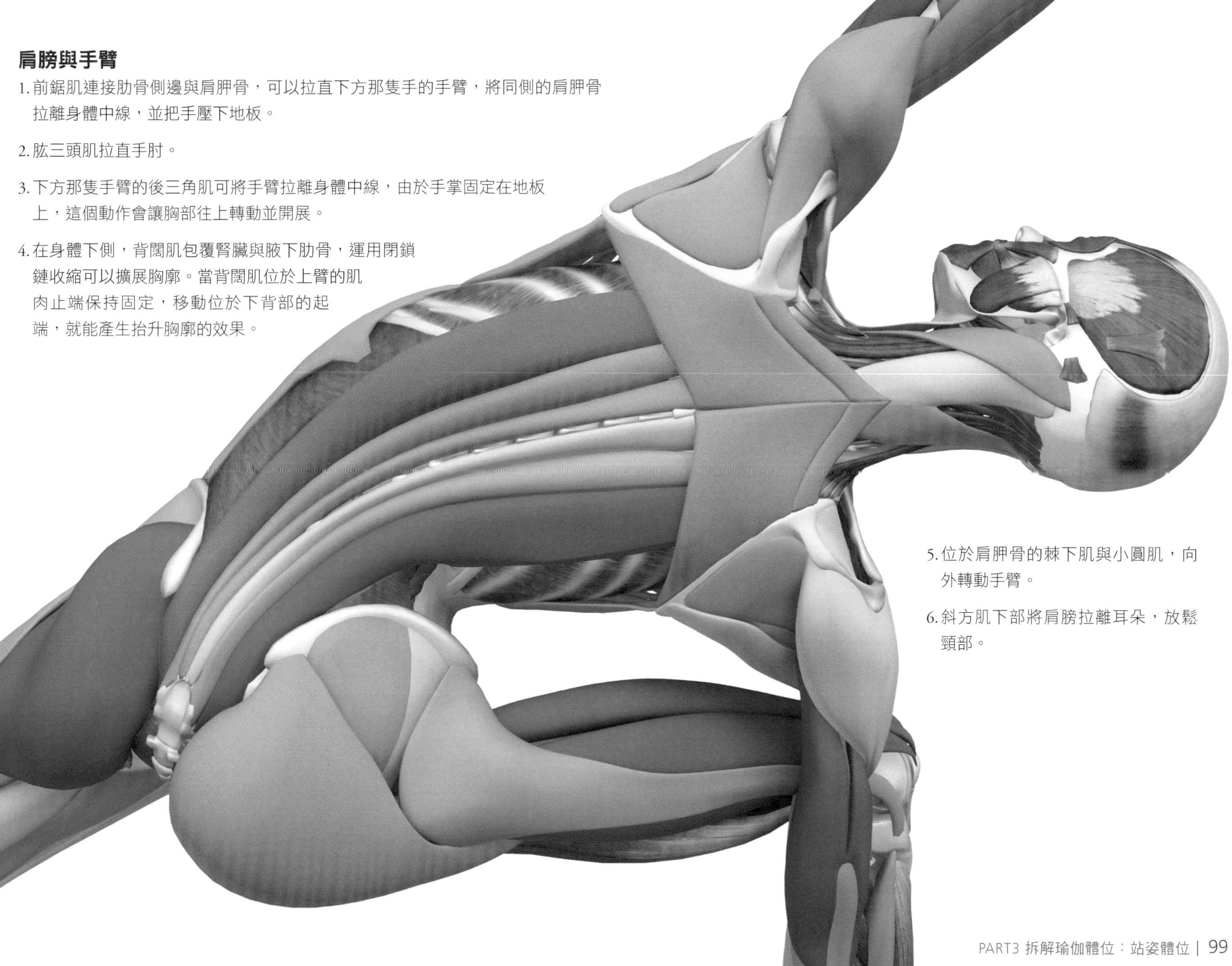

5. 位於肩胛骨的棘下肌與小圓肌，向外轉動手臂。

6. 斜方肌下部將肩膀拉離耳朵，放鬆頸部。

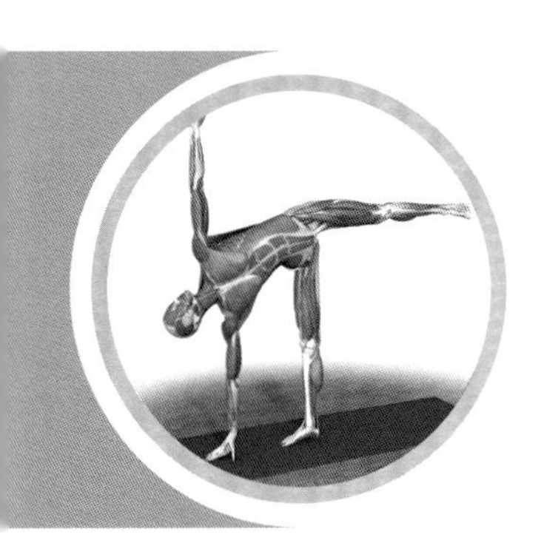

半月式（Ardha Chandrasana）

在這個體位中，身體的重量全放在單腿上，一隻手伸長碰觸地板。另一條腿向外延伸與地板平行，以平衡整個姿勢。這個體式形成了半月形，最理想的狀態是像月亮安靜掛在天空一樣。四肢必須保持在同一個平面上，只要腳一有後傾的情形，身體就會失去平衡。半月式需要對骨盆的核心肌肉有所認識，知道如何運用它們才能自由移動大腿。

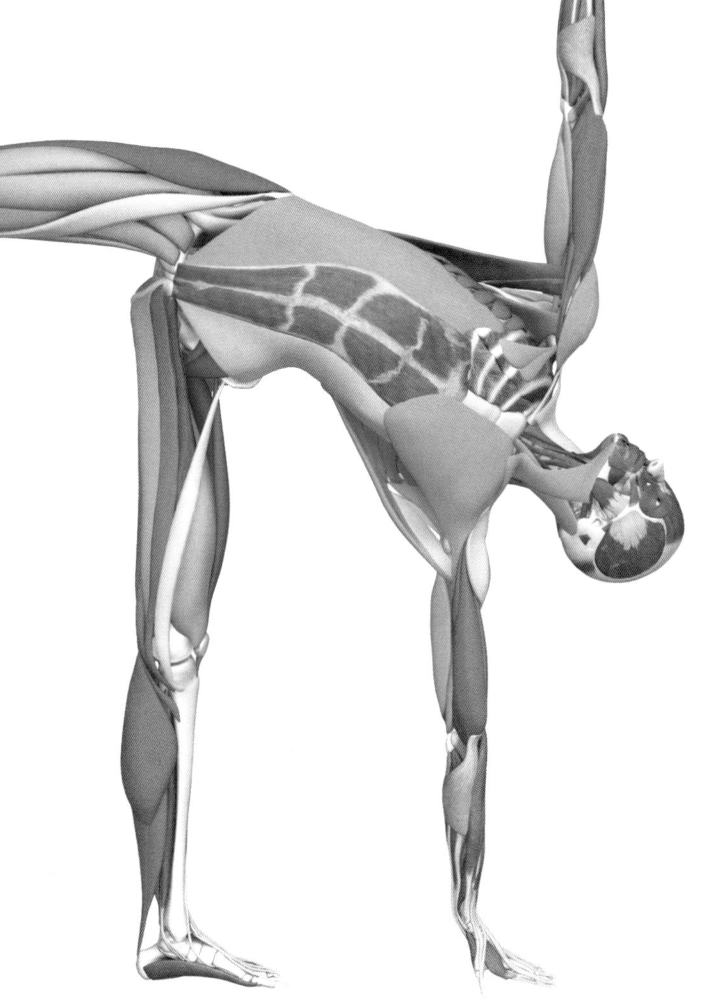

協同／活化

站立腳

1. 腰肌、恥骨肌讓髖部稍微前傾。橫跨髖部的股直肌往下分布於大腿前方，與另外兩條肌肉共同作用，維持腿部的平穩。縫匠肌斜走於大腿前方，可讓這個體位更穩定。
2. 股四頭肌拉直膝蓋。
3. 小腿的腓腸肌與比目魚肌進行離心收縮，將腳掌往下壓，保持姿勢的平穩。

上提腳

1. 臀中肌、臀小肌和闊筋膜張肌起自於骨盆側邊，一起抬起大腿，使之與地板平行。
2. 臀大肌與大腿前方的腰肌一起作用，讓髖部不會前後晃動。
3. 股四頭肌拉直膝蓋。
4. 脛骨上的脛前肌與小腿的腓骨肌保持腳部的穩定。

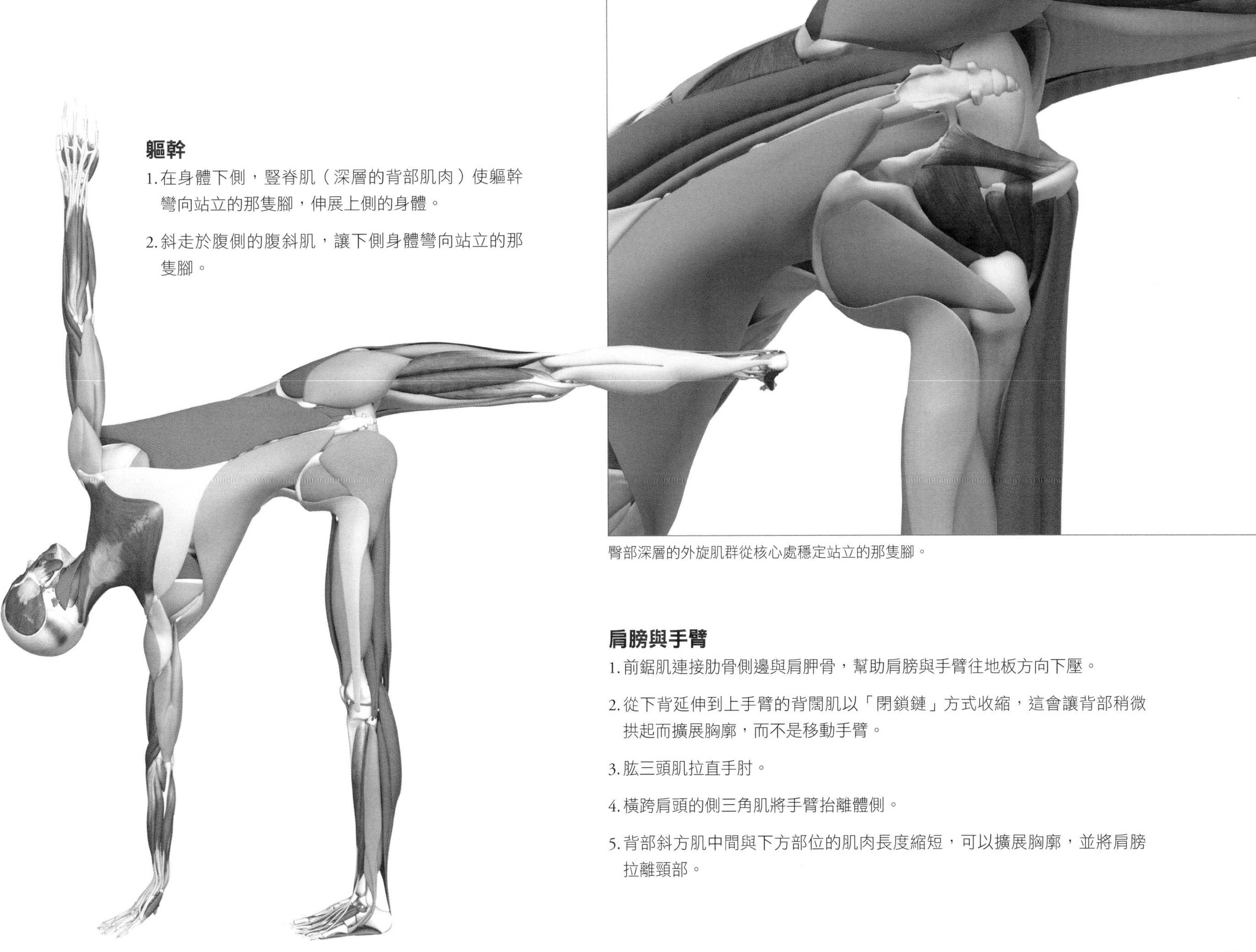

臀部深層的外旋肌群從核心處穩定站立的那隻腳。

軀幹

1. 在身體下側，豎脊肌（深層的背部肌肉）使軀幹彎向站立的那隻腳，伸展上側的身體。
2. 斜走於腹側的腹斜肌，讓下側身體彎向站立的那隻腳。

肩膀與手臂

1. 前鋸肌連接肋骨側邊與肩胛骨，幫助肩膀與手臂往地板方向下壓。
2. 從下背延伸到上手臂的背闊肌以「閉鎖鏈」方式收縮，這會讓背部稍微拱起而擴展胸廓，而不是移動手臂。
3. 肱三頭肌拉直手肘。
4. 橫跨肩頭的側三角肌將手臂抬離體側。
5. 背部斜方肌中間與下方部位的肌肉長度縮短，可以擴展胸廓，並將肩膀拉離頸部。

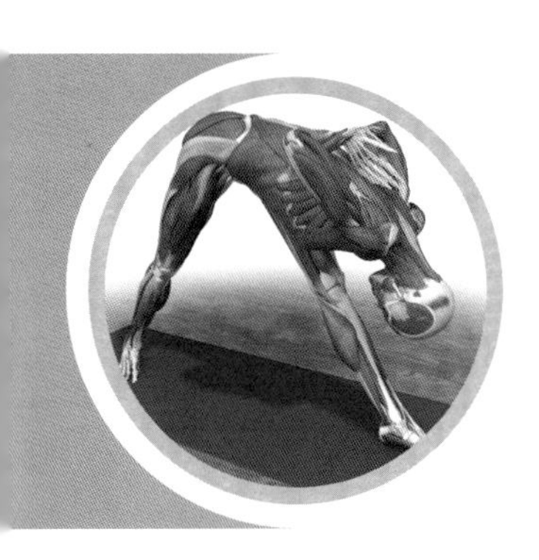

側三角背後合掌式（Parsvottanasana）

此一體位，可以大幅伸展後面那隻腳的大腿後側及小腿的兩束肌肉（即腓腸肌與比目魚肌）。向內轉動肩膀，雙手在背後合十，可以大幅伸展棘下肌與小圓肌（這兩塊肌肉可向外轉動上手臂）。

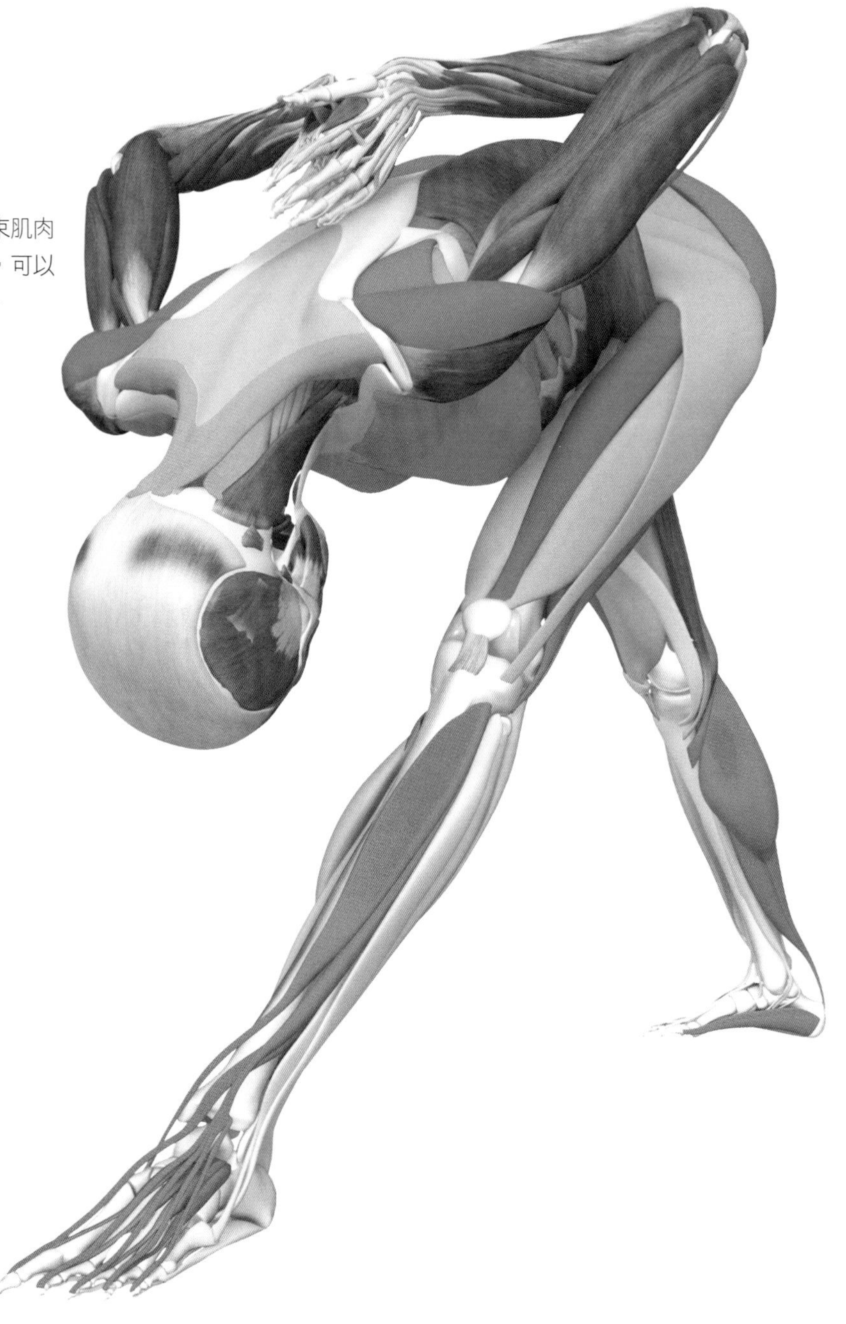

協同／活化

1. 胸大肌、肩胛下肌與大圓肌一起作用，將上臂骨往內轉動，並伸展肩膀的外旋肌群（即棘下肌與小圓肌）。
2. 橫走於上背部的斜方肌與菱形肌可將肩胛骨拉往脊椎方向，打開前胸廓。
3. 下斜方肌將肩膀往下拉，放鬆頸部。
4. 腹直肌讓軀幹彎向大腿。
5. 腰方肌的作用方式有兩種：一是幫助前髖部下彎及維持後髖部的穩定，二是穩定伸展的那隻腳。
6. 臀部肌肉延展後面那隻腳的大腿骨；後腳掌踏穩在地墊上。如此一來，後方的膝蓋就可感受到延展大腿骨的能量，增加後腳膕旁肌及小腿肌肉的伸展強度。
7. 雙腿的股四頭肌拉直膝蓋。
8. 後面那隻腳的脛前肌（位於脛骨旁邊的肌肉），縮短後可讓腳踝彎向脛骨，讓小腿肌肉得到更多的伸展。

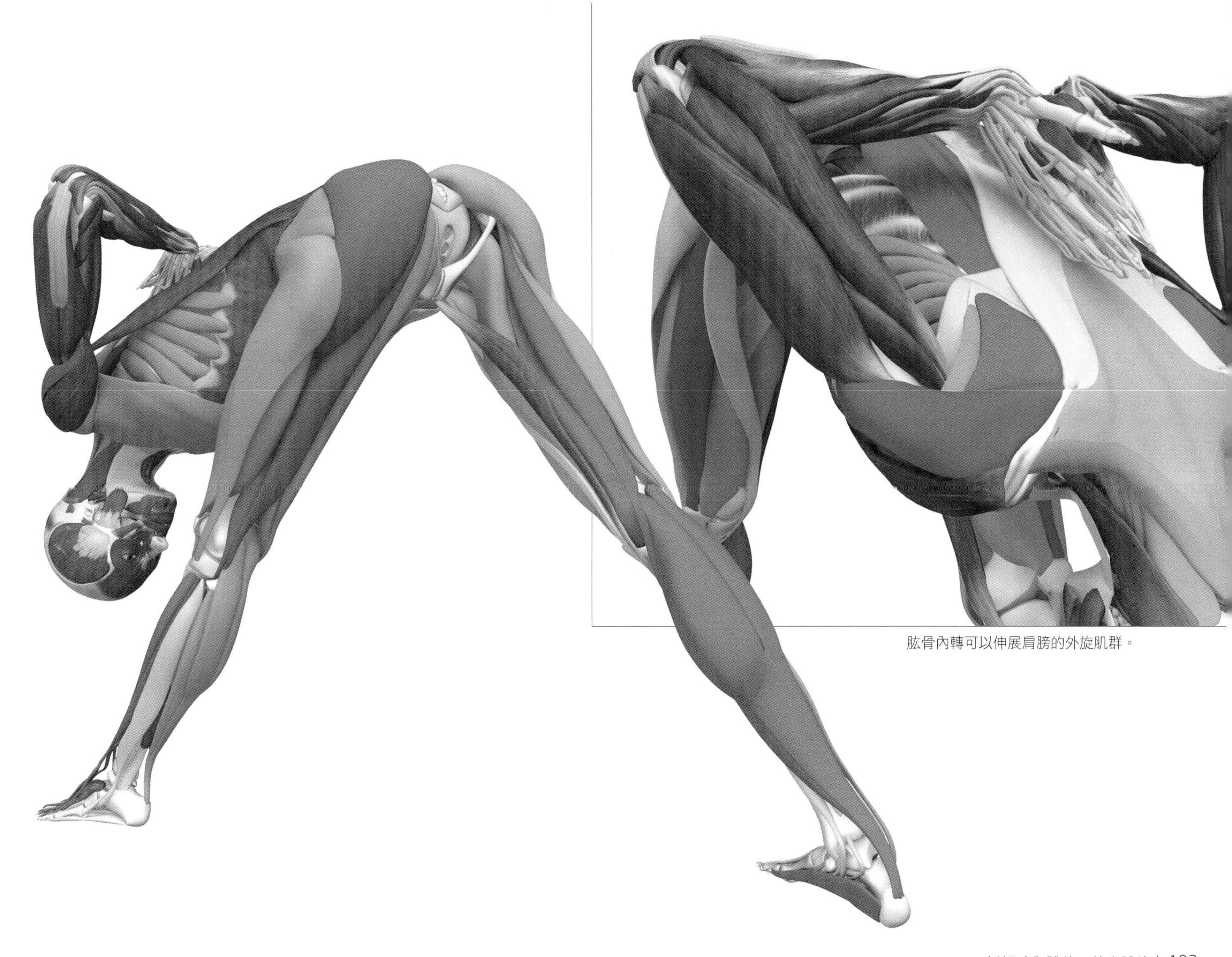

肱骨內轉可以伸展肩膀的外旋肌群。

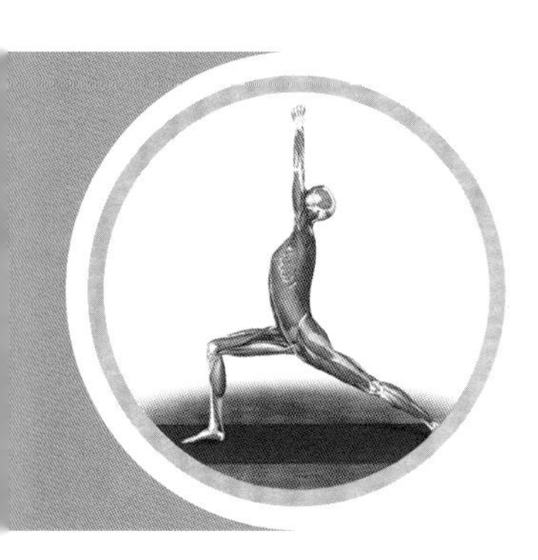

勇士式第一式（Virabhadrasana I）

這個基礎站姿是一種弓箭式，用於伸展身體以及讓胸廓向上打開。雖然是靜止的體位，但可以觀想自己是個勇武的戰士，受過鍛鍊的肌肉能量正等待著被釋放。

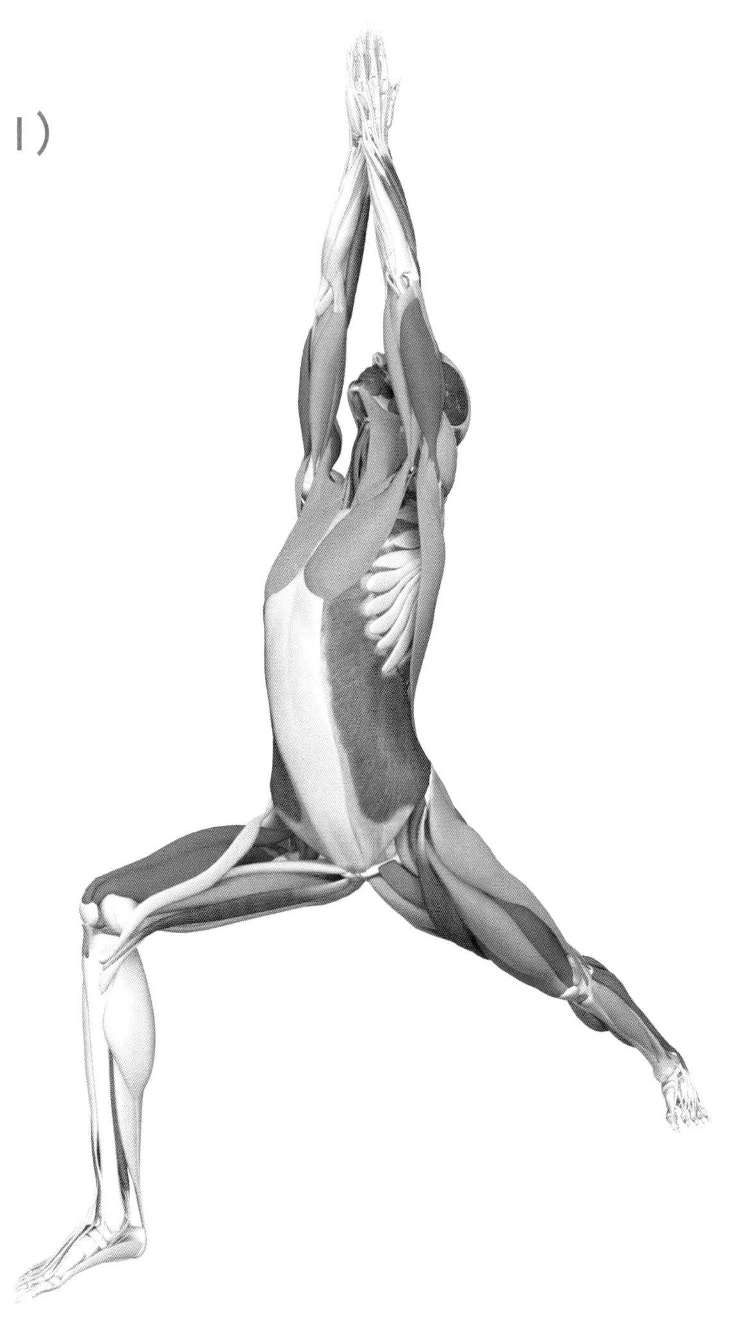

協同／活化

骨盆與雙腳

1. 伸展後面那隻腳的臀部肌肉，向外轉動髖部。
2. 闊筋膜張肌與臀中肌一起作用，移動股骨遠離身體的中心線（外展）。同時還能緩衝臀部肌肉的動作，透過向內轉動股骨，讓髖關節在髖臼中向外轉動。
3. 大腿內側的內收大肌讓股骨往中心線方向伸展與移動。
4. 股四頭肌拉直膝蓋。
5. 縮短脛前肌（位於脛骨前方）的長度，可以彎曲腳踝，並伸展後面那隻腳的小腿肌肉、脛骨外側的腓骨長肌與腓骨短肌。
6. 在此同時，縮短腰肌與恥骨肌可以幫助前腳的髖關節彎曲。縫匠肌彎曲髖關節，使大腿骨向外轉動，有助於保持身體平衡。
7. 前腳的股四頭肌收縮以支撐身體的重量。
8. 脛骨長肌與脛骨短肌沿著脛骨外側分布，可以稍微往外轉動腳踝與前腳，將腳掌前方往下壓。
9. 腓腸肌將腳掌往地板下壓。

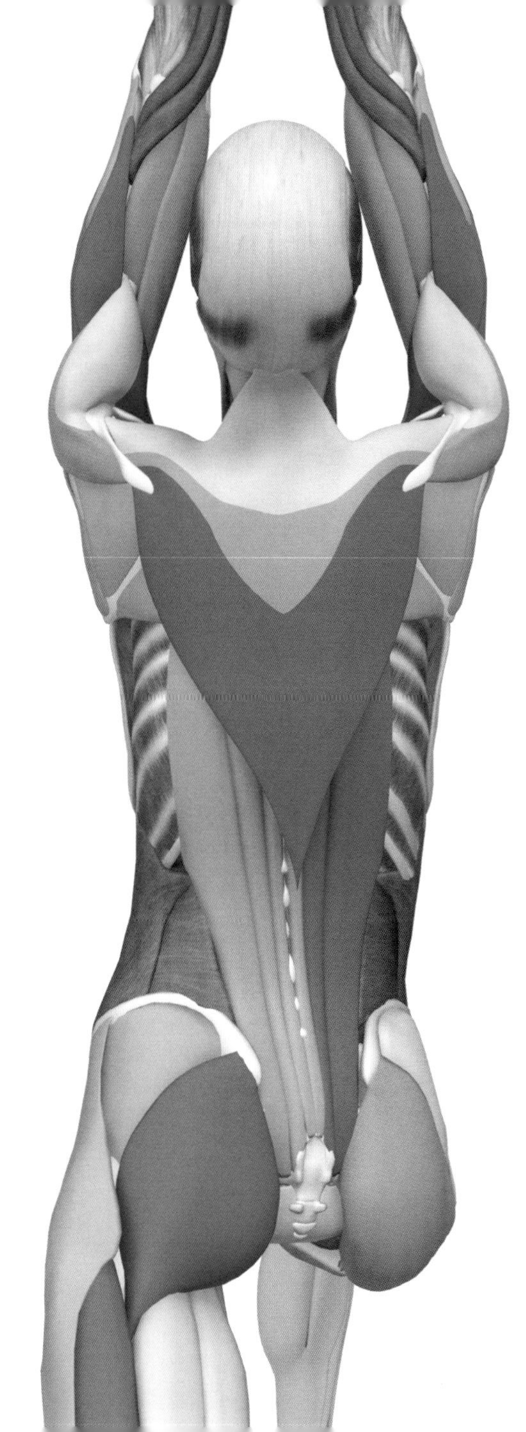

軀幹

1. 豎脊肌從頭骨往下延伸到下背部接近骨盆處，與腰椎的腰方肌一起作用，可以提高後背並讓背部微拱。
2. 稍微收縮腹直肌，有助於保護下背部。

肩膀與手臂

1. 斜方肌橫走於背部，其下方部位可將肩膀往下拉，放鬆頸部。
2. 前鋸肌連接肋骨與肩胛骨，可以往外轉動肩胛骨下緣。這個動作會移動位於肱骨頭下方的肩關節肩窩部位。
3. 棘下肌與小圓肌向外轉動手臂骨，擴展胸廓。
4. 啟動並縮短前三角肌可以抬起手臂。
5. 利用肱三頭肌來拉直手肘，同時也有助於前鋸肌轉動肩胛骨。這個動作可避免位於肩胛骨肩峰突上的肱骨頭發生「夾擠」[3]問題。

註3：肩旋轉肌群位於肱骨頭與肩峰之間，當肩關節組織受傷或動作不正確，手臂上舉時會產生肩峰下空間狹窄的現象，而夾擠到中間的軟組織。

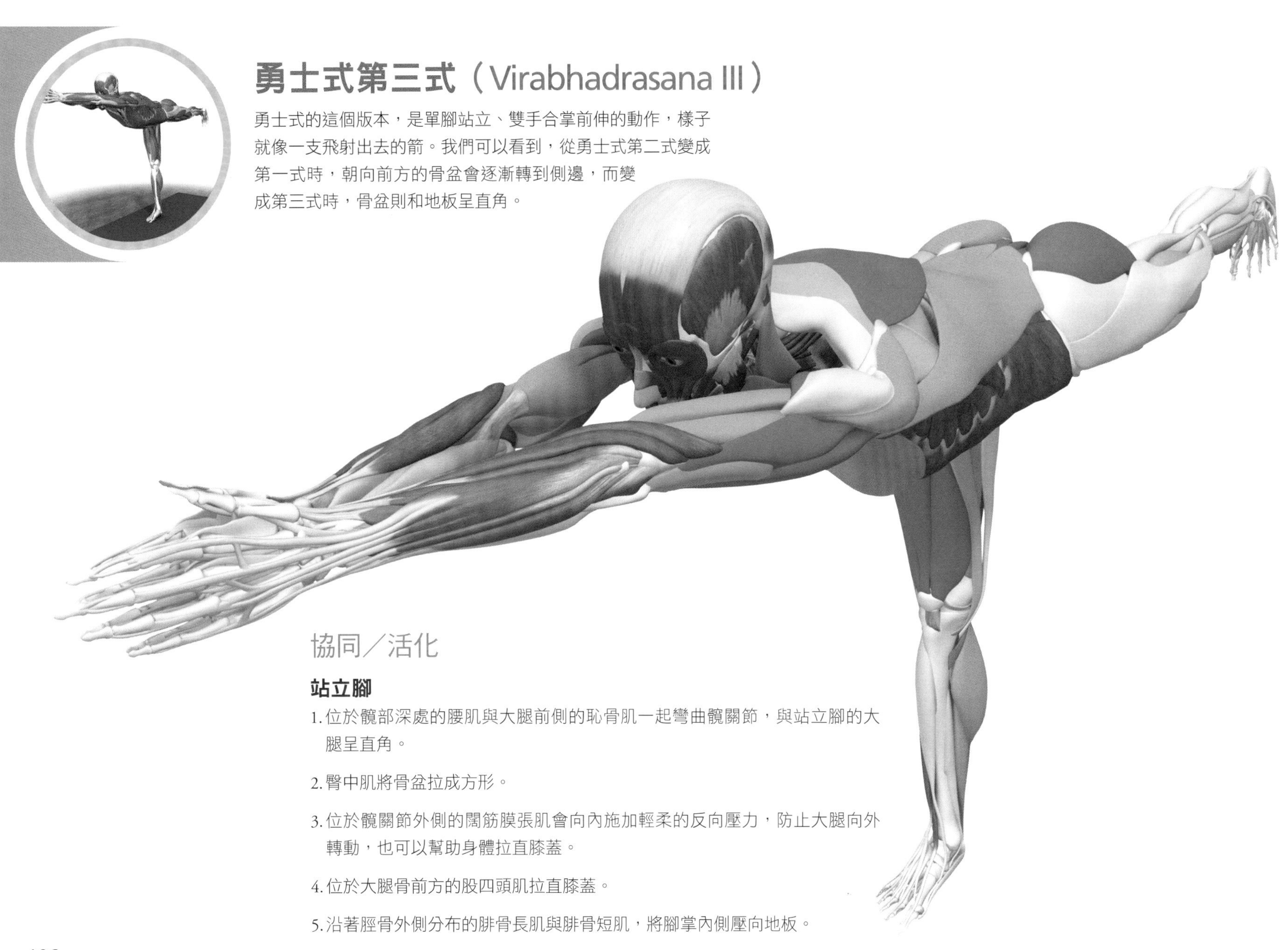

勇士式第三式（Virabhadrasana III）

勇士式的這個版本，是單腳站立、雙手合掌前伸的動作，樣子就像一支飛射出去的箭。我們可以看到，從勇士式第二式變成第一式時，朝向前方的骨盆會逐漸轉到側邊，而變成第三式時，骨盆則和地板呈直角。

協同／活化

站立腳

1. 位於髖部深處的腰肌與大腿前側的恥骨肌一起彎曲髖關節，與站立腳的大腿呈直角。

2. 臀中肌將骨盆拉成方形。

3. 位於髖關節外側的闊筋膜張肌會向內施加輕柔的反向壓力，防止大腿向外轉動，也可以幫助身體拉直膝蓋。

4. 位於大腿骨前方的股四頭肌拉直膝蓋。

5. 沿著脛骨外側分布的腓骨長肌與腓骨短肌，將腳掌內側壓向地板。

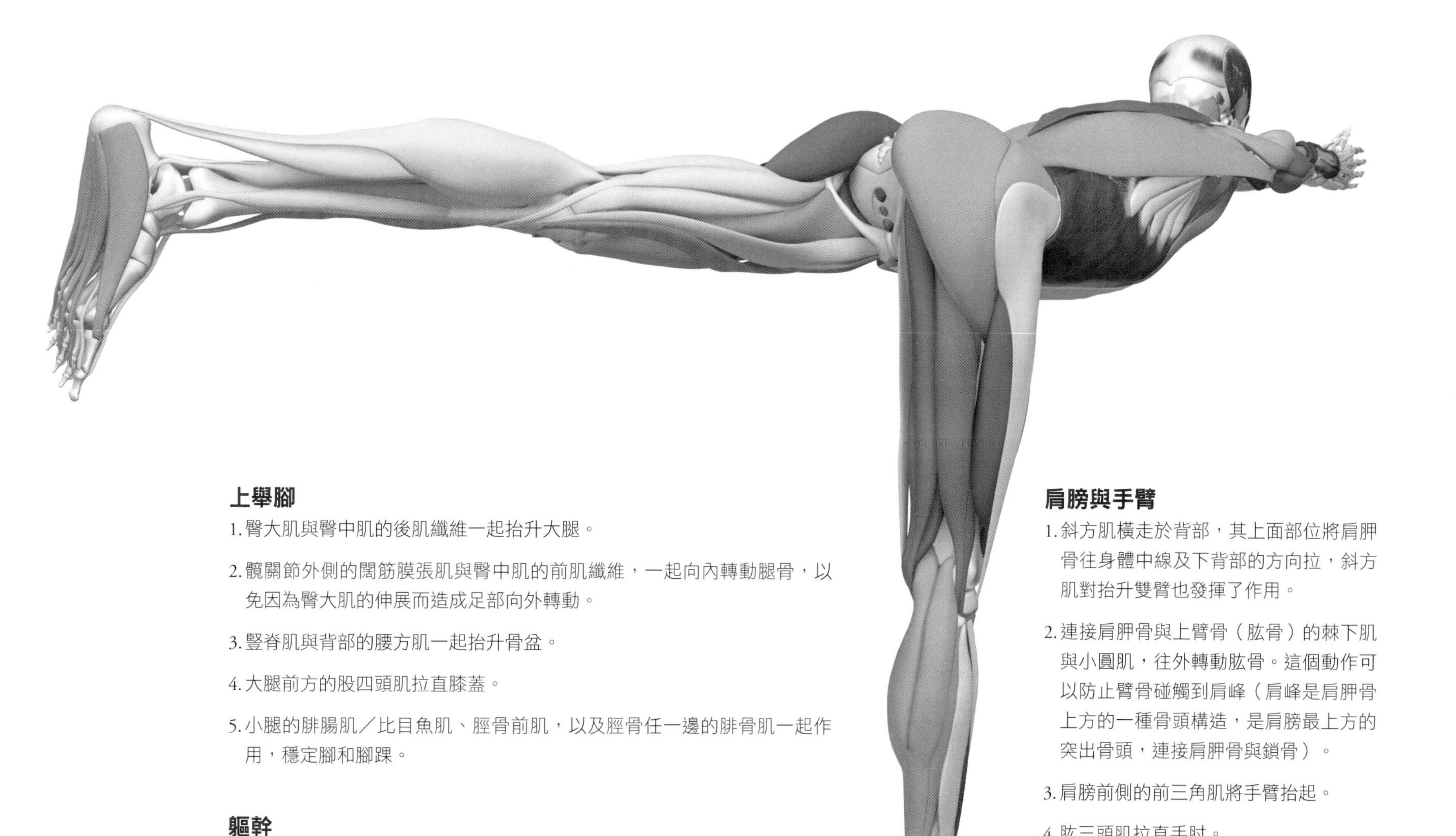

上舉腳

1. 臀大肌與臀中肌的後肌纖維一起抬升大腿。
2. 髖關節外側的闊筋膜張肌與臀中肌的前肌纖維，一起向內轉動腿骨，以免因為臀大肌的伸展而造成足部向外轉動。
3. 豎脊肌與背部的腰方肌一起抬升骨盆。
4. 大腿前方的股四頭肌拉直膝蓋。
5. 小腿的腓腸肌／比目魚肌、脛骨前肌，以及脛骨任一邊的腓骨肌一起作用，穩定腳和腳踝。

軀幹

1. 背部的豎脊肌和腰方肌一起抬升脊椎。從胸部一直往下延伸到恥骨的腹直肌形成包住軀幹的護套，讓軀幹可以保持平衡。

肩膀與手臂

1. 斜方肌橫走於背部，其上面部位將肩胛骨往身體中線及下背部的方向拉，斜方肌對抬升雙臂也發揮了作用。
2. 連接肩胛骨與上臂骨（肱骨）的棘下肌與小圓肌，往外轉動肱骨。這個動作可以防止臂骨碰觸到肩峰（肩峰是肩胛骨上方的一種骨頭構造，是肩膀最上方的突出骨頭，連接肩胛骨與鎖骨）。
3. 肩膀前側的前三角肌將手臂抬起。
4. 肱三頭肌拉直手肘。

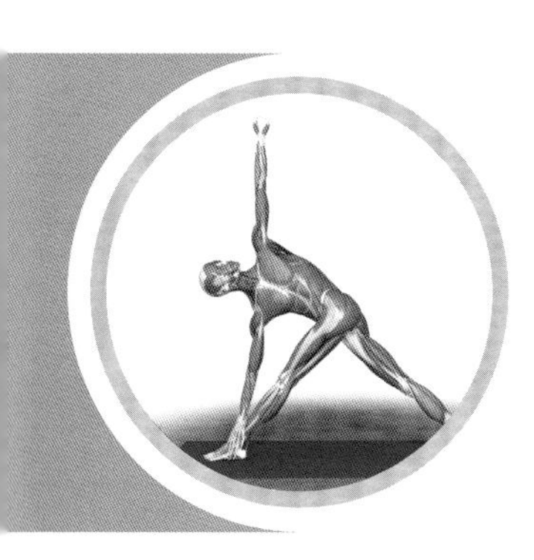

反轉三角式（Parivrtta Trikonasana）

在反轉三角式中，使用對側的手來碰觸腳部，扭轉軀幹與脊椎。肩膀的核心肌肉將軀幹轉向與髖部相反的方向，形成一個扭轉體位。

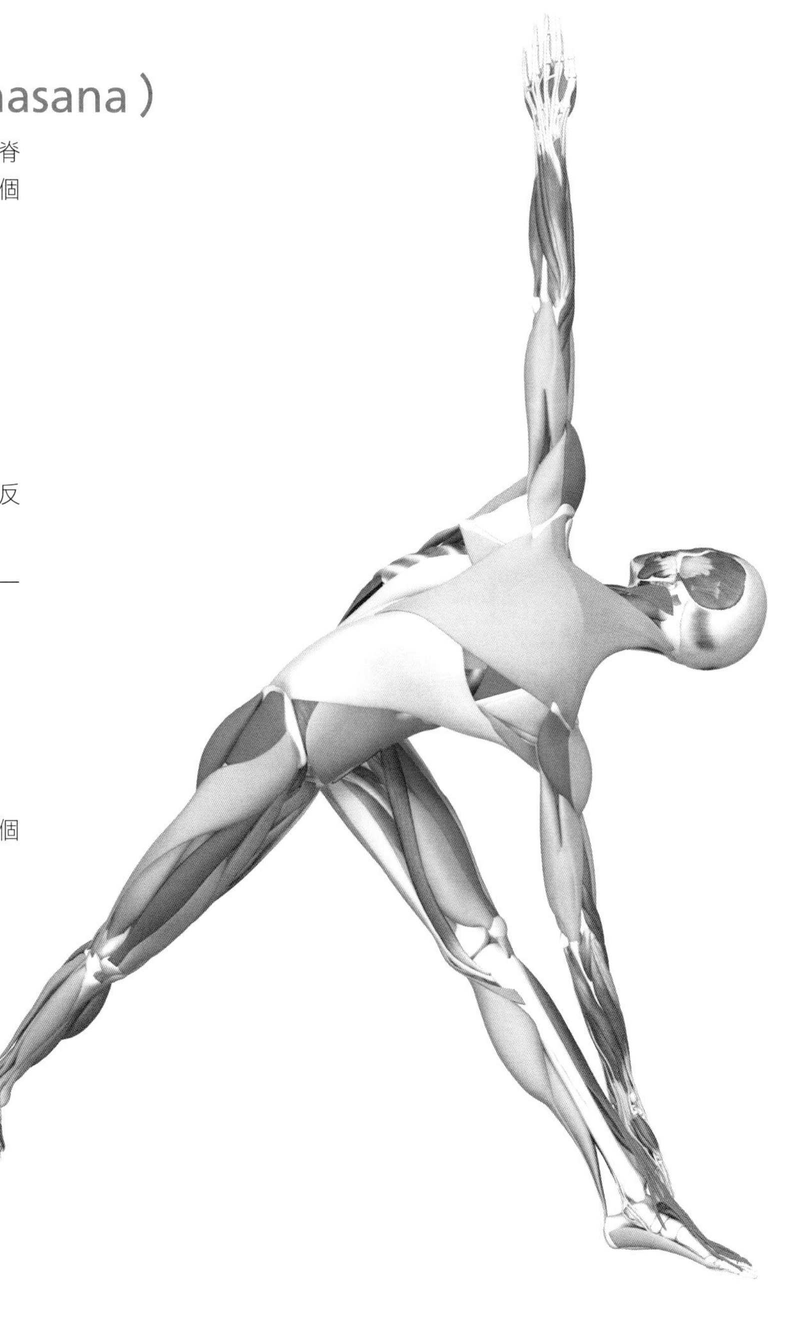

協同／活化

1. 前腳的腰肌與後腳的臀部肌肉一起作用，讓整個骨盆產生扭轉效果，進而穩定這個反轉的三角體位。
2. 同樣的腰肌與恥骨肌（連結腿骨到恥骨的肌肉）一起作用，再加上內收肌群，三者一起彎曲前腳的髖關節。
3. 同時，後腳的臀部肌肉伸展身體後方的大腿，使其向外轉動。
4. 位於後腳內側的內收大肌將腿骨往後壓，使其往中心線靠近。
5. 股四頭肌拉直膝蓋。
6. 後腳的脛前肌（沿著脛骨邊緣分布）將腳踝稍微往內轉，讓腳背往脛骨方向拉。這個動作可以伸展小腿的後側肌肉。
7. 肱三頭肌拉直手肘。
8. 前鋸肌（連接肋骨側邊與肩胛骨的肌肉）將下方手臂的肩膀往腳的方向拉動。
9. 下方手臂的後三角肌將胸部拉往前方，讓軀幹做出更大的扭轉動作。
10. 菱形肌（連接肩胛骨與脊椎的肌肉）與後三角肌讓軀幹上半部的扭轉更深入。

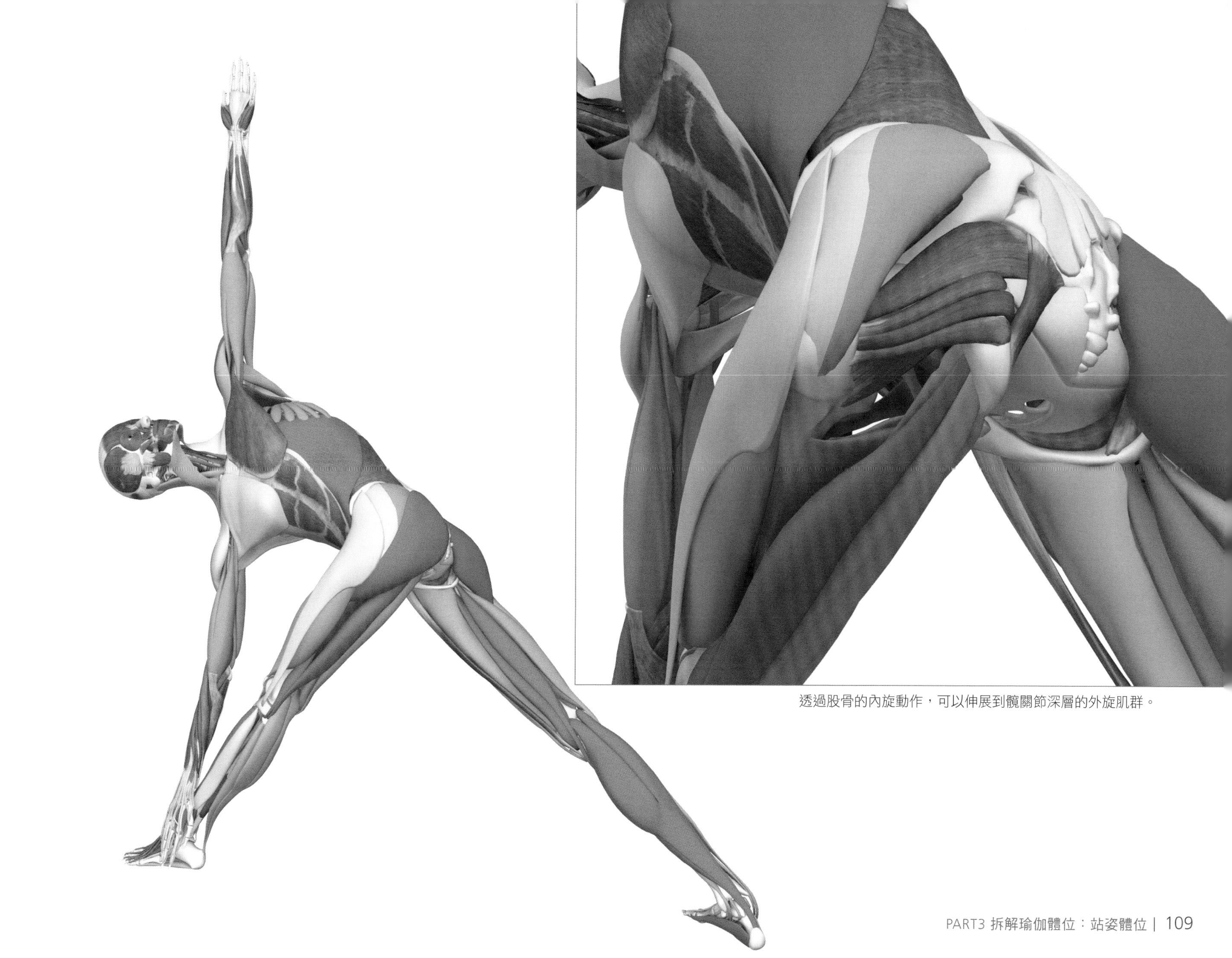

透過股骨的內旋動作，可以伸展到髖關節深層的外旋肌群。

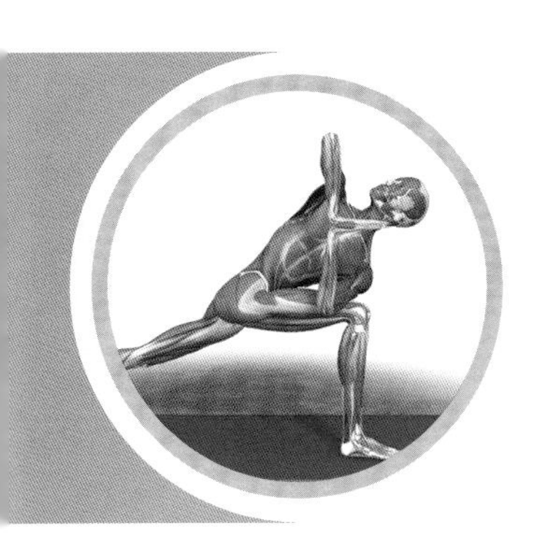

扭轉側三角式（Parivrtta Parsvakonasana）

扭轉側三角式以相反方向轉動骨盆與軀幹，這個動作可以有效伸展環繞脊椎的核心肌肉群。啟動前腳的腰肌及後腳的臀大肌，可以穩定這個體位。結果，會在整個骨盆形成一個「扭絞」效應，從肌肉、韌帶到肌腱都有一個拉力及反拉力。後腳往前推、前腳挺住，可以讓這個體位更穩定。

協同／活化

1. 前髖部／大腿的內側肌肉與前方肌肉一起作用，彎曲髖關節。這些肌肉包括腰肌、恥骨肌與前內收肌群。
2. 前髖部外側的肌肉與臀部側邊的大肌肉一起配合，將膝蓋推向手肘，幫助身體轉得更到位。這些肌肉分別是闊筋膜張肌與臀中肌。
3. 腓骨肌沿著小腿外側分布，可以讓前腳掌往下壓，同時也輕輕往外轉動腳踝。
4. 臀大肌往後移動後臀部，並讓臀部向外轉動。
5. 大腿內側的內收大肌將後臀部進一步往後壓，同時也往身體中線移動。
6. 股四頭肌拉直後腳膝蓋。

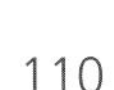

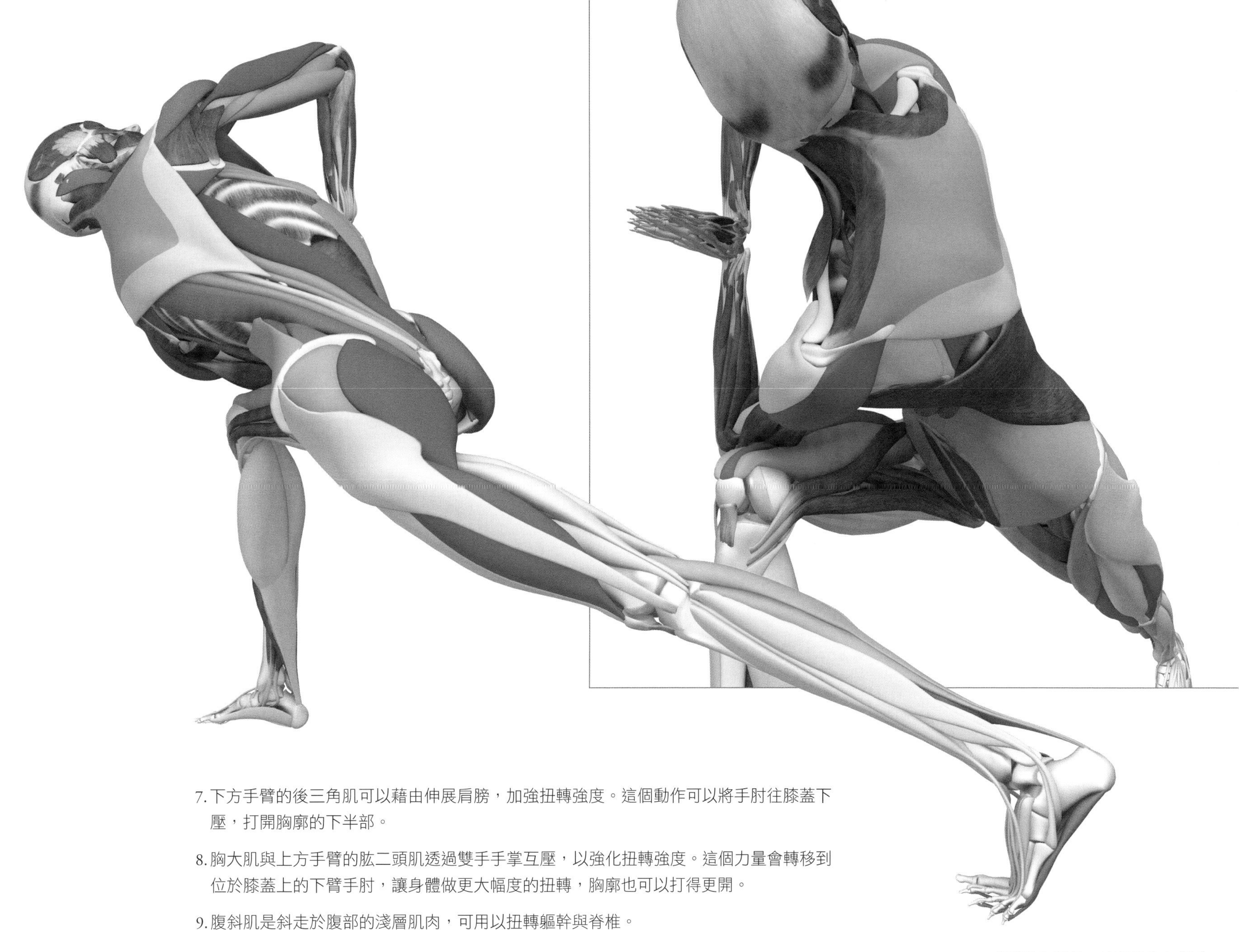

7. 下方手臂的後三角肌可以藉由伸展肩膀，加強扭轉強度。這個動作可以將手肘往膝蓋下壓，打開胸廓的下半部。
8. 胸大肌與上方手臂的肱二頭肌透過雙手手掌互壓，以強化扭轉強度。這個力量會轉移到位於膝蓋上的下臂手肘，讓身體做更大幅度的扭轉，胸廓也可以打得更開。
9. 腹斜肌是斜走於腹部的淺層肌肉，可用以扭轉軀幹與脊椎。

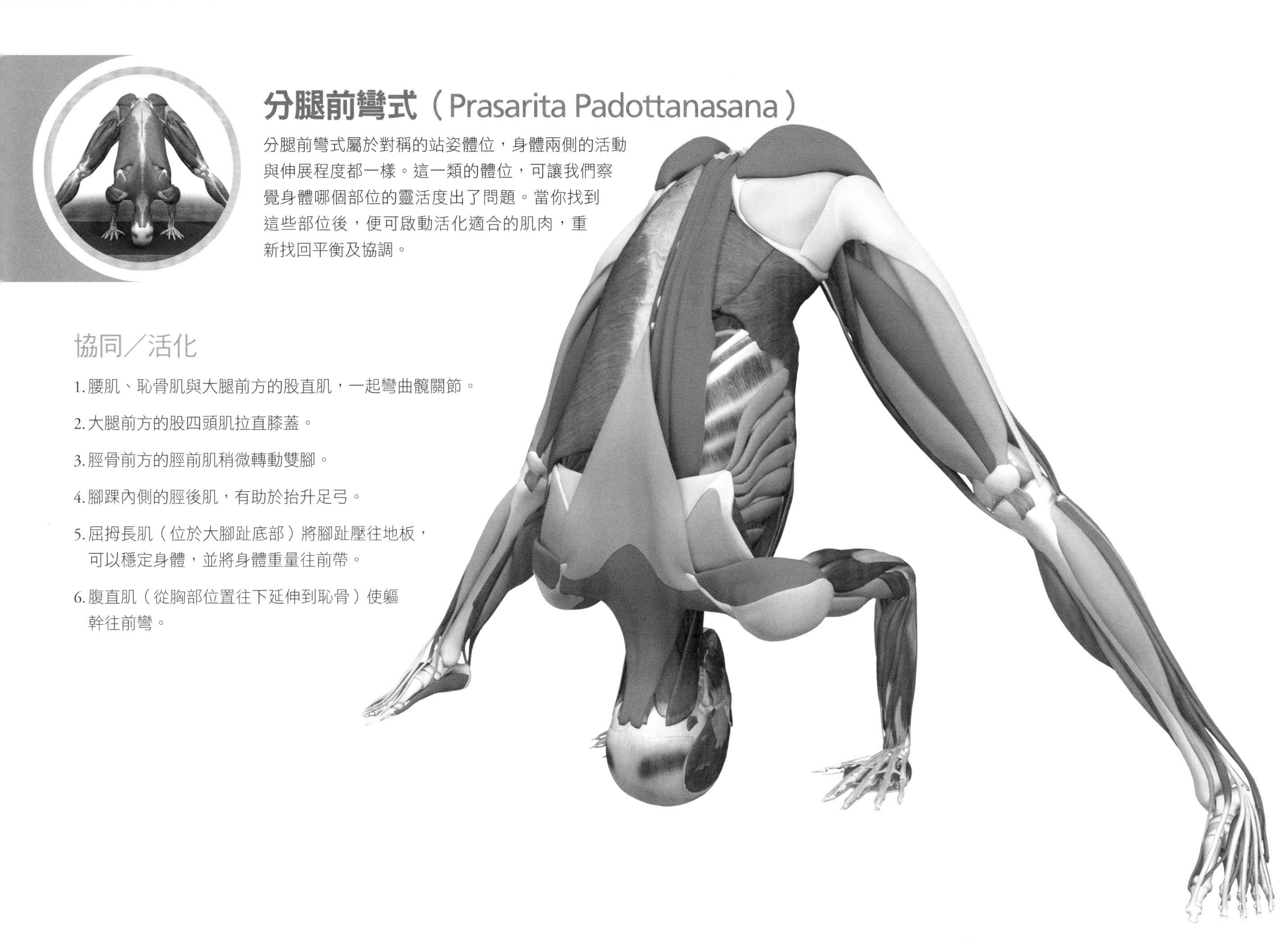

分腿前彎式（Prasarita Padottanasana）

分腿前彎式屬於對稱的站姿體位，身體兩側的活動與伸展程度都一樣。這一類的體位，可讓我們察覺身體哪個部位的靈活度出了問題。當你找到這些部位後，便可啟動活化適合的肌肉，重新找回平衡及協調。

協同／活化

1. 腰肌、恥骨肌與大腿前方的股直肌，一起彎曲髖關節。
2. 大腿前方的股四頭肌拉直膝蓋。
3. 脛骨前方的脛前肌稍微轉動雙腳。
4. 腳踝內側的脛後肌，有助於抬升足弓。
5. 屈拇長肌（位於大腳趾底部）將腳趾壓往地板，可以穩定身體，並將身體重量往前帶。
6. 腹直肌（從胸部位置往下延伸到恥骨）使軀幹往前彎。

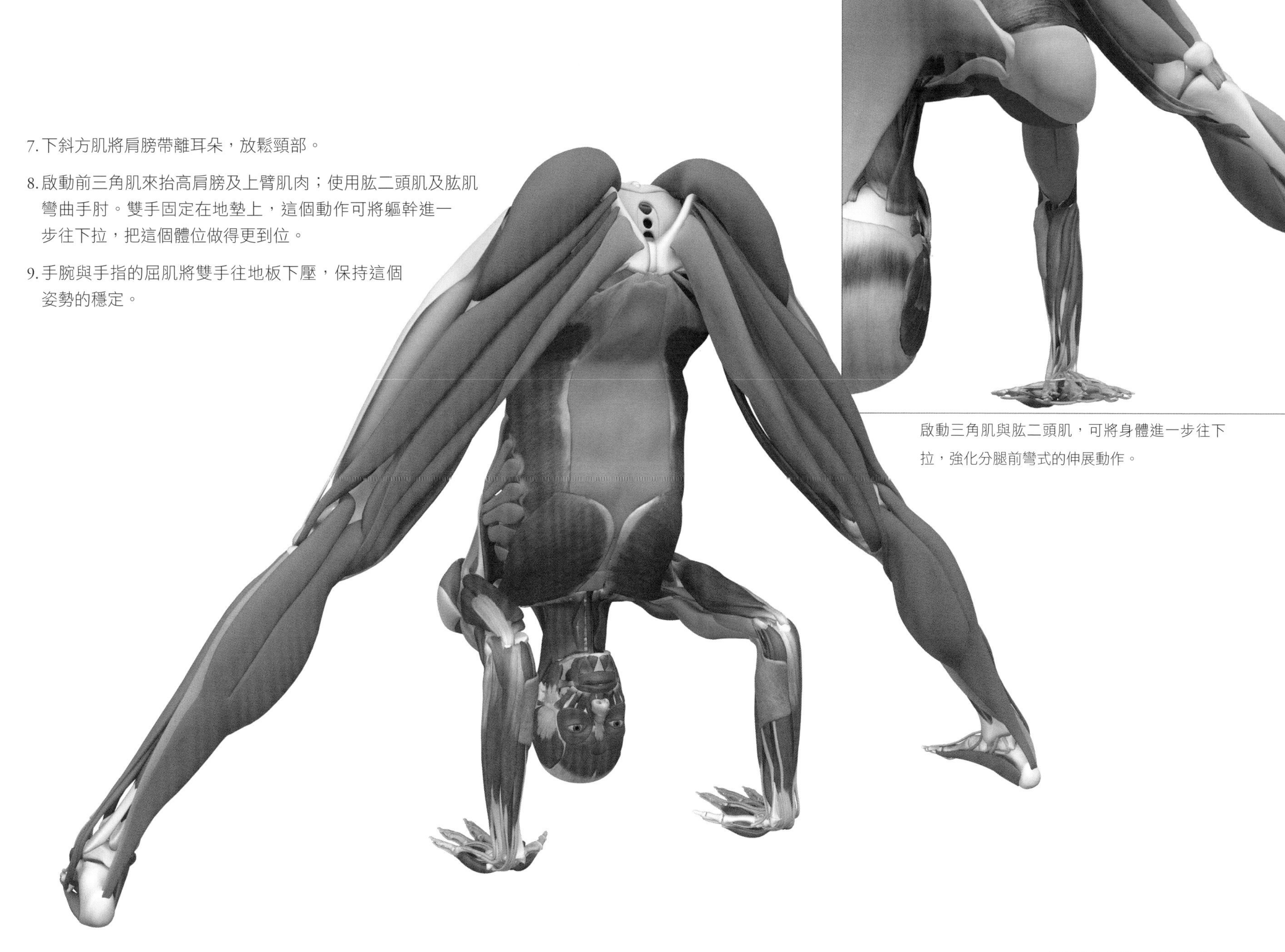

7. 下斜方肌將肩膀帶離耳朵，放鬆頸部。
8. 啟動前三角肌來抬高肩膀及上臂肌肉；使用肱二頭肌及肱肌彎曲手肘。雙手固定在地墊上，這個動作可將軀幹進一步往下拉，把這個體位做得更到位。
9. 手腕與手指的屈肌將雙手往地板下壓，保持這個姿勢的穩定。

啟動三角肌與肱二頭肌，可將身體進一步往下拉，強化分腿前彎式的伸展動作。

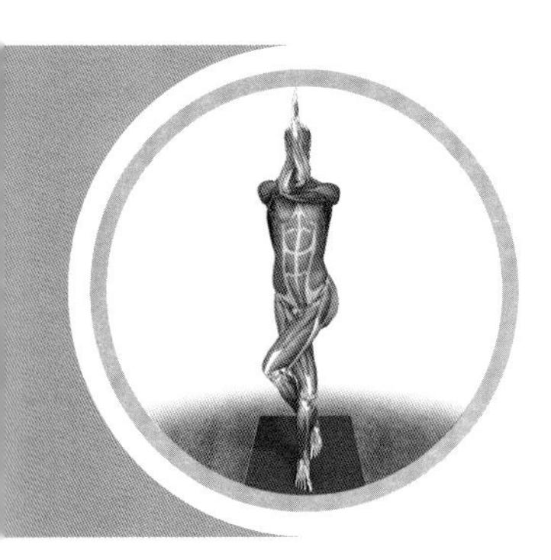

鷹式（Garudasana）

這個體位與單腿平衡有關，雙手與雙腿交纏的體位並不是我們大腦習慣的姿勢。正因如此，這個體位可以有效地訓練平衡感與協調感。

協同／活化

骨盆與雙腳

1. 站立腳的腓骨肌翻轉腳踝，將腳的內側往下壓來幫助身體平衡。
2. 上面交疊那隻腳的腓骨肌，翻轉腳踝形成一個勾子，環住站立腳的小腿部位。
3. 站立腳的腓腸肌／比目魚肌（位於小腿肚）彎曲站立腳的腳踝，使足部往下壓以穩定姿勢。
4. 使用內收肌群將雙腿交疊壓緊。
5. 闊筋膜張肌與臀中肌將股骨往內轉。
6. 腰肌屈曲髖關節。

軀幹

1. 豎脊肌與腰方肌一起抬升背部。
2. 腹直肌提供豎脊肌一個反作用力，可以穩定骨盆。

肩膀與手臂

1. 胸大肌將交叉於胸前的手臂與肩膀向內收緊。
2. 收縮上手臂的後三角肌，可以使上方手臂往下方手臂壓。在伸展的動作中收縮三角肌，是一種離心收縮。這個動作可以深化肩旋轉肌群的伸展。
3. 伸展下方手臂的後三角肌，同時啟動前三角肌將下方手臂的手肘往上擠壓，兩個手肘就可緊緊交疊在一起。
4. 前鋸肌往前帶動肩胛骨，伸展背部的斜方肌中束與菱形肌。

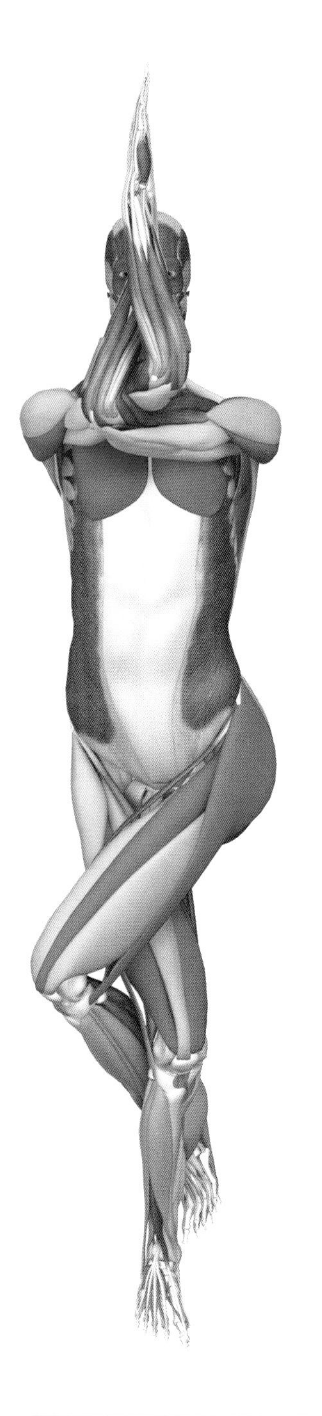

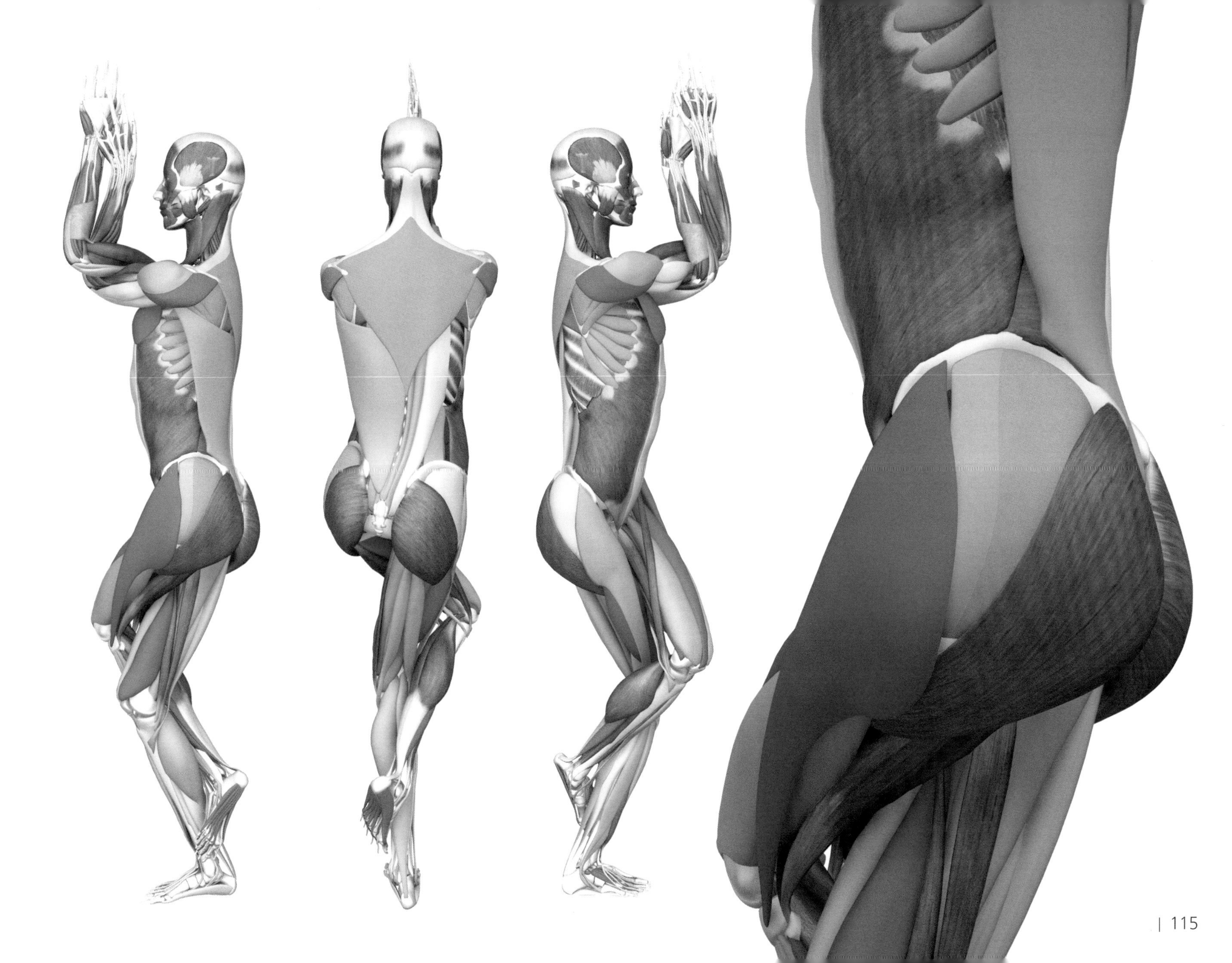

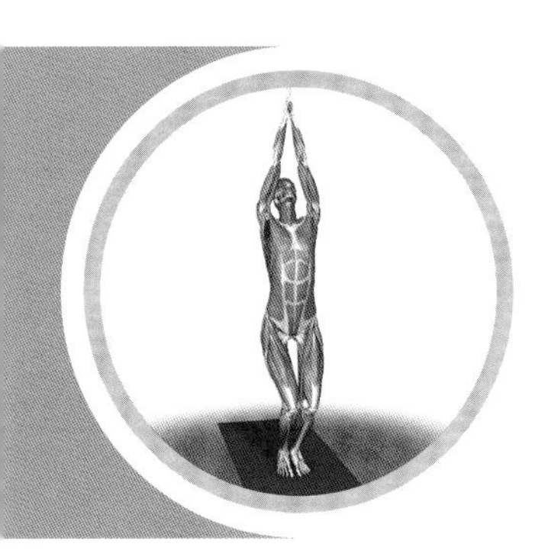

力量式（Utkatasana）

力量式是對稱的站姿體位，從基礎的山式自然進展而來。半蹲站姿可以視為跳躍的預備姿勢，意味著體內蘊藏著蓄勢待發的能量。力量式可以強化幾個核心肌群，包括屈曲骨盆的股四頭肌，以及下背部肌肉。

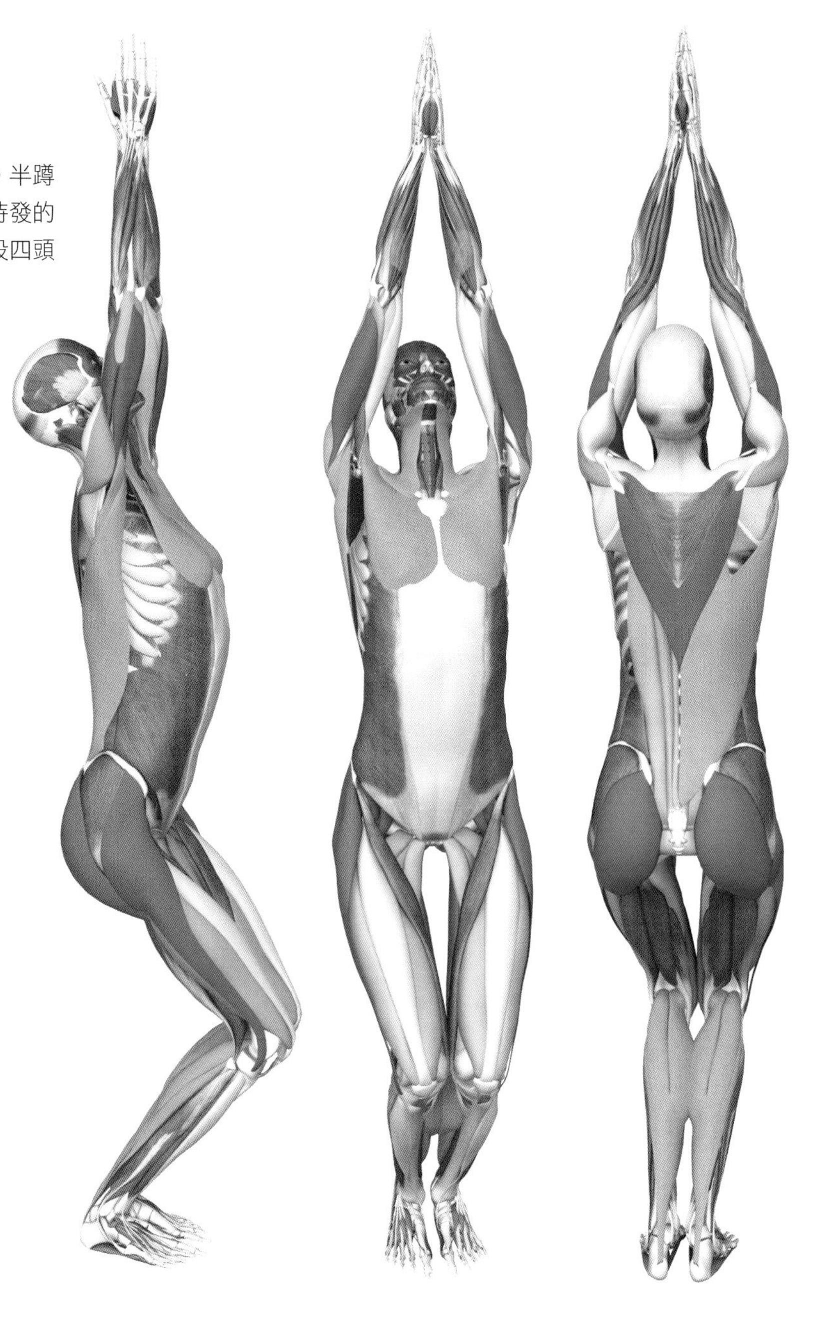

協同／活化

骨盆與雙腳

1. 髖部的屈肌包括腰肌、恥骨肌、股直肌與縫匠肌，這些肌群可以讓股骨保持在稍微彎曲的位置。臀大肌在這個動作中會產生反作用力。這是包括屈曲及伸展兩種動作的骨盆穩定體位。
2. 啟動股四頭肌，讓膝蓋保持在半彎曲狀態。
3. 內收肌群將兩腿的膝蓋靠在一起。
4. 脛前肌將足弓拉往脛骨方向。
5. 腓腸肌與比目魚肌做離心收縮，使腳掌可以穩穩站在地板上。

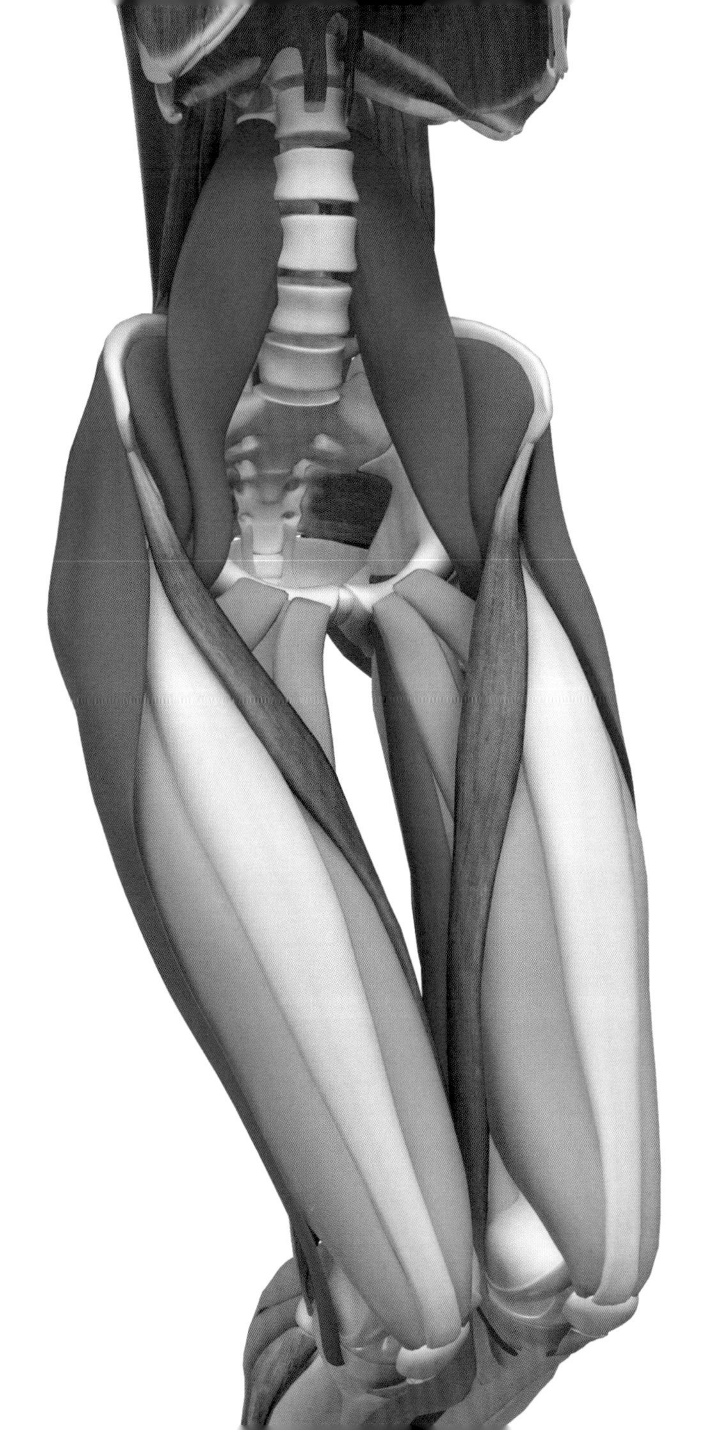

軀幹

1. 啟動腰方肌拱起下背部，這個動作的協同肌是豎脊肌。
2. 腰肌提供下背部肌肉一個抗衡力量，以保護腰椎。
3. 啟動連接肋骨與恥骨的腹直肌，將肋骨拴繫在骨盆上，避免肋骨向前凸起。

肩膀與手臂

1. 斜方肌中束與菱形肌將肩胛骨往背後中線拉，擴展胸廓。
2. 下斜方肌將肩膀拉離頸部，讓頸脊可以自由伸展。
3. 棘下肌向外轉動肩膀。
4. 啟動前三角肌將手臂高舉過頭。
5. 肱三頭肌伸展手肘。

4 開髖體位

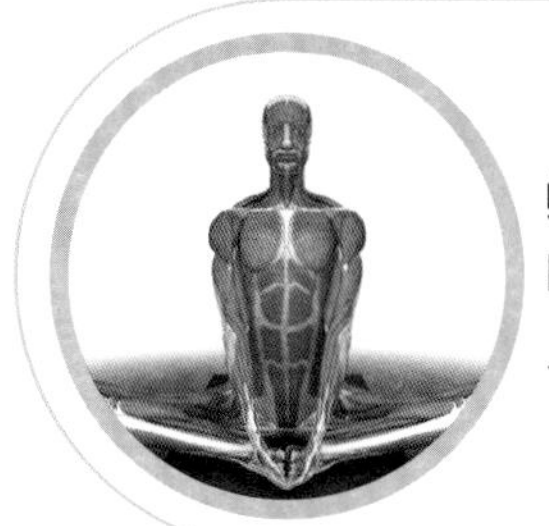

蝴蝶式
Baddha Konasana
見120頁

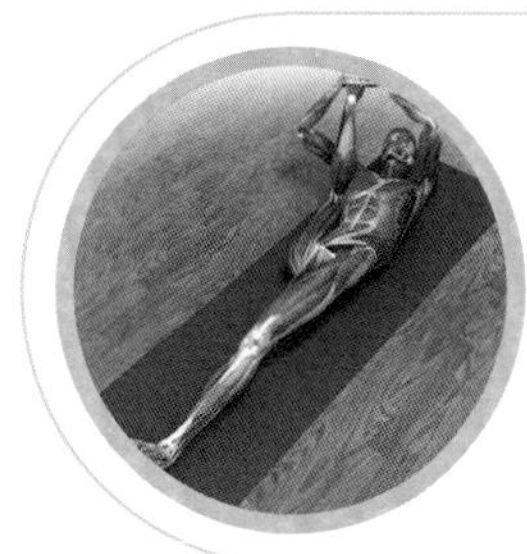

平躺提腿式「曲膝版」
Supta Padangusthasana
（Bent Knee Version）
見122頁

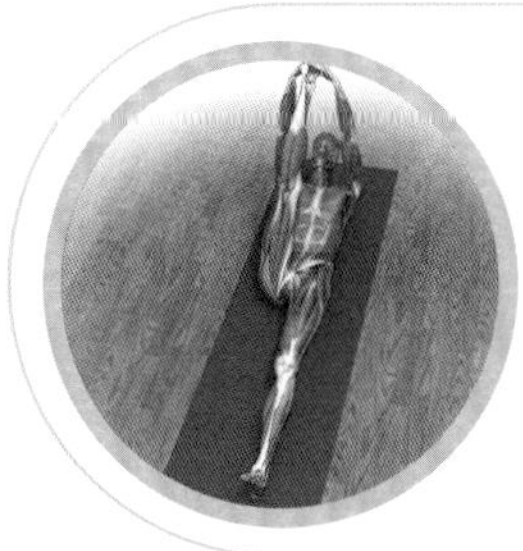

平躺提腿式第一式
Supta
Padangusthasana A
見124頁

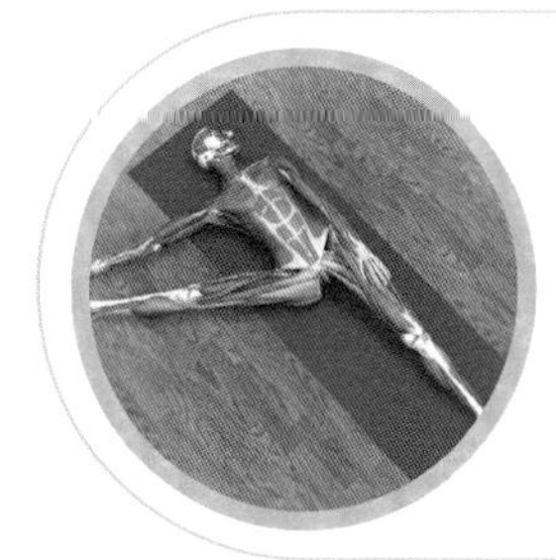

平躺提腿式第二式
Supta
Padangusthasana B
見126頁

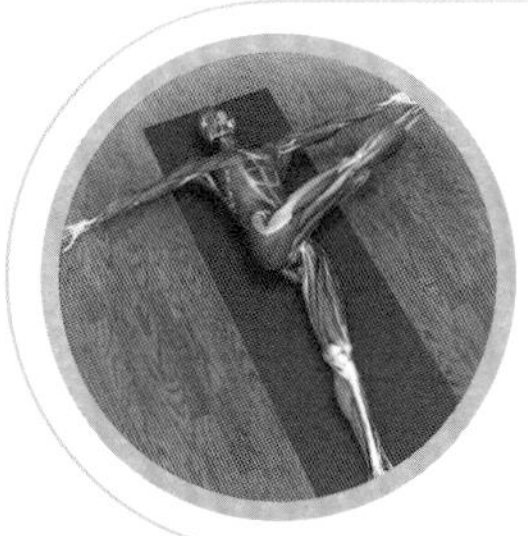

平躺提腿式「反轉版」
Supta Padangusthasana
（Revolving Variation）
見128頁

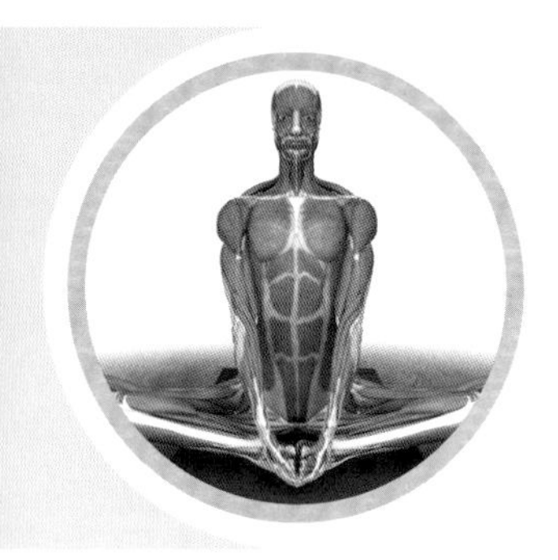

蝴蝶式（Baddha Konasana）

在這個體位中，透過雙手抓住腳部的這個動作來連結下肢骨骼。髖關節屈曲外轉、曲膝，再往兩旁伸展，這樣的動作可以伸展大腿內側的內收肌群。上臂、肩膀與背部形成一道鎖鏈，連結雙手與雙腳。這些構造協調運作可以強化這道「連結」，深化此一體位。

協同／活化

1. 使用上臂前方及內側的肱二頭肌與肱肌來彎曲手肘，向上拉提雙腳，以打開骨盆部位。
2. 橫跨背部的斜方肌下側與中間部位，連同菱形肌（連結肩胛骨與脊椎的肌肉）一起將肩膀往後下方拉動，以擴展胸廓。
3. 豎脊肌（沿著脊椎兩側分布）及腰方肌（連接骨盆腔後部及脊椎的肌肉）一起作用，讓背部挺直。這個力量會轉移到肩膀及手臂，然後再連結到雙腳。
4. 縫匠肌、闊筋膜張肌、臀中肌與臀大肌一起作用，往外轉動髖關節，並延展大腿內側的內收肌群。
5. 使用膕旁肌來彎曲膝蓋，拉長大腿前方的股四頭肌。髖關節的深層肌群——外旋肌群，則往外轉動大腿。

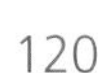

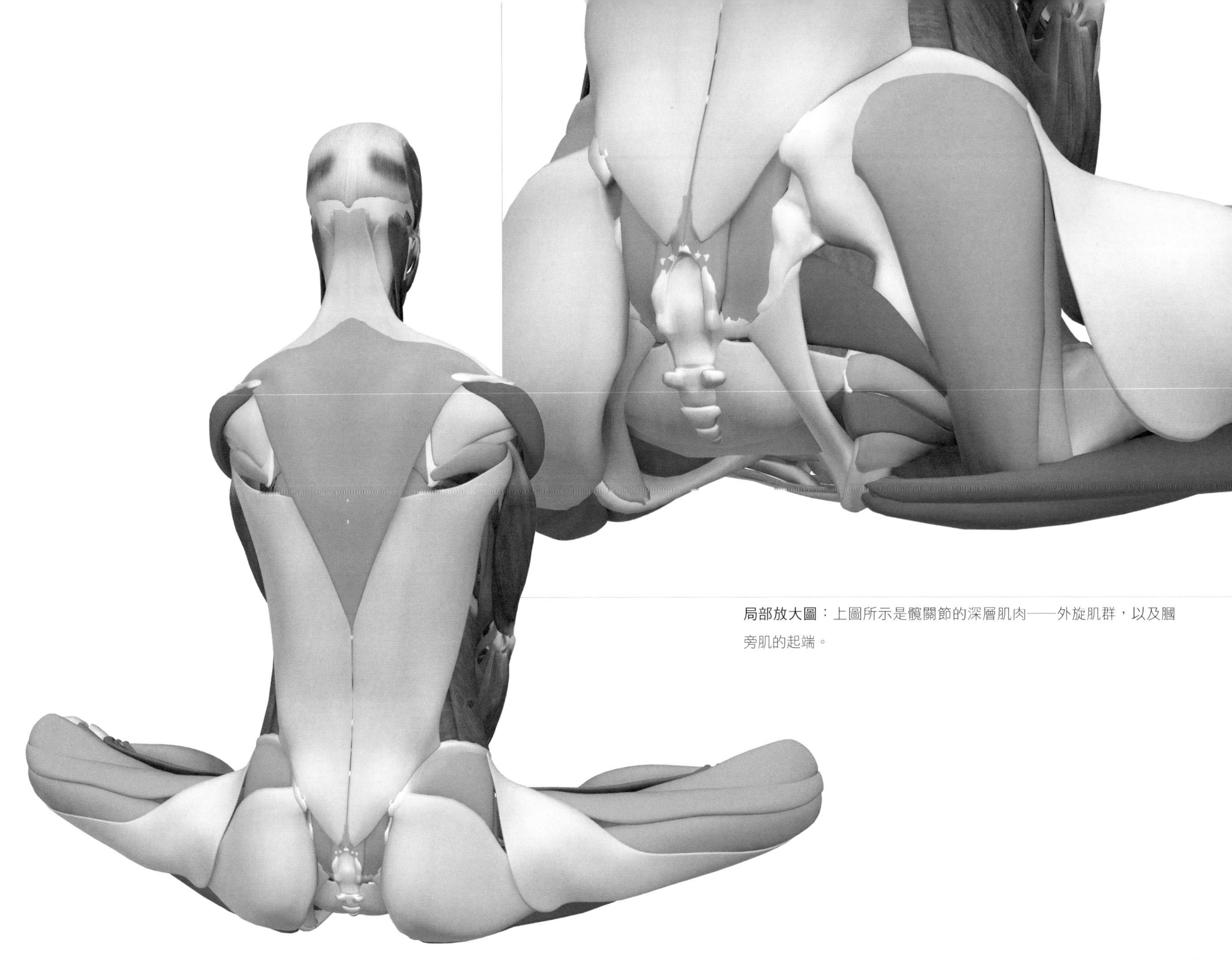

局部放大圖：上圖所示是髖關節的深層肌肉——外旋肌群，以及膕旁肌的起端。

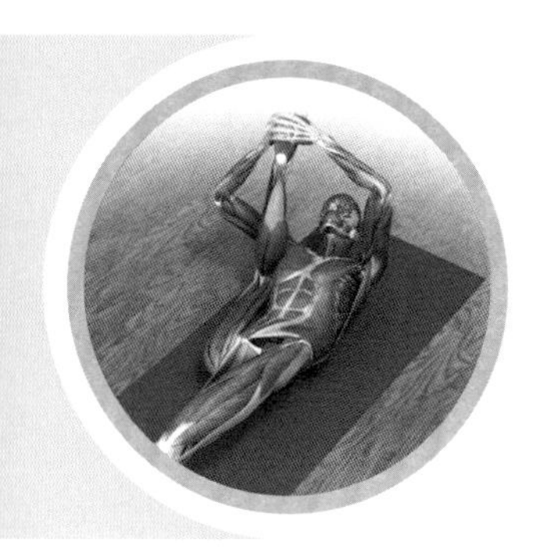

平躺提腿式「曲膝版」（Supta Padangusthasana）

這個版本的平躺提腿式，要彎曲上舉那隻腳的膝蓋。這個動作的重點，是伸展大腿後面的臀大肌與膕旁肌。用雙手抓住單腳，使用上臂、肩膀及背部的力量將腳往下拉，就是這個體位最主要的伸展動作。

協同／活化

上舉腳

1. 啟動腰肌（位於大腿根部）與恥骨肌（連結大腿骨和恥骨），事實上，當髖關節完全彎曲時，這兩束肌肉是使不出什麼力氣的。這樣做，其實是用來調整髖關節，幫助身體能開始伸展。
2. 使用肱二頭肌、胸大肌及肩膀後面的後三角肌，將腳往胸部方向拉。
3. 使用脊椎兩側的豎脊肌來拱起背部，強化伸展的體位。

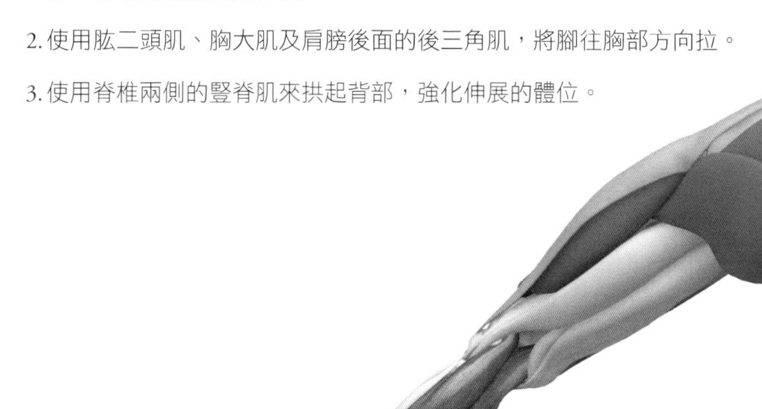

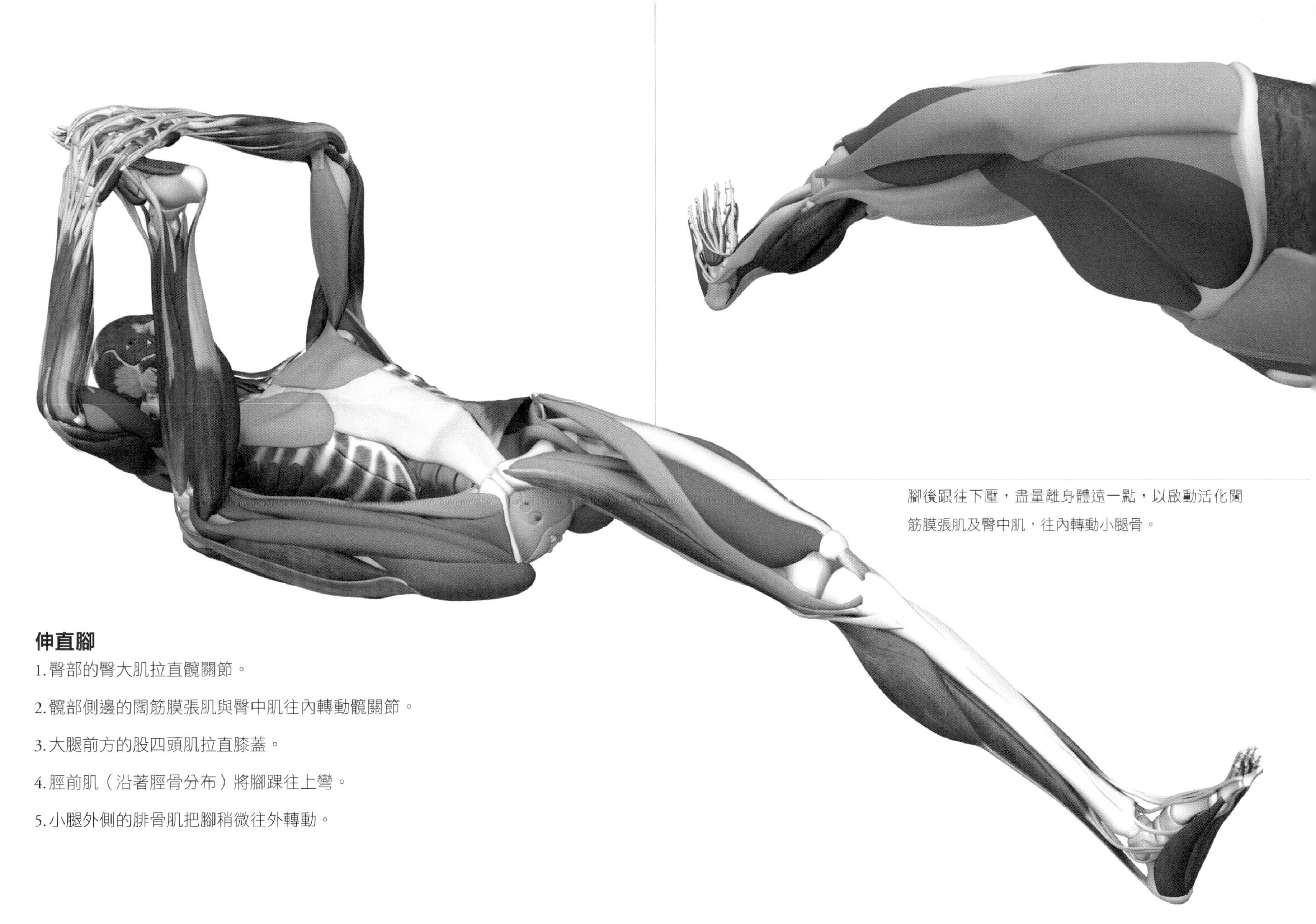

腳後跟往下壓，盡量離身體遠一點，以啟動活化闊筋膜張肌及臀中肌，往內轉動小腿骨。

伸直腳

1. 臀部的臀大肌拉直髖關節。
2. 髖部側邊的闊筋膜張肌與臀中肌往內轉動髖關節。
3. 大腿前方的股四頭肌拉直膝蓋。
4. 脛前肌（沿著脛骨分布）將腳踝往上彎。
5. 小腿外側的腓骨肌把腳稍微往外轉動。

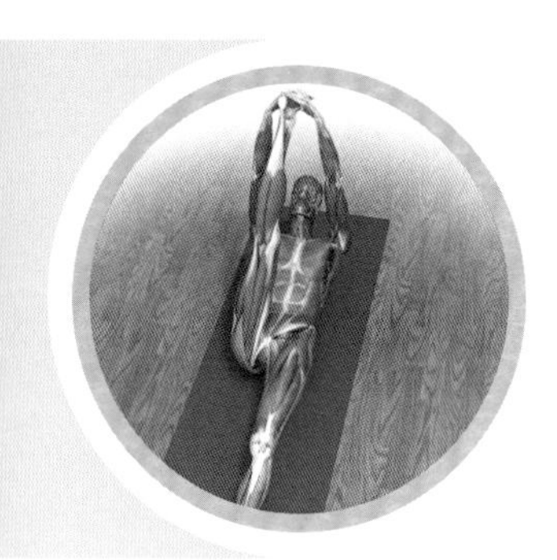

平躺提腿式第一式
（Supta Padangusthasana A）

這個版本的平躺提腿式要後仰伸展髖關節，作用與站姿體位的側三角背後合掌式（Parsvottanasana）一樣。這個體位可以大幅伸展臀大肌及大腿後下方的膕旁肌，也可以用異於平常的方式來活動另一隻腳的外旋肌群與內收肌群（即放在地板上的那隻腳）。

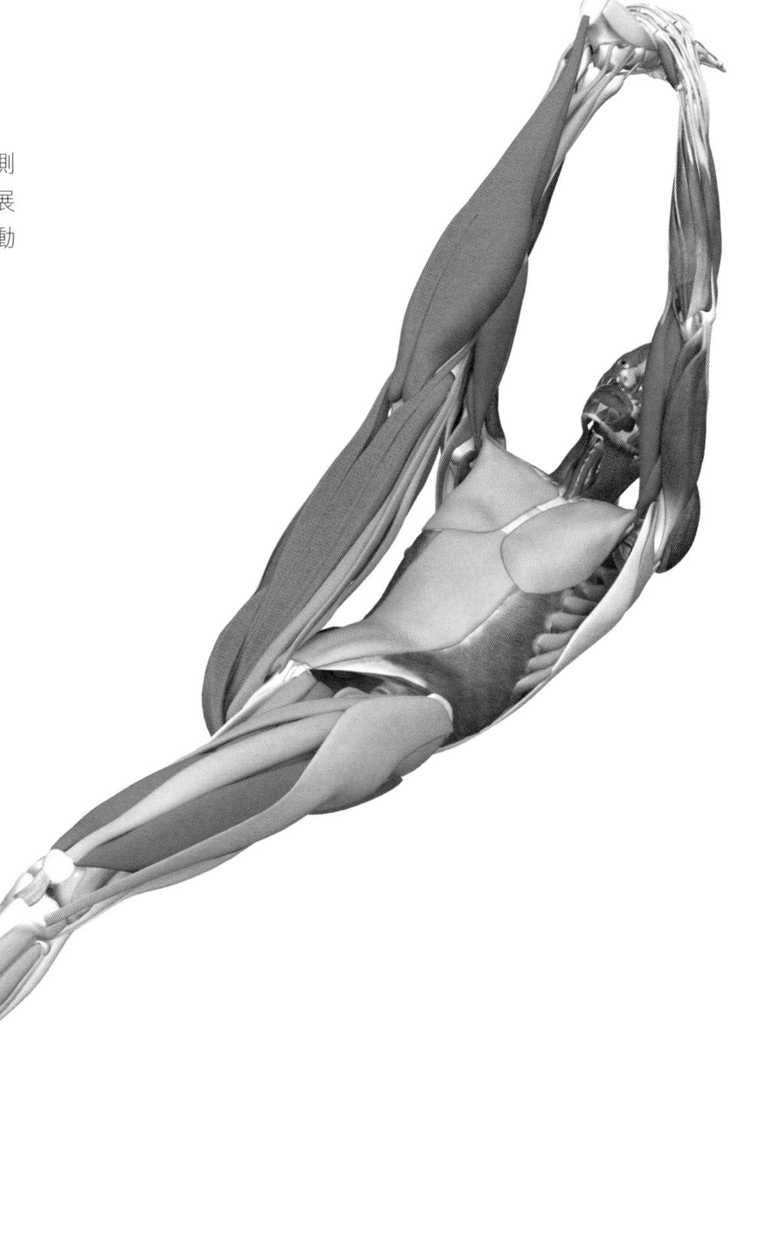

協同／活化

上舉腳

1. 使用腰肌（在大腿前側的根部）與恥骨肌（連結腿骨和恥骨的肌肉）來屈曲髖部，伸展臀大肌與大腿後方的膕旁肌。
2. 股四頭肌拉直膝蓋，伸展後方的膕旁肌。

伸直腳

1. 臀大肌與臀中肌（部分被包覆在臀部下）拉直髖關節。
2. 髖部外側的闊筋膜張肌及臀中肌向內轉動髖關節。

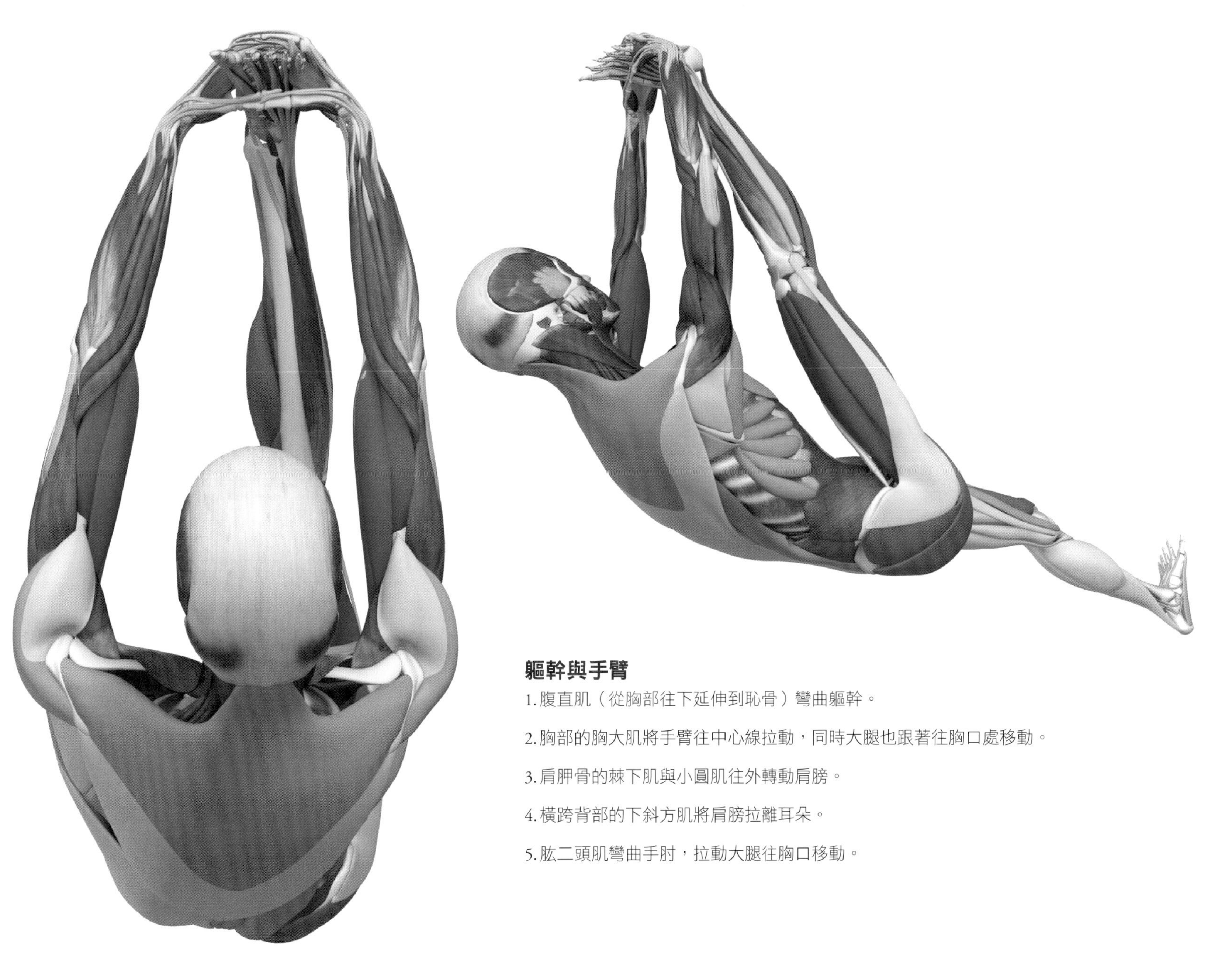

軀幹與手臂

1. 腹直肌（從胸部往下延伸到恥骨）彎曲軀幹。

2. 胸部的胸大肌將手臂往中心線拉動，同時大腿也跟著往胸口處移動。

3. 肩胛骨的棘下肌與小圓肌往外轉動肩膀。

4. 橫跨背部的下斜方肌將肩膀拉離耳朵。

5. 肱二頭肌彎曲手肘，拉動大腿往胸口移動。

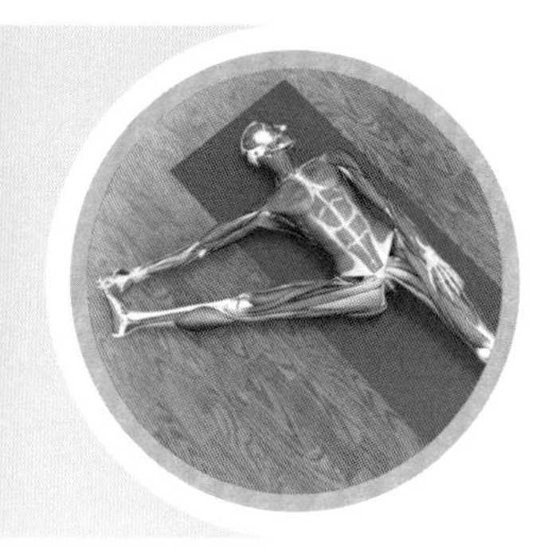

平躺提腿式第二式
（Supta Padangusthasana B）

這個版本的平躺提腿式要將抬起的那隻腳向外側拉動，加強伸展膕旁肌。這個姿勢與站姿體位的「三角式」（Trikonasana）類似。

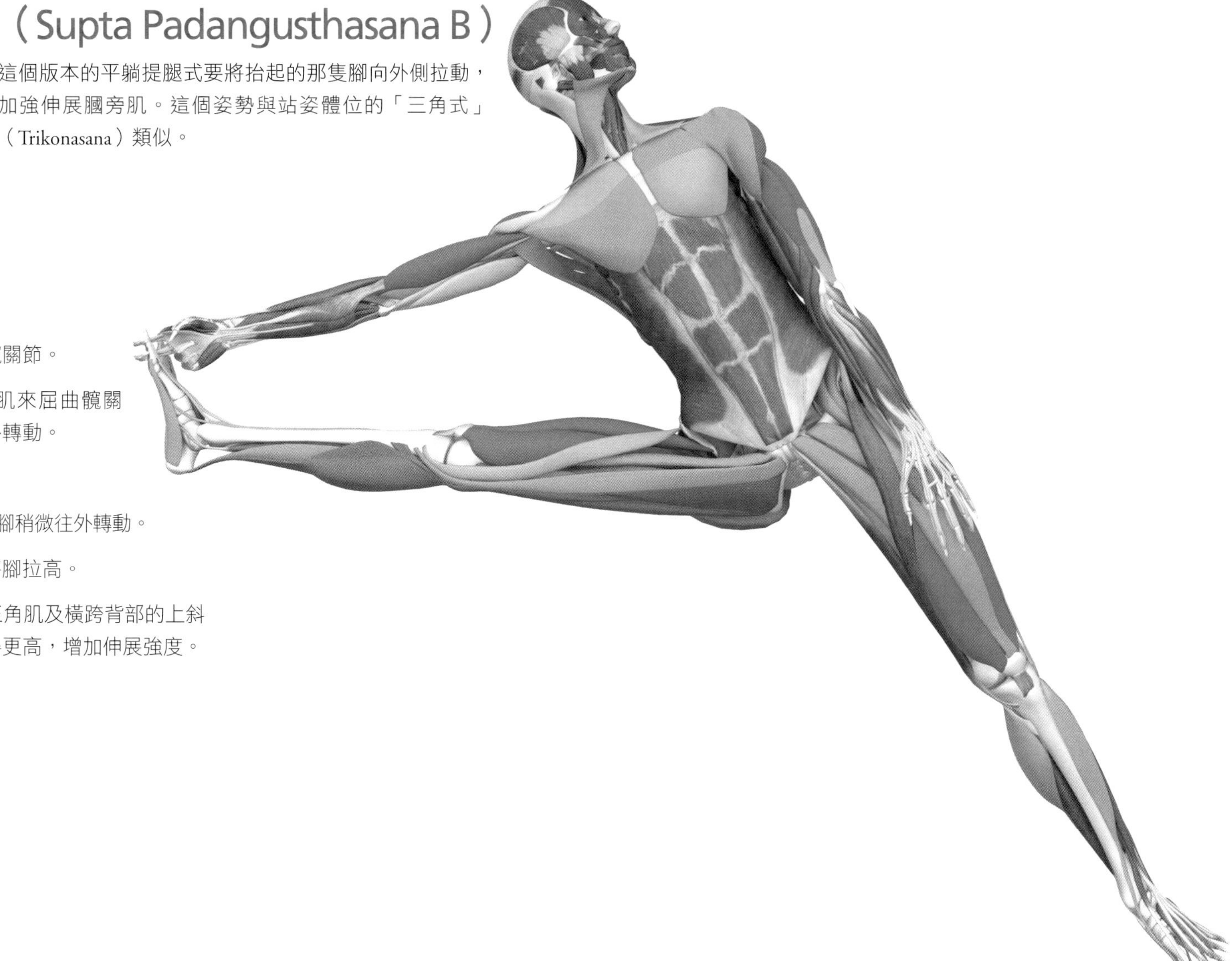

協同／活化

上舉腳

1. 腰肌與恥骨肌一起屈曲髖關節。
2. 使用斜走於大腿的縫匠肌來屈曲髖關節，拉離身體中線並向外轉動。
3. 股四頭肌拉直膝蓋。
4. 腓骨肌（在小腿外側）將腳稍微往外轉動。
5. 脛前肌（在脛骨外側）將腳拉高。
6. 肱二頭肌、覆蓋肩膀的三角肌及橫跨背部的上斜方肌一起作用，將腳拉得更高，增加伸展強度。

伸直腳

1. 臀大肌伸展髖關節及大腿，將腳後跟往地板方向下壓。
2. 臀中肌及闊筋膜張肌（位於髖部外側）向內轉動髖關節。
3. 大腿前方的股四頭肌拉直膝蓋。
4. 脛骨外側的脛前肌將腳向上彎。
5. 腓骨肌（沿著小腿側分布）將腳踝稍微往外轉。
6. 肱三頭肌、後三角肌（在上臂與肩膀後方）及胸大肌的下面部位一起作用，將手往大腿方向下壓。

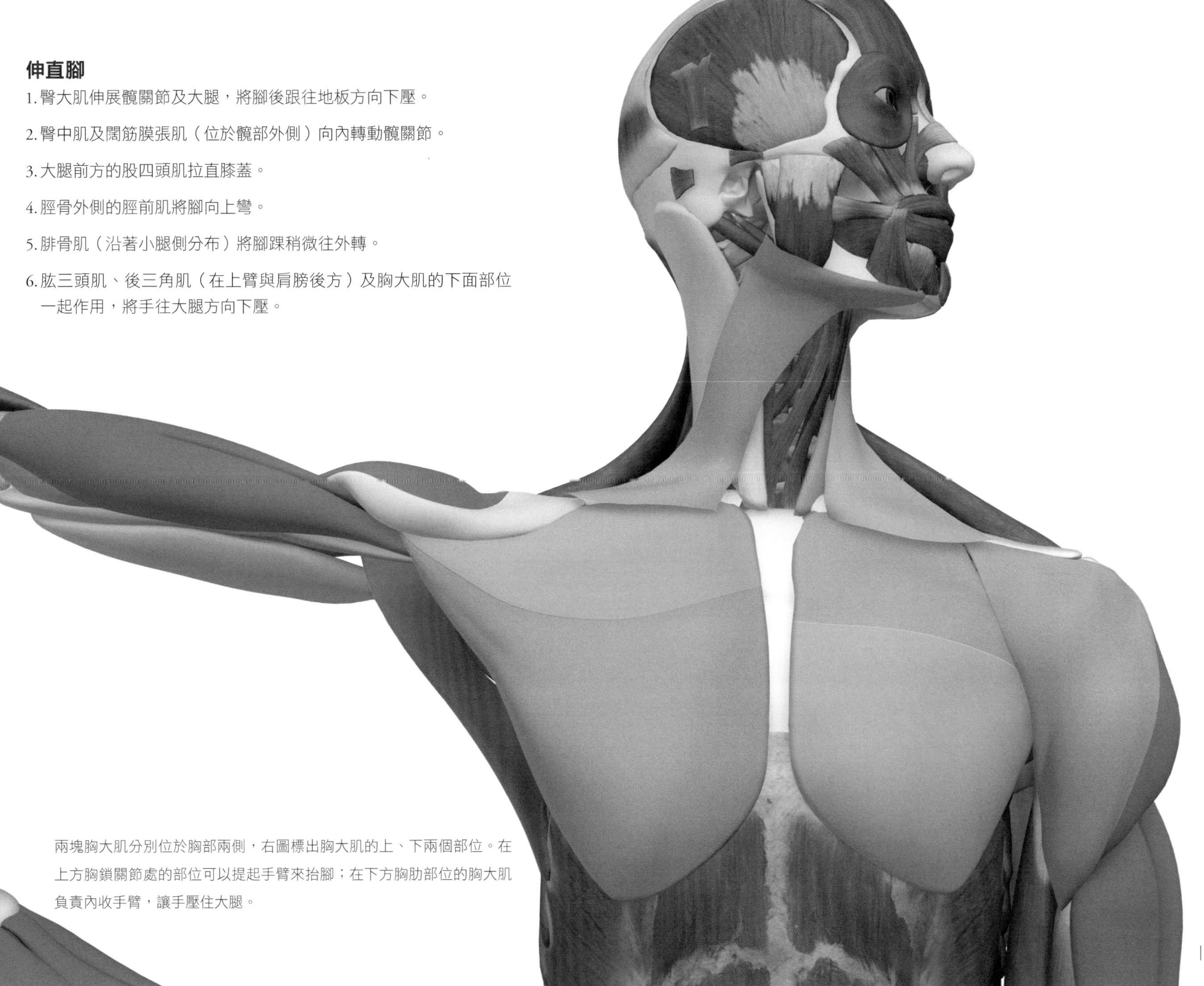

兩塊胸大肌分別位於胸部兩側，右圖標出胸大肌的上、下兩個部位。在上方胸鎖關節處的部位可以提起手臂來抬腳；在下方胸肋部位的胸大肌負責內收手臂，讓手壓住大腿。

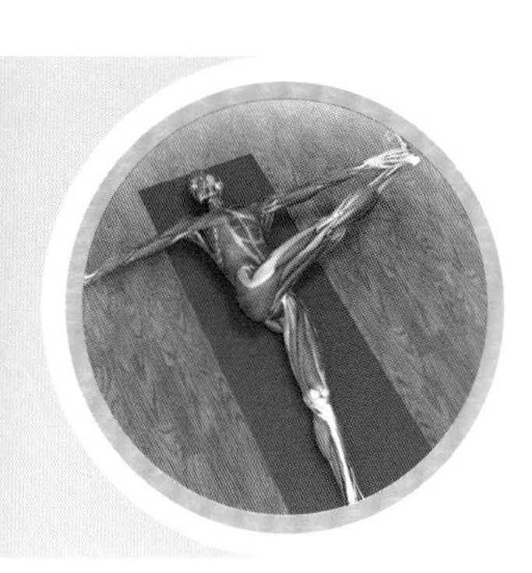

平躺提腿式「反轉版」（Supta Padangusthasana）

這是平躺提腿式的變化版，與反轉三角式（Parivrtta Trikonasana）作用相同。這個體位可以影響到許多相同的肌群，兼具伸展髖關節及扭轉髖關節的效果。

協同／活化

1. 使用腰肌（大腿前側上方）、恥骨肌（連結腿骨與恥骨的肌肉）及股直肌（在大腿前面）來屈曲上部髖關節。
2. 內收長肌與內收短肌（在大腿內側）將大腿骨拉往身體中線。
3. 闊筋膜張肌（在髖關節外側）及臀中肌的前肌纖維一起作用，往內轉動大腿骨。
4. 股四頭肌拉直膝蓋。

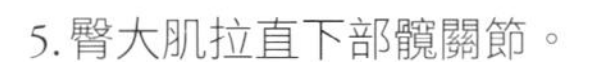

5. 臀大肌拉直下部髖關節。
6. 大腿內側的內收大肌拉直下部髖關節，把大腿骨拉近身體。
7. 臀中肌與闊筋膜張肌（在髖關節外側）一起作用，將下面那隻腳的大腿骨向內轉動，以緩衝臀大肌向外轉的效應。

8. 後三角肌與側三角肌一起作用，將地板上伸直的手臂往下壓。

9. 中斜方肌及菱形肌將肩胛骨拉往脊椎，以擴展胸廓。

10. 肱三頭肌拉直手肘。

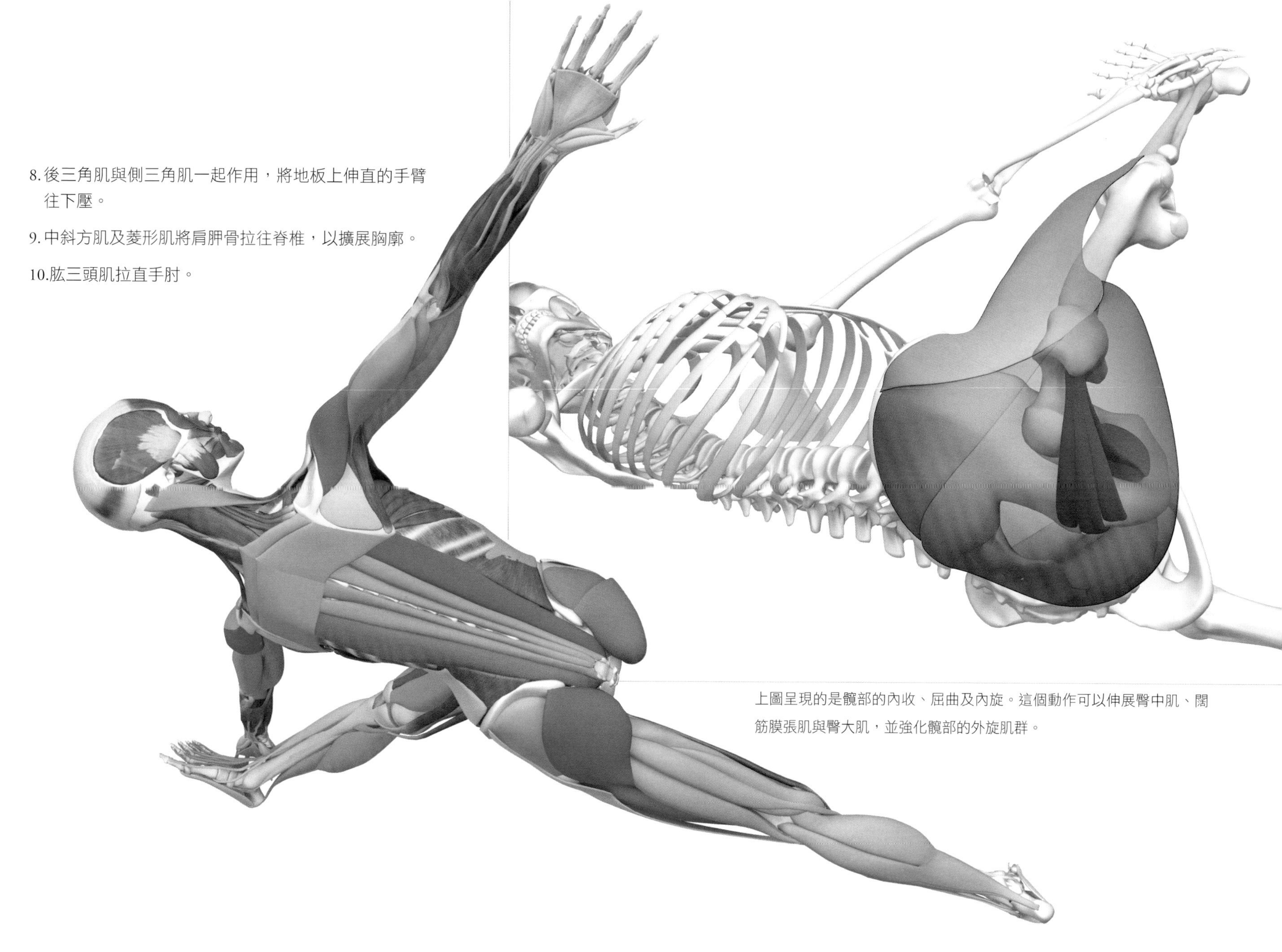

上圖呈現的是髖部的內收、屈曲及內旋。這個動作可以伸展臀中肌、闊筋膜張肌與臀大肌，並強化髖部的外旋肌群。

5 前彎體位

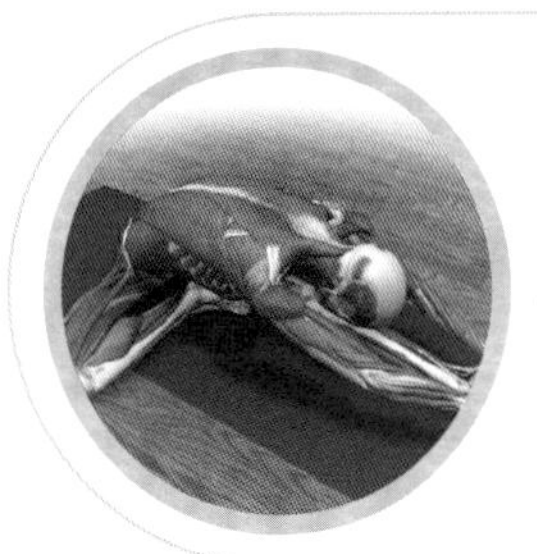

單腿伸展頭觸膝式
Janu Sirsasana
見132頁

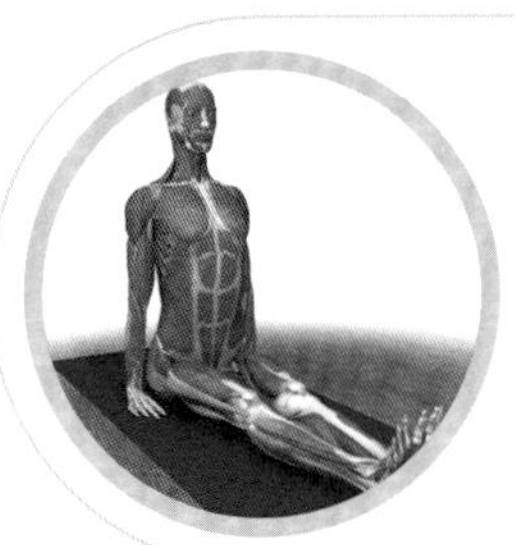

棒式
Dandasana
見134頁

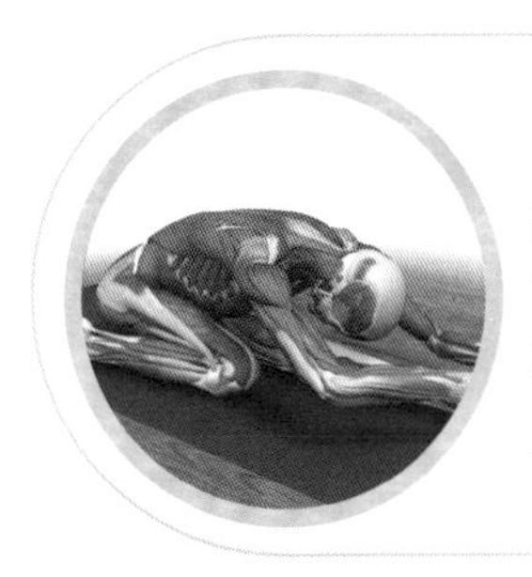

坐姿單腳外翻前彎式
Trianga Mukhaikapada Paschimottanasana
見136頁

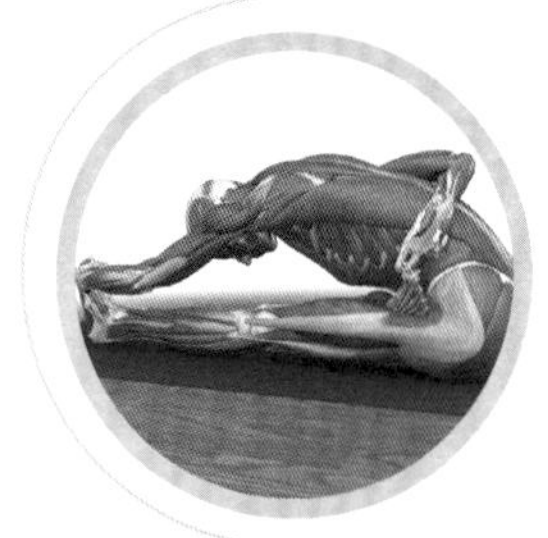

半蓮花前彎式
Ardha Baddha Padma Paschimottanasana
見138頁

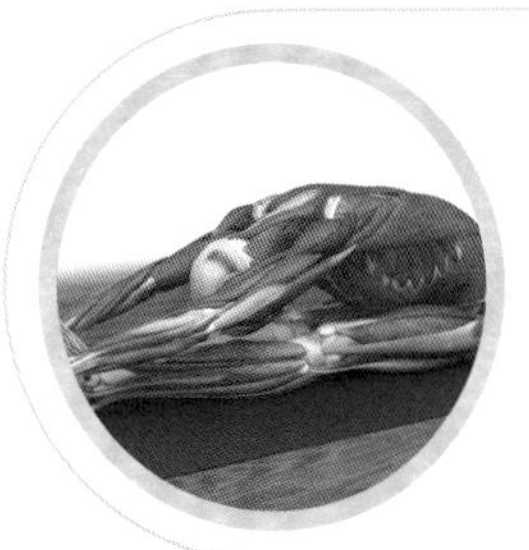

坐姿前彎式
Paschimottanasana
見140頁

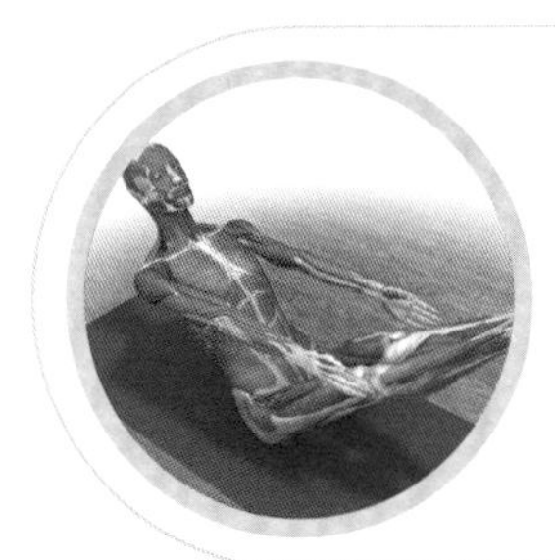

船式
Navasana
見142頁

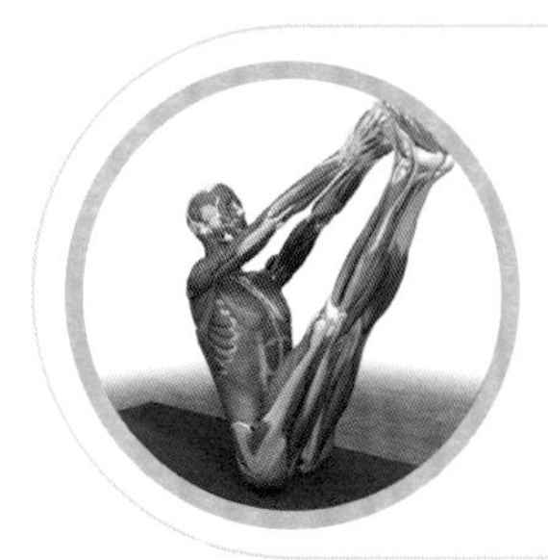

手抓腳趾伸展式
Udhaya
Padangusthasana
見144頁

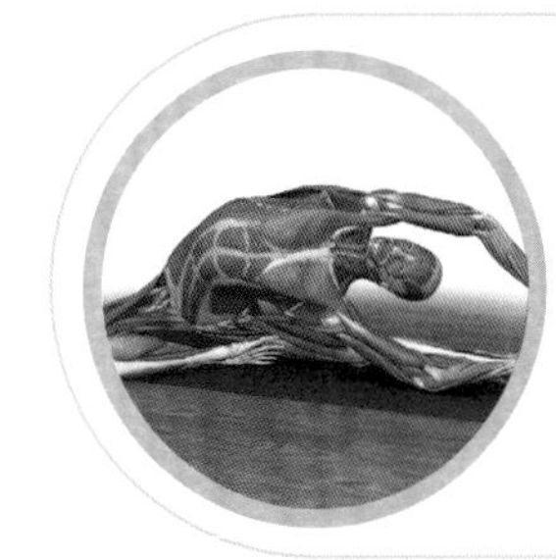

頭碰膝扭轉前曲
伸展式
Parivrtta Janu Sirsasana
見146頁

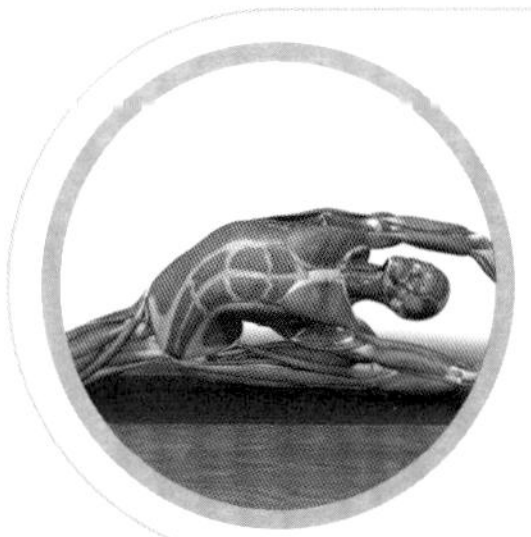

門閂式
Parighasana
見148頁

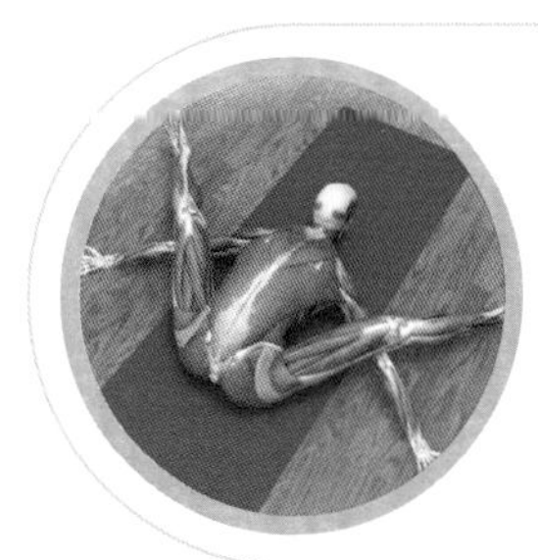

龜式
Kurmasana
見150頁

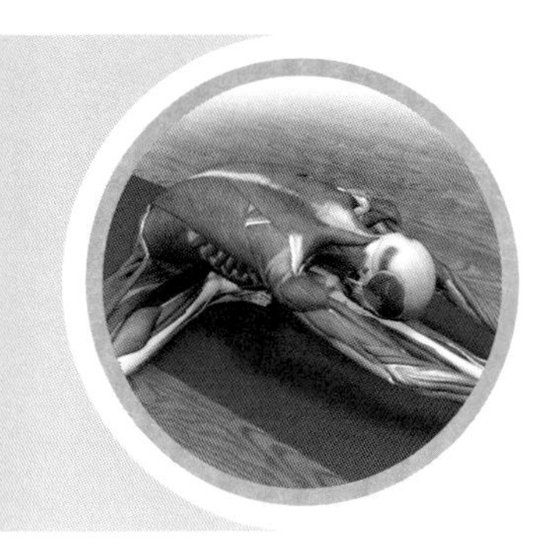

單腿伸展頭觸膝式（Janu Sirsasana）

這是屬於側邊前彎的體位。跨欄比賽的選手在熱身時也是會做同樣的伸展動作，可讓伸直那隻腳的膕旁肌受到強烈伸展。就像其他連結上下肢的體位，「單腿伸展頭觸膝式」也會影響到下背部與肩膀。將注意力放在彎曲的那隻腳上，可以微調這個體位。

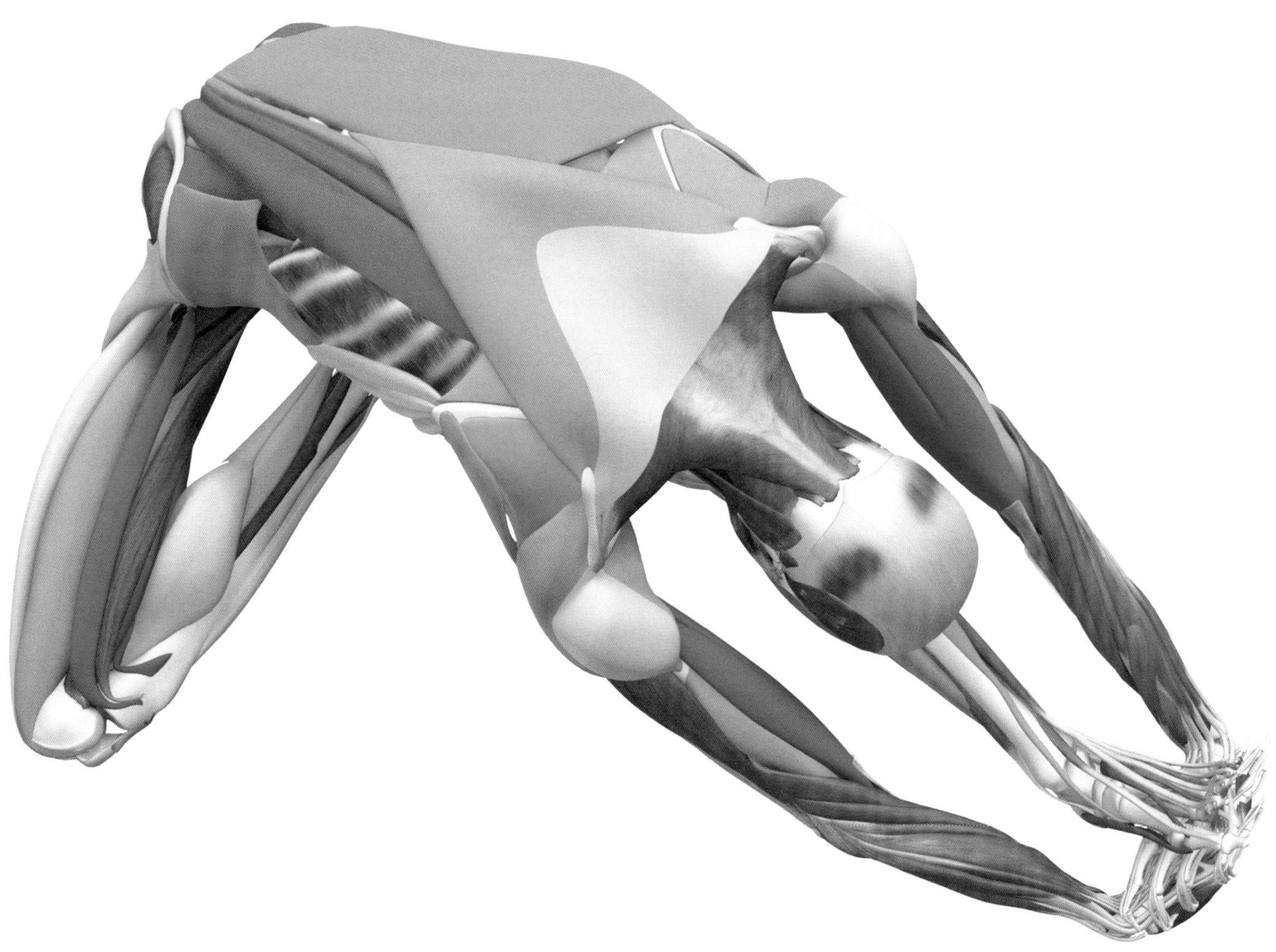

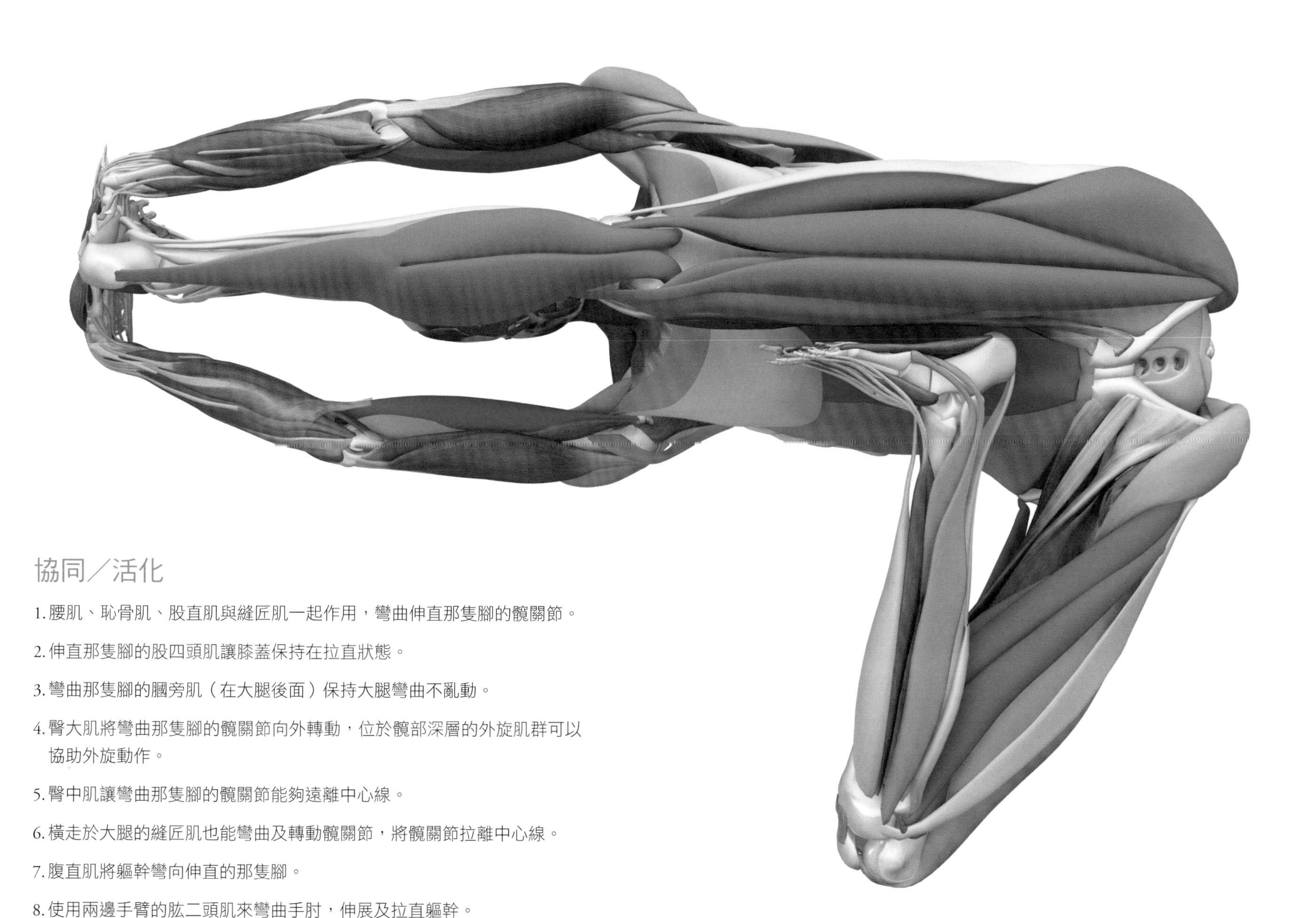

協同／活化

1. 腰肌、恥骨肌、股直肌與縫匠肌一起作用，彎曲伸直那隻腳的髖關節。
2. 伸直那隻腳的股四頭肌讓膝蓋保持在拉直狀態。
3. 彎曲那隻腳的膕旁肌（在大腿後面）保持大腿彎曲不亂動。
4. 臀大肌將彎曲那隻腳的髖關節向外轉動，位於髖部深層的外旋肌群可以協助外旋動作。
5. 臀中肌讓彎曲那隻腳的髖關節能夠遠離中心線。
6. 橫走於大腿的縫匠肌也能彎曲及轉動髖關節，將髖關節拉離中心線。
7. 腹直肌將軀幹彎向伸直的那隻腳。
8. 使用兩邊手臂的肱二頭肌來彎曲手肘，伸展及拉直軀幹。

棒式（Dandasana）

在進行各種仰臥或俯臥的地板姿勢時，都需要回復到「棒式」這樣的基本體位。這就好比我們透過山式（Tadasana），來重新校正各種站姿體位一樣。「棒式」的作用有如「晴雨表」，可用來衡量我們每個人在學瑜伽過程中的轉變。就像鱷魚式（Chaturanga Dandasana）一樣，我們也可以單純練習棒式來強化挺背及打直膝蓋要用到的肌肉群，以及控制髖關節屈曲的肌肉群。

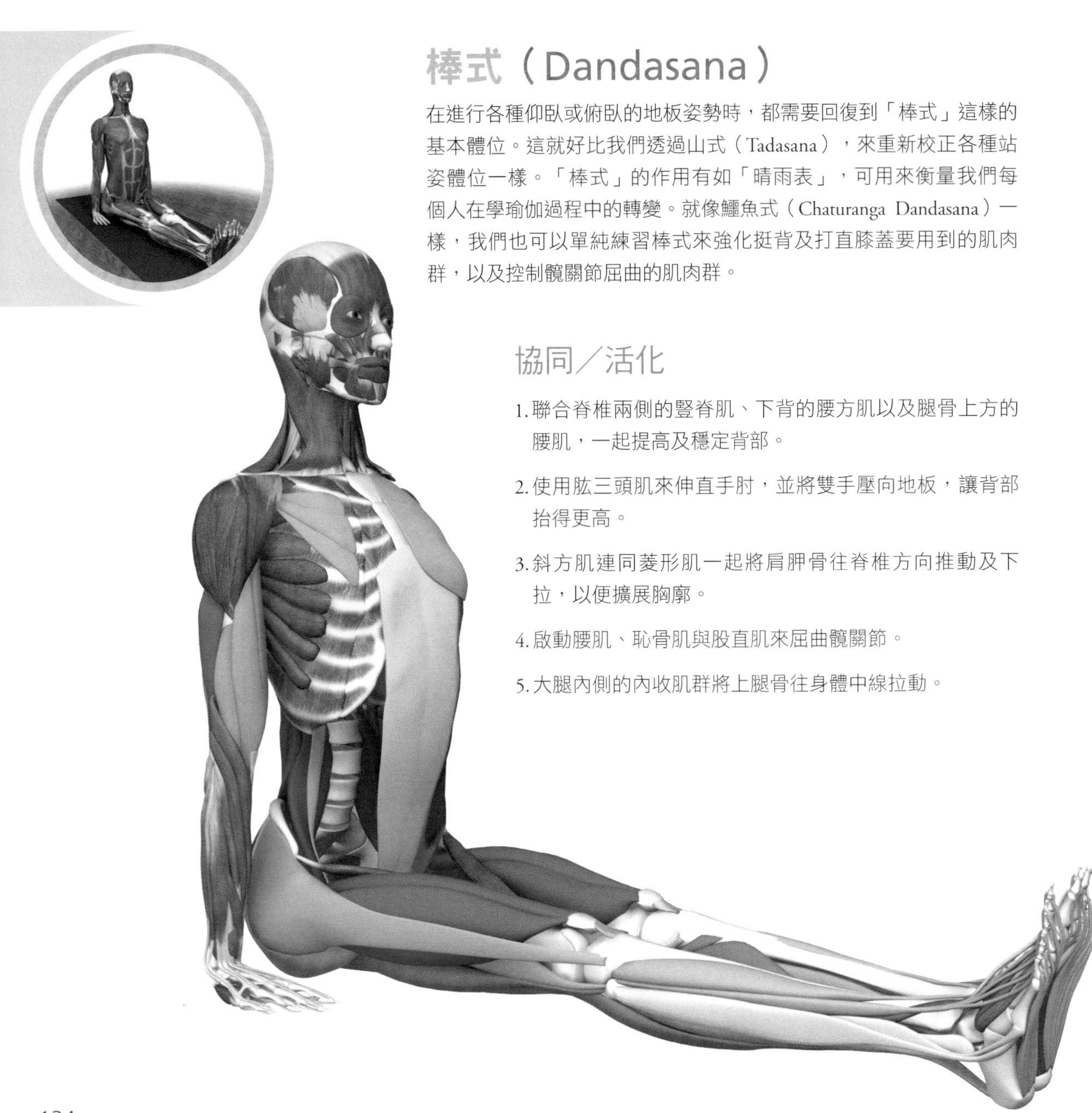

協同／活化

1. 聯合脊椎兩側的豎脊肌、下背的腰方肌以及腿骨上方的腰肌，一起提高及穩定背部。
2. 使用肱三頭肌來伸直手肘，並將雙手壓向地板，讓背部抬得更高。
3. 斜方肌連同菱形肌一起將肩胛骨往脊椎方向推動及下拉，以便擴展胸廓。
4. 啟動腰肌、恥骨肌與股直肌來屈曲髖關節。
5. 大腿內側的內收肌群將上腿骨往身體中線拉動。

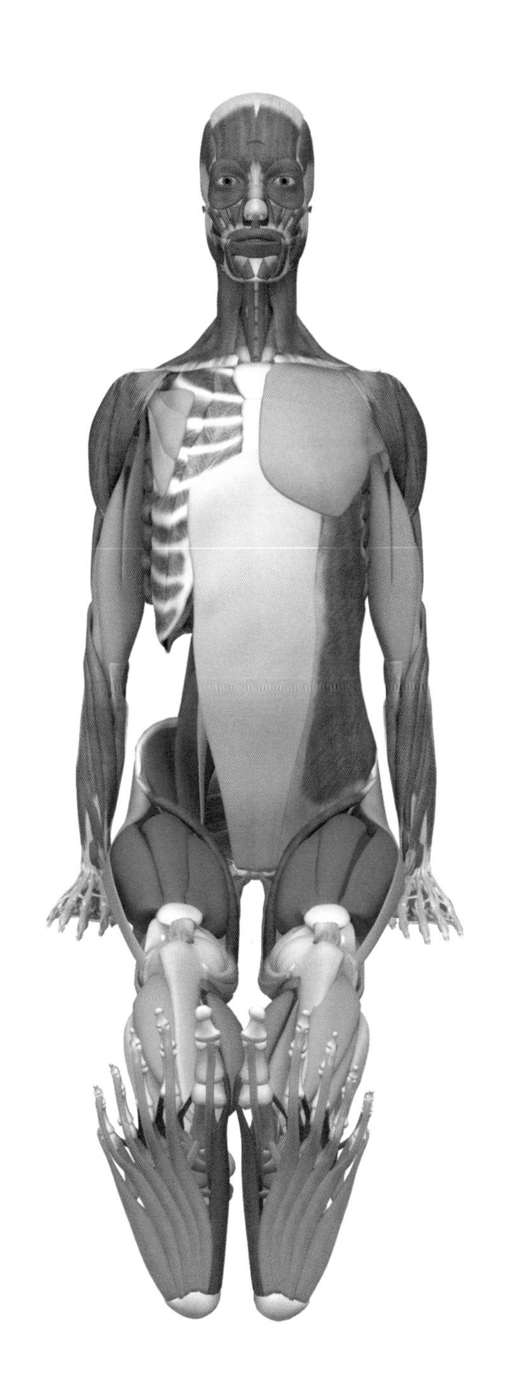

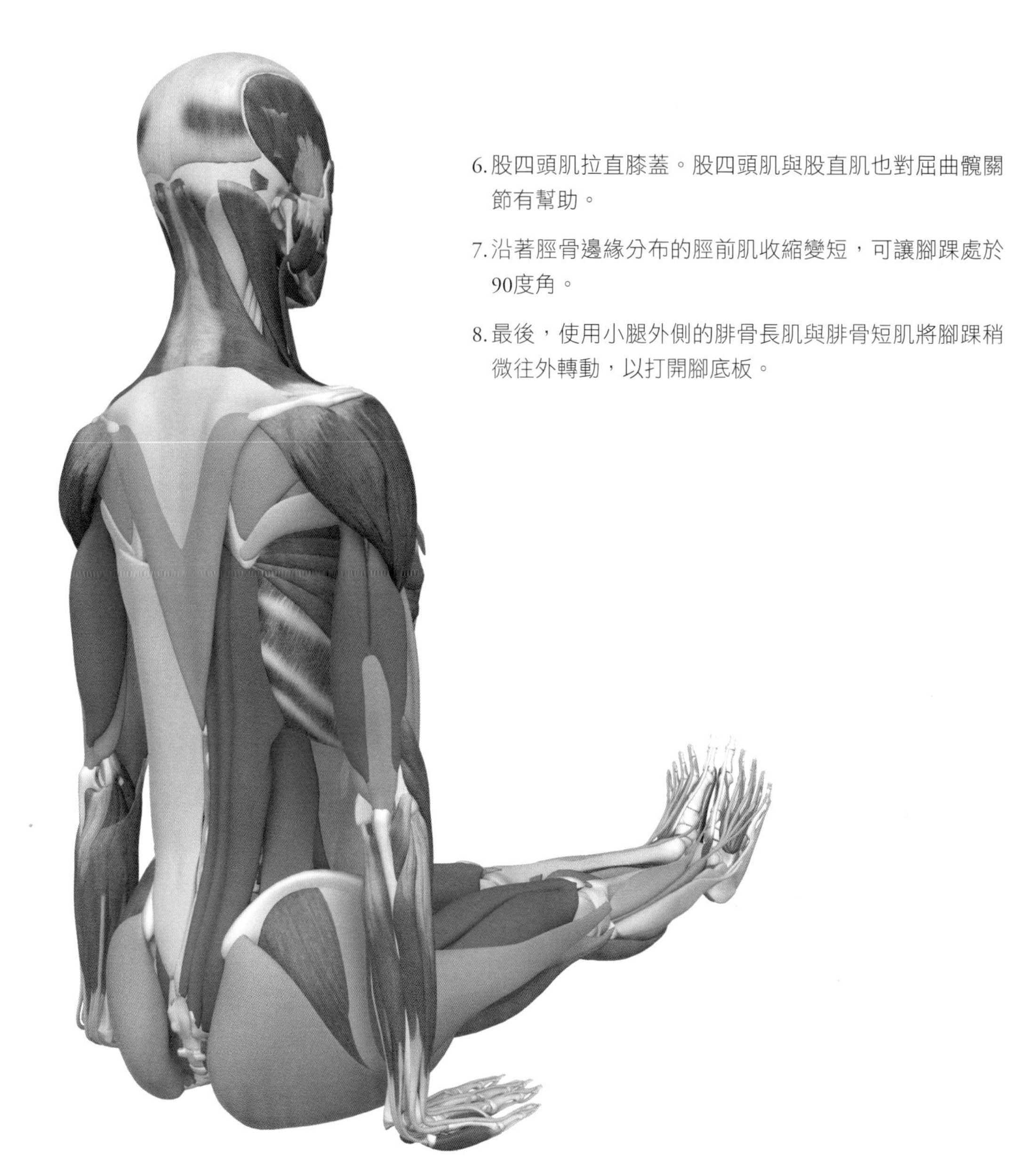

6. 股四頭肌拉直膝蓋。股四頭肌與股直肌也對屈曲髖關節有幫助。
7. 沿著脛骨邊緣分布的脛前肌收縮變短，可讓腳踝處於90度角。
8. 最後，使用小腿外側的腓骨長肌與腓骨短肌將腳踝稍微往外轉動，以打開腳底板。

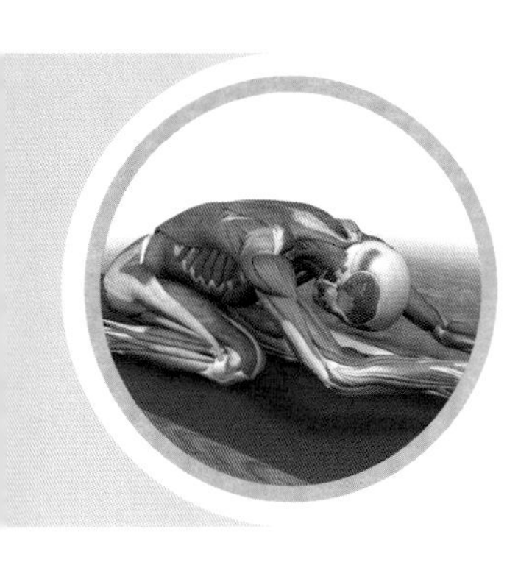

坐姿單腳外翻前彎式 （Trianga Mukhaikapada Paschimottanasana）

這是一個不對稱的單腳前彎體位。就像需要用到身體兩邊的瑜伽體位，不對稱的體位同樣也可以讓我們知道身體的哪個部位需要改善，才能達到協調對稱的體態。這個體位需要將身體彎向伸直的那隻腳，並啟動彎曲那隻腳一側的腰肌與膕旁肌拉動身體。我們可以透過這個不對稱的體位來喚醒這些肌群。

協同／活化

彎曲腳

1. 使用大腿後方的膕旁肌來彎曲膝蓋，將身體拉往彎曲的那隻腳。小腿的腓腸肌可以協助膕旁肌來彎曲膝蓋。
2. 腰肌屈曲髖關節，並透過將身體拉向彎曲那隻腳的力道，不讓身體往前撲倒在伸直的那隻腳。

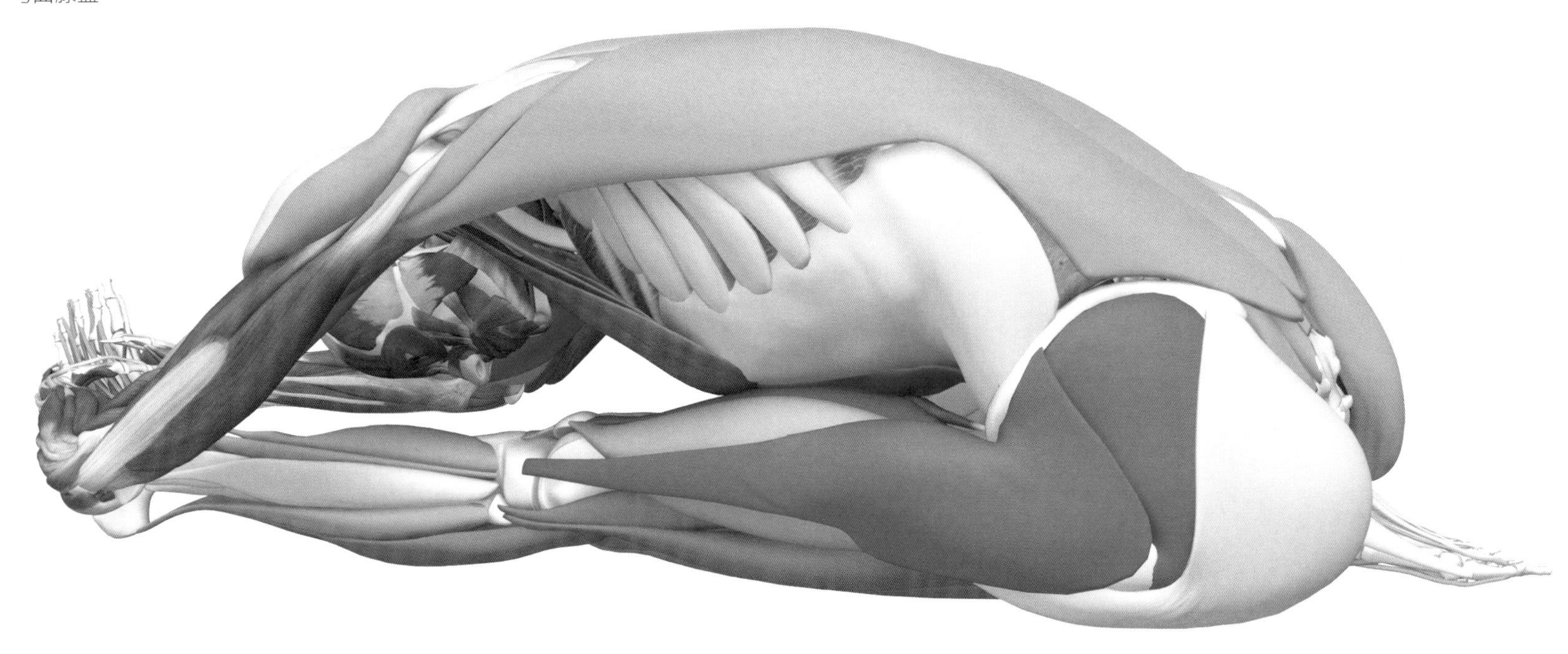

伸直腳

1. 腰肌屈曲髖關節。

2. 啟動臀中肌與闊筋膜張肌向內轉動髖關節，將身體轉向彎曲的膝蓋。

3. 股四頭肌拉直膝蓋。

4. 大腿內側的內收肌群將大腿拉往彎曲腳的那一側。

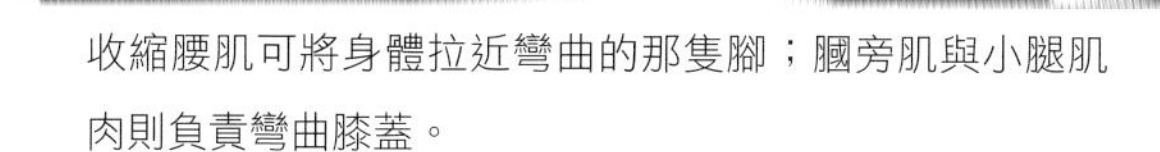

收縮腰肌可將身體拉近彎曲的那隻腳；膕旁肌與小腿肌肉則負責彎曲膝蓋。

軀幹

1. 啟動腹部肌肉來彎曲身體。

2. 彎曲軀幹，讓背部的伸肌產生交互抑制作用來拉長肌肉。

肩膀與手臂

1. 肱二頭肌彎曲手肘，將軀幹拉往伸直的那隻腳。

2. 三角肌抬高肩膀。

3. 結合背部的中斜方肌及菱形肌，將肩胛骨往脊椎方向拉動。

4. 下斜方肌將肩膀拉離頸部。

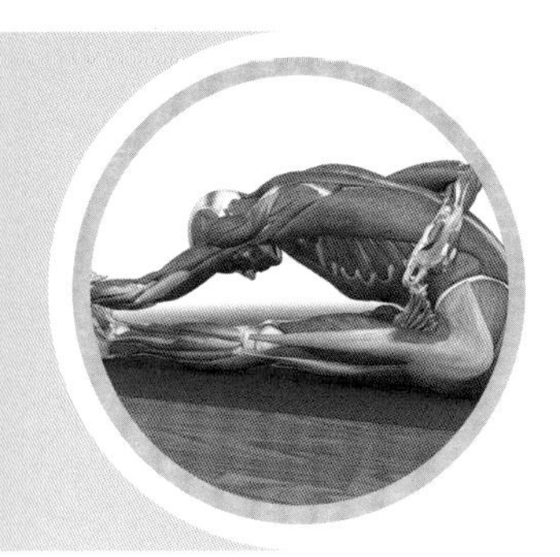

半蓮花前彎式
（Ardha Baddha Padma Paschimottanasana）

這個體位將肩膀與對側的髖部連結在一起。軀幹向前彎到伸直的那隻腳上，以伸展大腿後面、髖部及背部的肌群。這也是一個不對稱的體位，可以幫助我們找出身體兩邊的失衡部位。

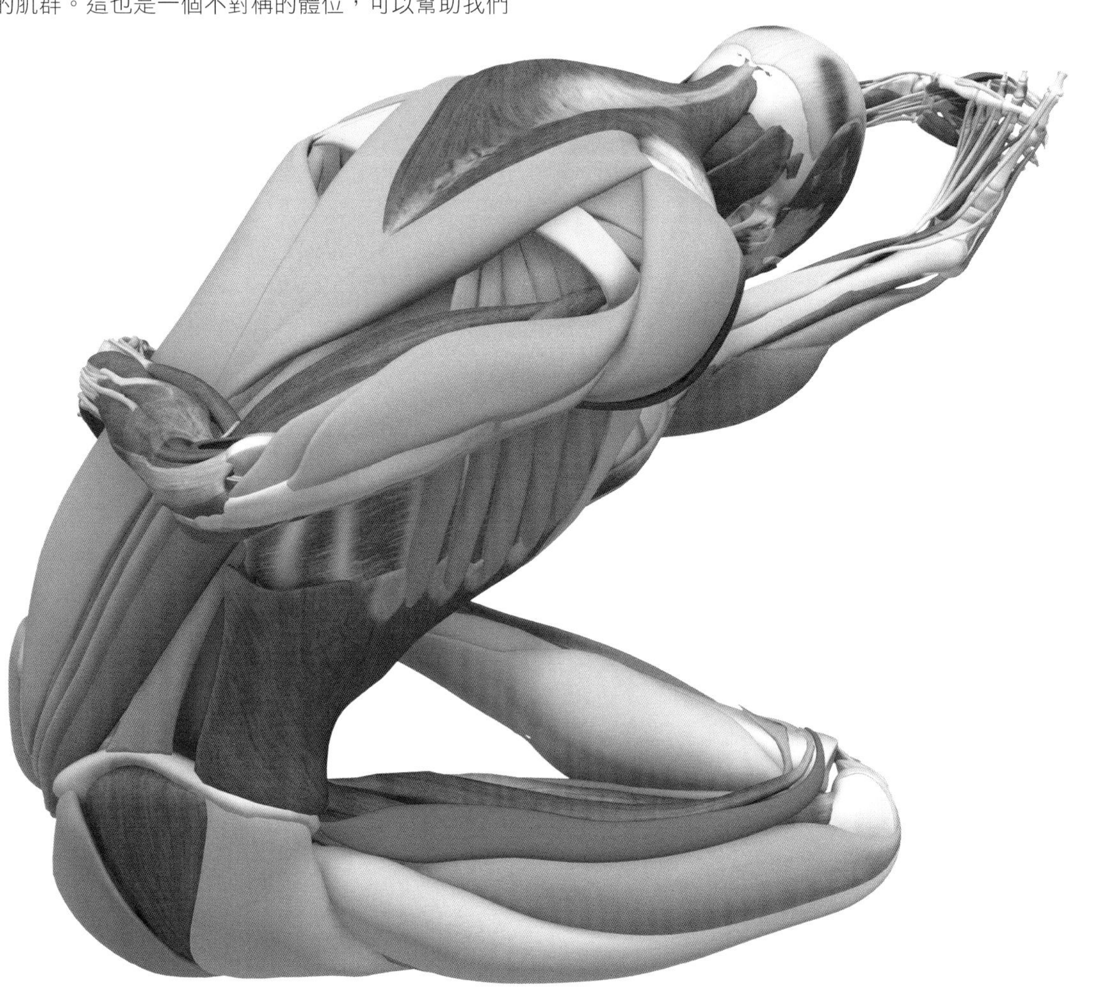

協同／活化

1. 胸肌（附在胸骨與鎖骨上的扇形肌肉）、肩胛下肌（位於肩胛骨前面的三角形肌肉）在上臂骨會合，一起將彎曲腳那側的肩膀向後向內轉動。這個動作會伸展到另外兩條肌肉，即連接肩胛骨與上臂骨的棘下肌及小圓肌。
2. 後三角肌、大圓肌與背闊肌位於肩膀後面、肋骨下方。這些肌群附著在上臂骨，一起伸展肩膀與手臂，讓手可以抓到半蓮花式的那隻腳。同時，啟動往前伸展那隻手的三角肌來產生拉力，讓手往前握到腳，這樣做可以深化這個體位，以及伸展股四頭肌。

3. 肩膀後方、肋骨下緣及上手臂的肌群（尤其是後三角肌、大圓肌、背闊肌與肱二頭肌）可以加強伸直腳那一側的腓腸肌、膕旁肌與臀大肌的伸展。

4. 最後一個讓這個體位提升到最極限的動作，需要用到軀幹前方的腹直肌與腰肌。腰肌收縮時，下背部的豎脊肌與腰方肌會受到伸展。

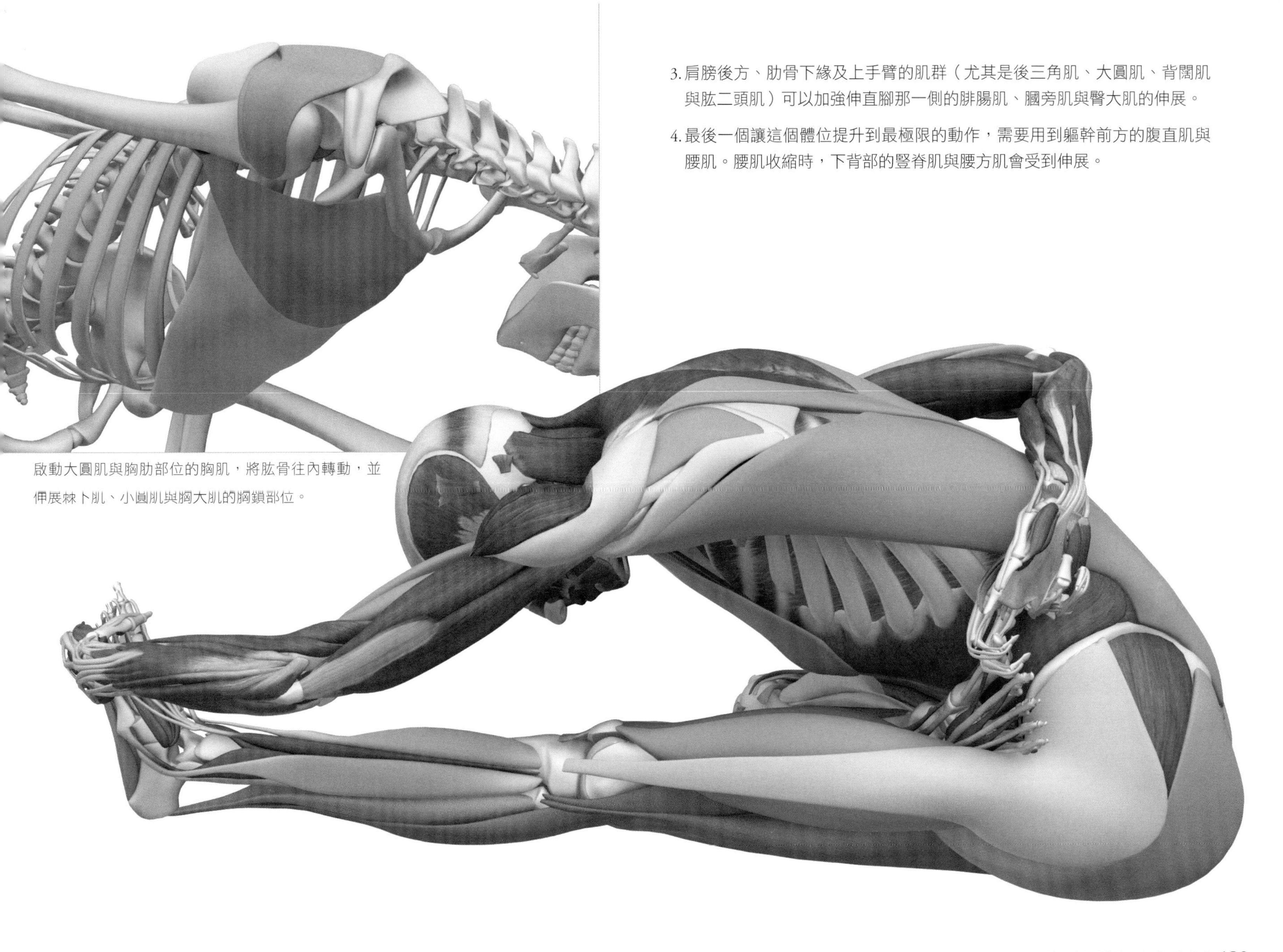

啟動大圓肌與胸肋部位的胸肌，將肱骨往內轉動，並伸展棘下肌、小圓肌與胸大肌的胸鎖部位。

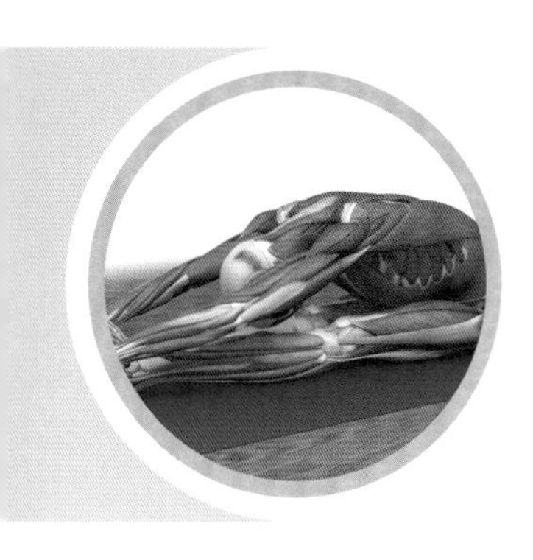

坐姿前彎式（Paschimottanasana）

這是對稱的前彎體位，可以強烈且平均 伸展小腿肌群、大腿後方的肌肉、臀部的大肌肉，以及沿著脊椎兩側分布的肌肉。上肢與下肢連結在一起，可轉移力量用來伸展脊椎與軀幹。換句話說，就是用雙手抓住雙腳後，再輕輕拉動來幫助軀幹彎曲。

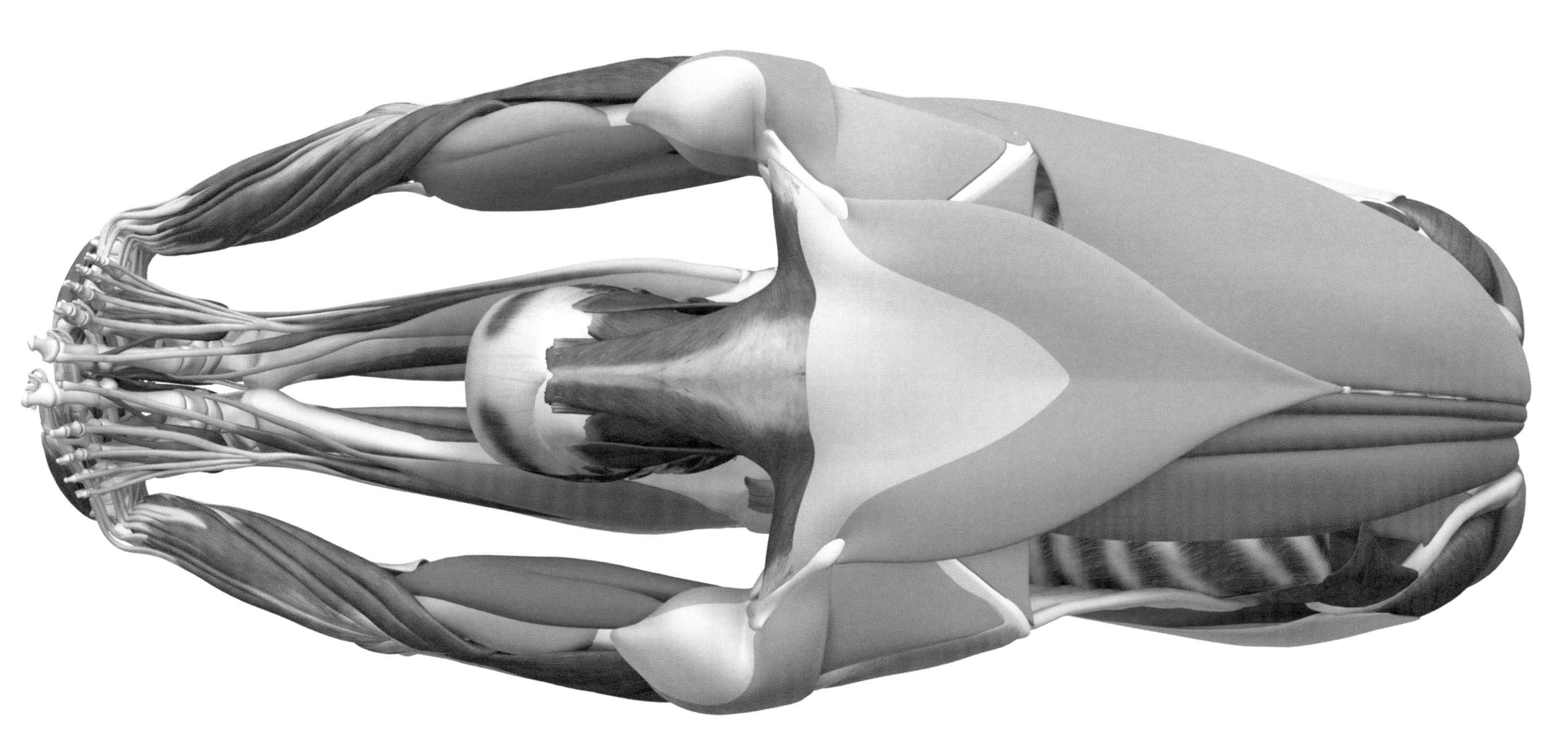

協同／活化

1. 使用腰方肌、恥骨肌、股直肌及縫匠肌來屈曲髖關節，連結大腿骨（股骨）與骨盆。

2. 使用內收肌群併合兩隻腳。

3. 股四頭肌拉直膝蓋，伸展膕旁肌。這個收縮股四頭肌的動作可以產生交互抑制作用，放鬆腿部後面的膕旁肌。

4. 脛骨前方的脛前肌往上彎曲腳踝，伸展小腿後方的肌群。

5. 小腿外側的腓骨肌群稍微往外轉動腳踝，打開腳掌。

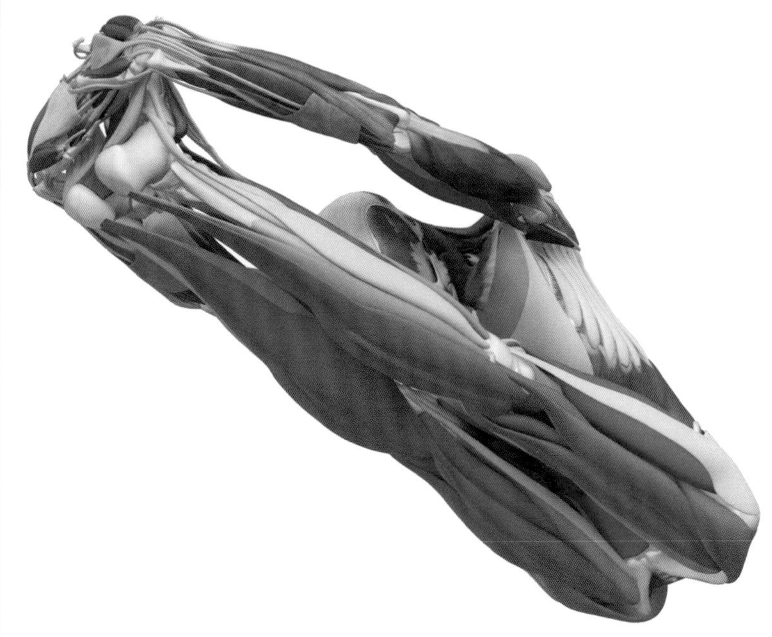

這樣的伸展動作可以強化小腿肌肉、膕旁肌與臀大肌。

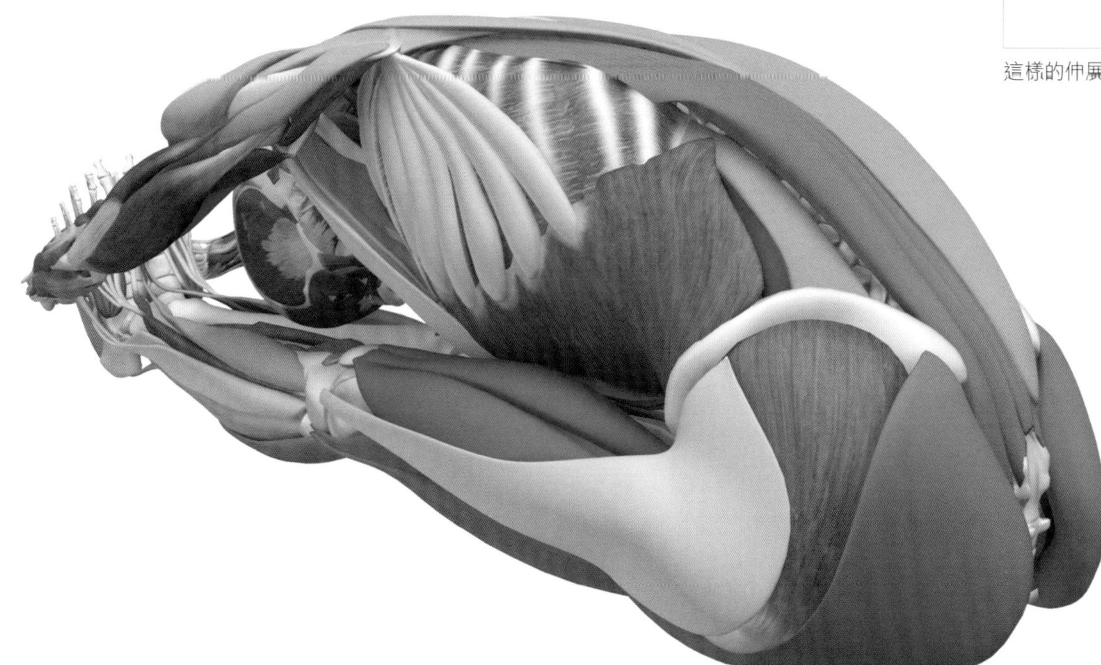

6. 腹直肌（從胸部一直往下延伸到恥骨）將軀幹彎向膝蓋，伸展肩部肌肉。

7. 肱二頭肌略微彎曲手肘，將軀幹拉得更貼近雙腿，強化這個伸展體位。

8. 肩胛骨的棘下肌與小圓肌將兩邊肩膀輕輕向外轉動，讓壓在大腿的上半身伸展得更直。

9. 菱形肌與斜方肌中束將肩胛骨拉往脊椎方向，擴展胸廓。

10. 背部的下斜方肌將肩膀拉離頸部。

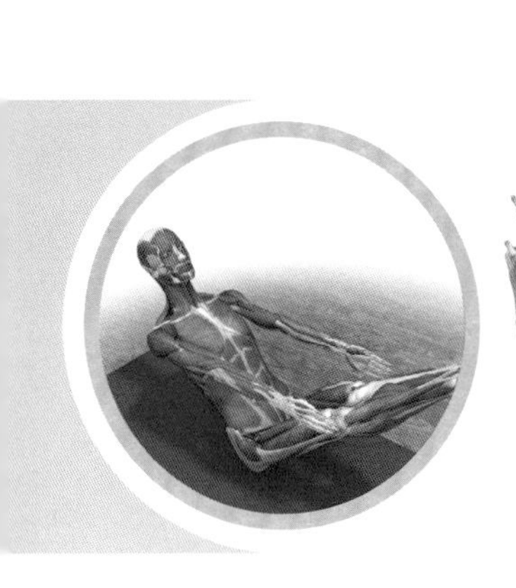

船式（Navasana）

這個姿勢很像小船浮在水面上，因此稱為船式。手臂形成甲板，大腿與身體形成船身，這個姿勢是以「開放鏈」的方式來彎曲軀幹，強化髖部與大腿前方的腰肌與股四頭肌，還有腹部肌肉。

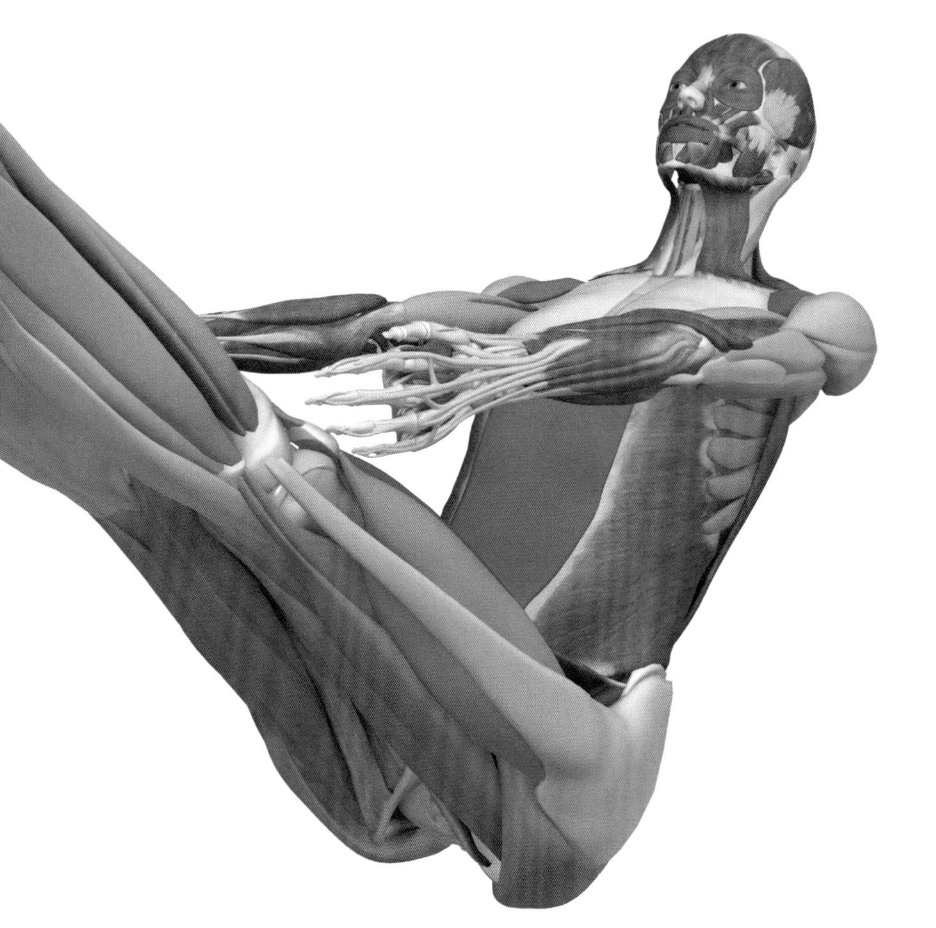

協同／活化

1. 腰肌、恥骨肌、縫匠肌與股直肌一起來屈曲髖關節、收縮軀幹，將雙腿抬離地板約30度角。
2. 腹直肌（從胸部一直延伸到恥骨）彎曲軀幹。
3. 穩定收縮股四頭肌來拉直膝蓋。
4. 大腿內側的內收肌群將雙腿膝蓋併合在一起。
5. 小腿的腓腸肌稍微屈曲腳踝，讓腳掌與地板垂直。腓骨長肌與腓骨短肌稍微將腳踝往外翻轉，打開雙腳腳掌。

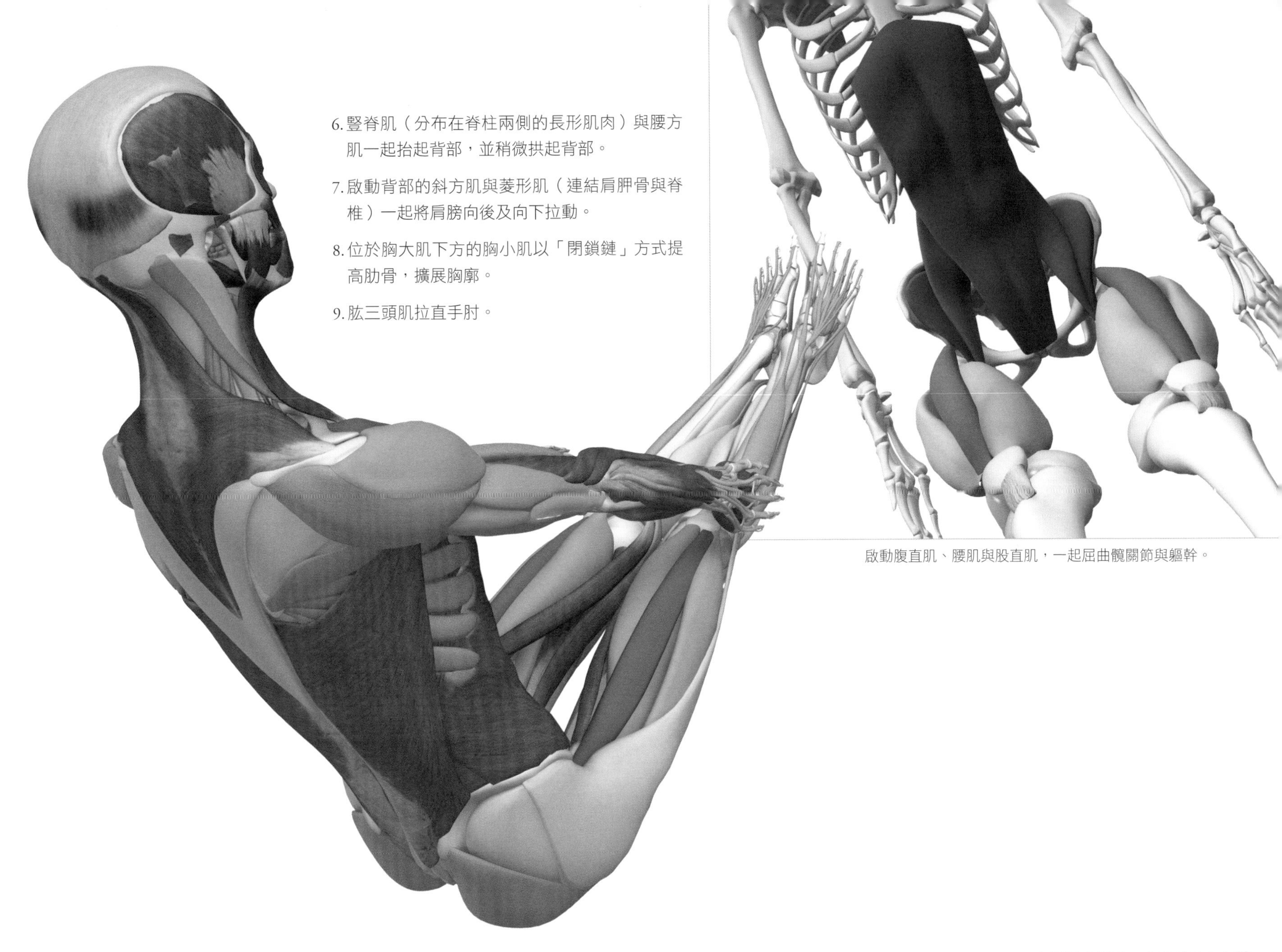

6. 豎脊肌（分布在脊柱兩側的長形肌肉）與腰方肌一起抬起背部，並稍微拱起背部。
7. 啟動背部的斜方肌與菱形肌（連結肩胛骨與脊椎）一起將肩膀向後及向下拉動。
8. 位於胸大肌下方的胸小肌以「閉鎖鏈」方式提高肋骨，擴展胸廓。
9. 肱三頭肌拉直手肘。

啟動腹直肌、腰肌與股直肌，一起屈曲髖關節與軀幹。

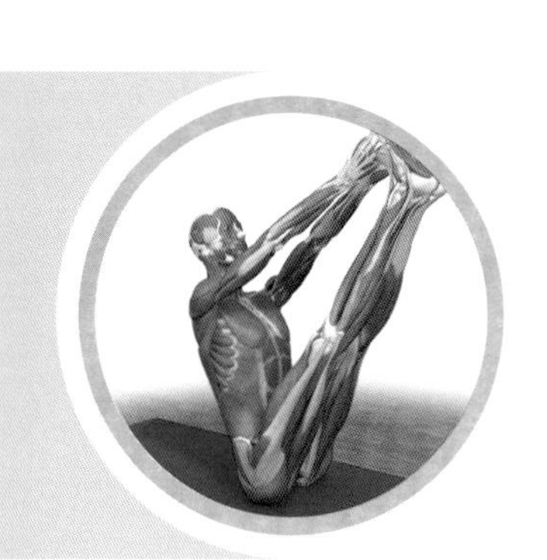

手抓腳趾伸展式（Udhaya Padangusthasana）

這個體位有時也稱為「雙腳彈起式」，結合了前彎與平衡的動作，
讓上下四肢連結在一起，使用雙手與肩膀來深化這個體位。

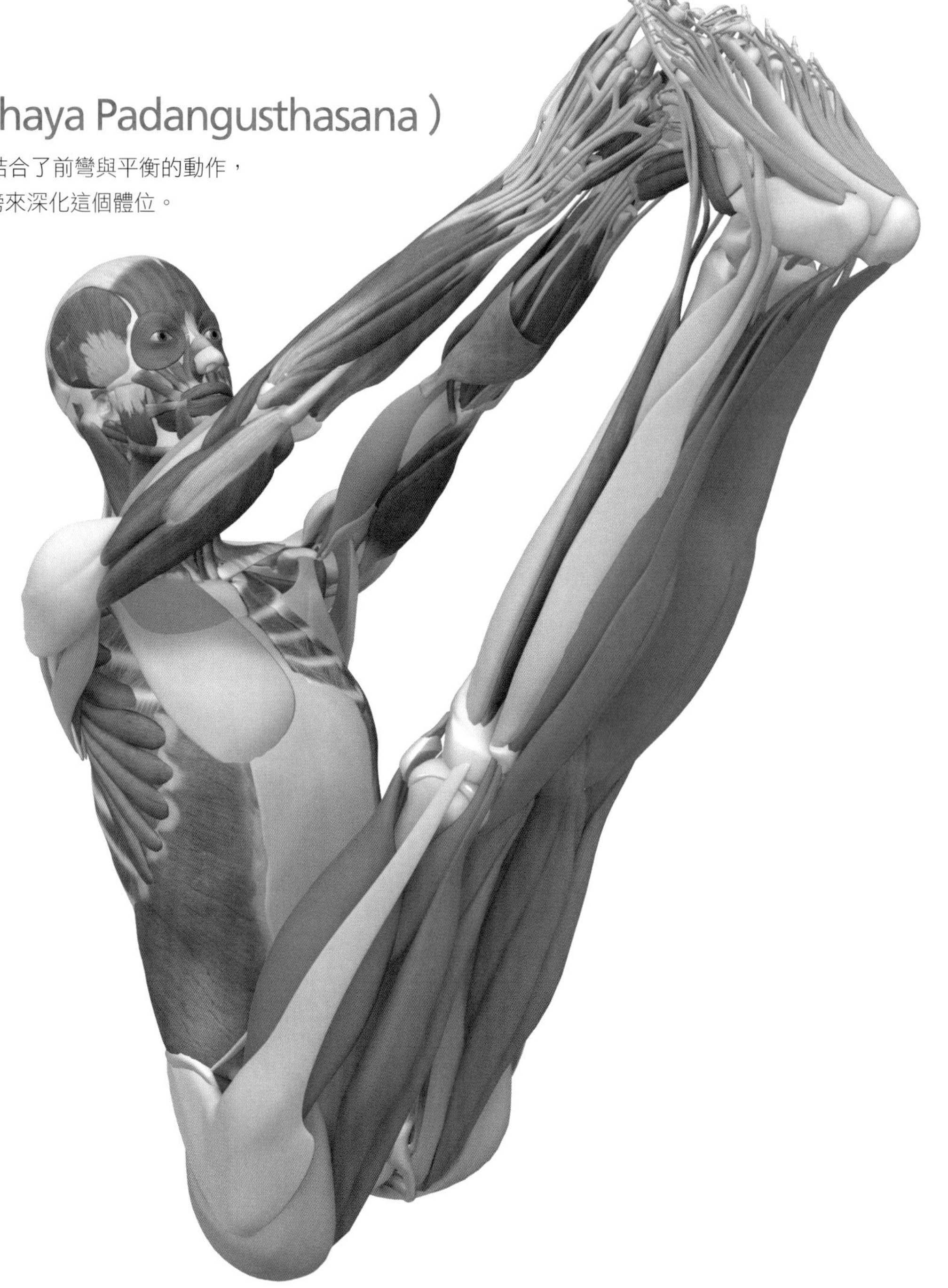

協同／活化

肩膀與手臂

1. 肱二頭肌屈曲手肘，將雙腿拉往身體方向。
2. 菱形肌（連結脊椎與肩胛骨的肌肉）與背部的斜方肌中束一起將肩胛骨拉往身體中線，擴展胸廓。
3. 收縮背闊肌及肩膀的大圓肌來抬起胸廓。
4. 使用下斜方肌將肩膀往背後拉。
5. 啟動棘下肌與小圓肌，一起往外轉動肩膀。

軀幹

1. 收縮腹部來彎曲軀幹。
2. 啟動豎脊肌及腰椎的腰方肌，讓背部稍微拱起來。

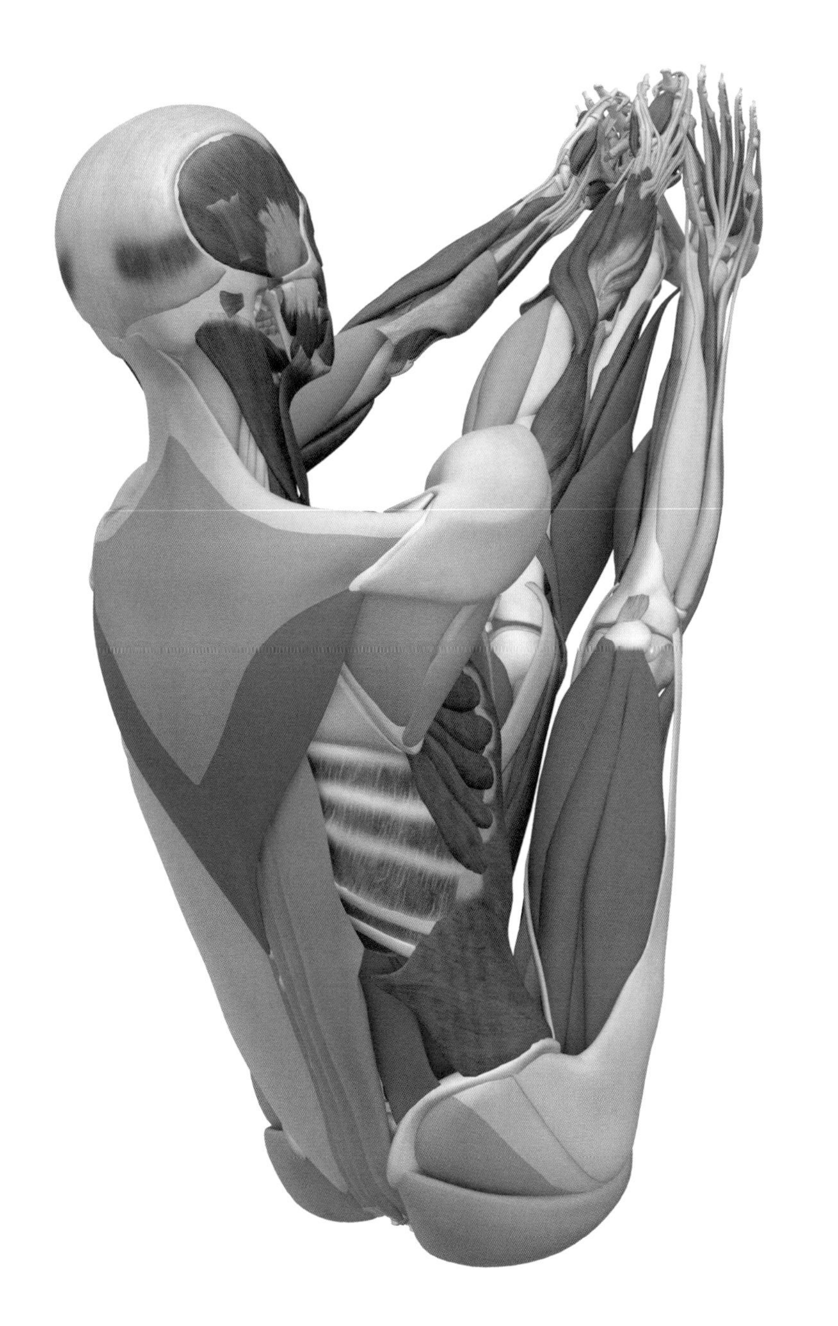

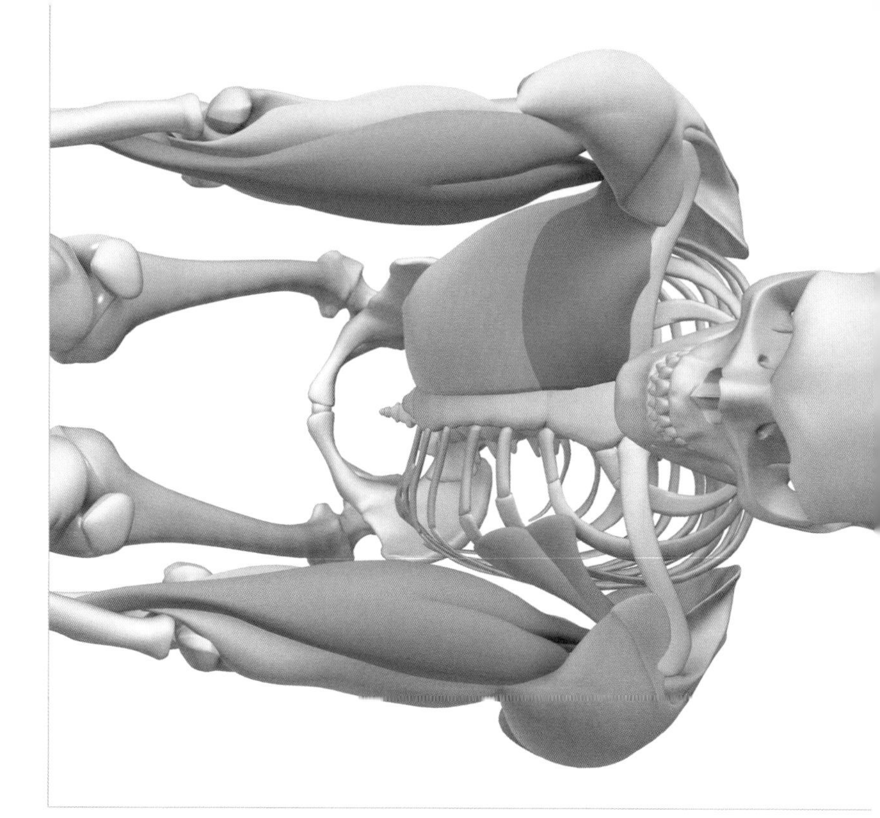

啟動胸大肌與胸小肌一起抬起胸部；肱二頭肌與髖部屈肌一起協同作用。這是連結上下肢骨骼來深化體位的一個好例子。

骨盆與雙腳

1. 腰方肌與恥骨肌（連接大腿骨與恥骨）一起屈曲髖關節。
2. 啟動大腿前方的股四頭肌來拉直雙腿。
3. 小腿的腓腸肌及比目魚肌將腳往下彎，以固定住雙手抓腳的動作。
4. 啟動小腿外側的腓骨肌，將雙腳稍微往外轉動。

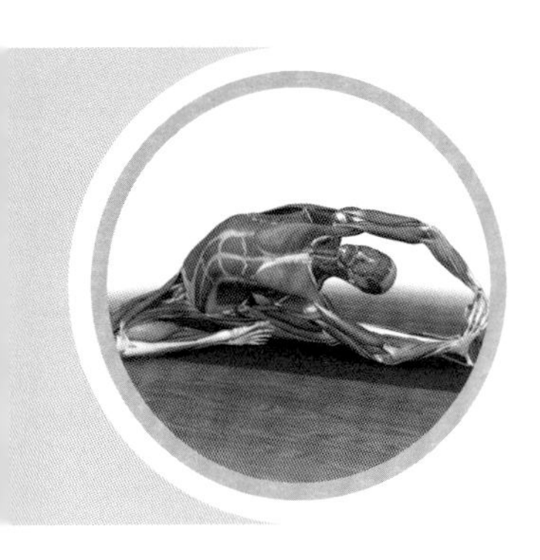

頭碰膝扭轉前曲伸展式（Parivrtta Janu Sirsasana）

這個姿勢與門閂式（Parighasana）類似，差異點在彎曲大腿的方式，在這個體位中，是以單腿伸展頭觸膝式（Janu Sirsasana）的方式彎曲的。想增加大腿內側內收肌群的伸展強度，可以漸次外展膝蓋或將膝蓋盡量往後拉。

協同／活化

1. 在拉直的這隻腳上，用股四頭肌來伸展膝蓋。
2. 啟動腰肌、恥骨肌、股直肌與縫匠肌，一起屈曲拉直腳這一側的髖關節。
3. 闊筋膜張肌讓拉直那隻腳維持在一個中立位置，膝蓋骨朝上。

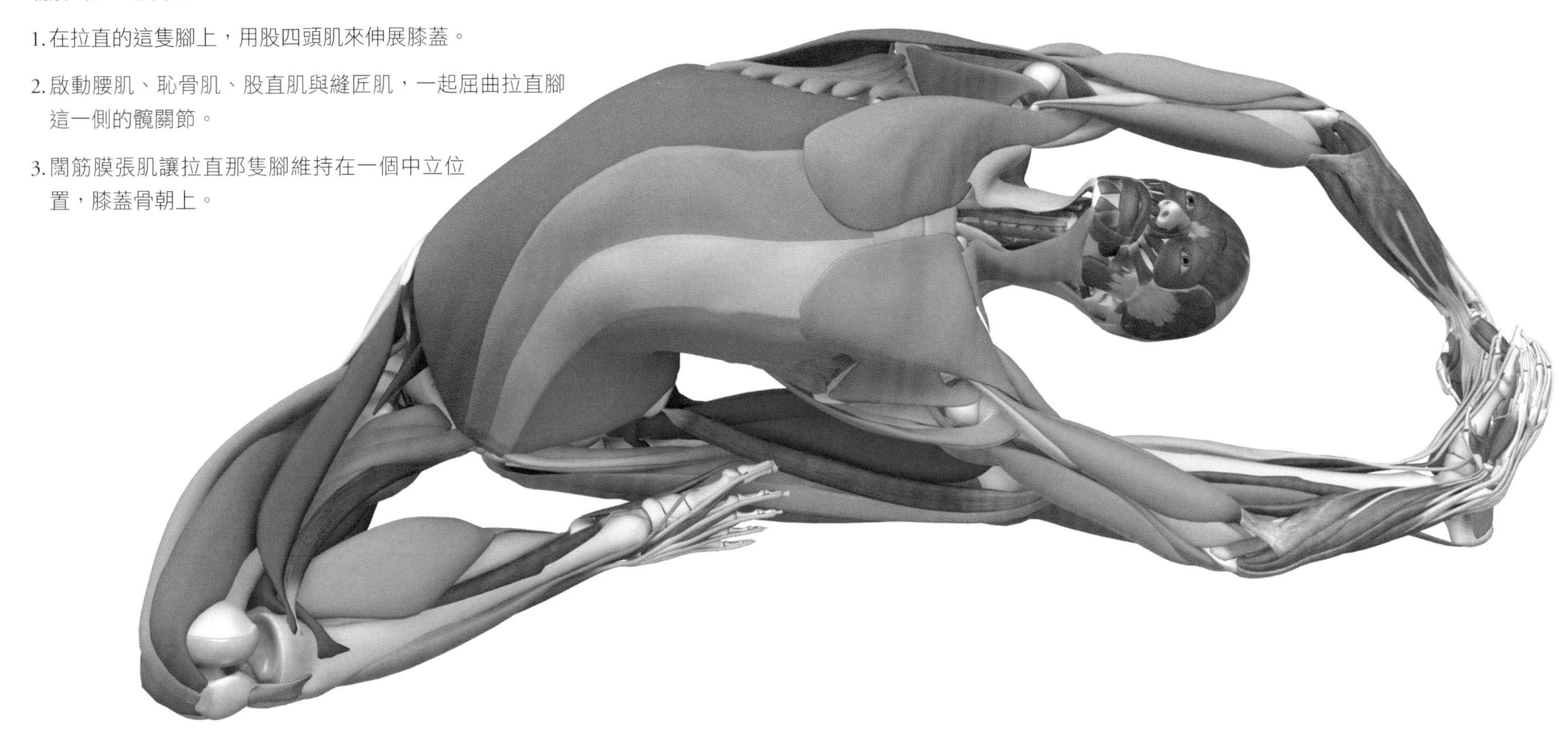

4. 彎曲那隻腳的縫匠肌將小腿拉近大腿，把膝蓋拉離身體中線，使大腿往外轉動。

5. 臀中肌與闊筋膜張肌一起作用，將屈曲的髖關節拉離身體中線，外展並延伸大腿內側的肌肉。

6. 彎曲腳那邊的臀大肌延展並向外轉動髖關節。

7. 啟動小腿外側的腓骨長肌與腓骨短肌，將伸直那隻腳的腳踝稍微往外轉動。在彎曲的那隻腳上，稍微往上轉動腳掌，可以和緩地伸展到同樣的肌群。

8. 肩膀前方的前三角肌將肱骨抬高拉離身體，打開胸廓。

9. 啟動肱二頭肌來彎曲手肘，將軀幹拉向伸直的那隻腳。

10. 棘下肌與小圓肌轉動肱骨，以進一步調整姿勢。

縫匠肌收縮、外展，將股骨向外轉動。上圖中，可以看到被拉長的內收肌群。

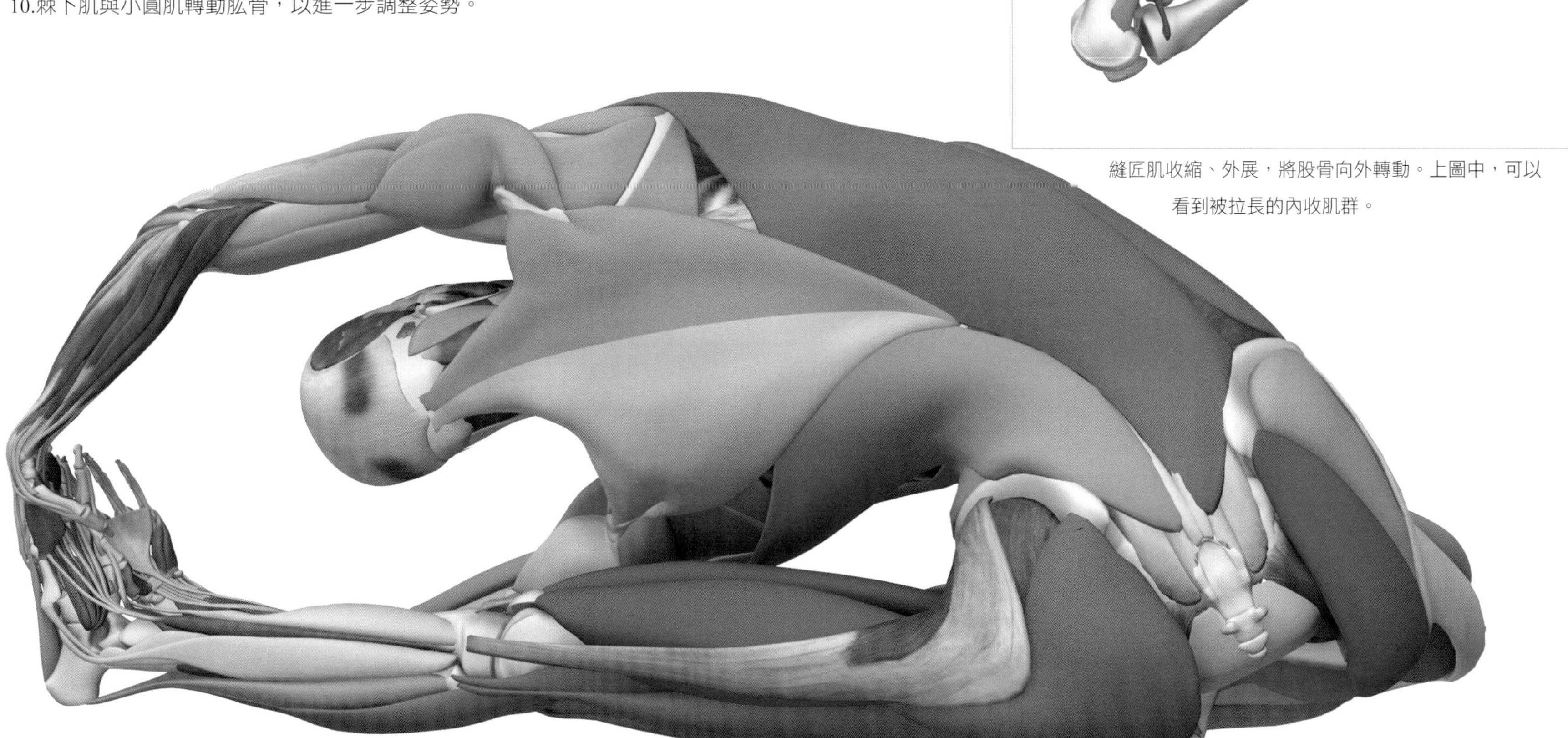

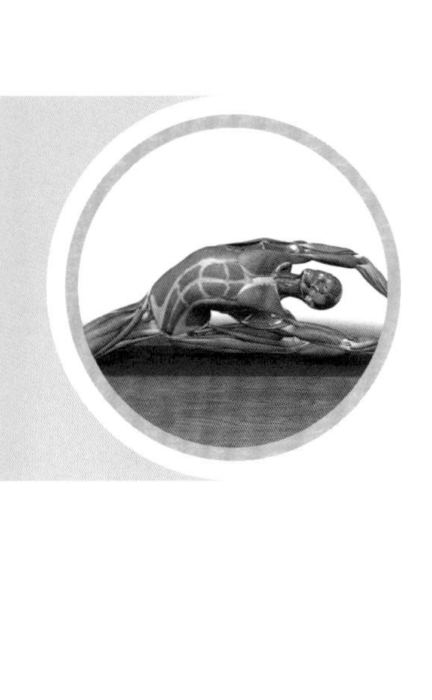

門閂式（Parighasana）

門閂式兼具扭轉與前彎兩種姿勢，這個體位連結上下肢，利用這個連結的力量讓脊椎與軀幹產生扭轉。

協同／活化

1. 伸直那隻腳的股四頭肌收縮，將膝蓋拉直。
2. 腰肌、恥骨肌、股直肌與縫匠肌一起作用，彎曲伸直這隻腳的髖關節。
3. 在伸直腳這一邊的闊筋膜張肌（位於髖部外側、長而扁平的肌肉）可以幫助身體延展膝蓋，讓腳保持在中立位置。
4. 在此同時，彎曲那隻腳的闊筋膜張肌與前臀中肌向內轉動髖關節。

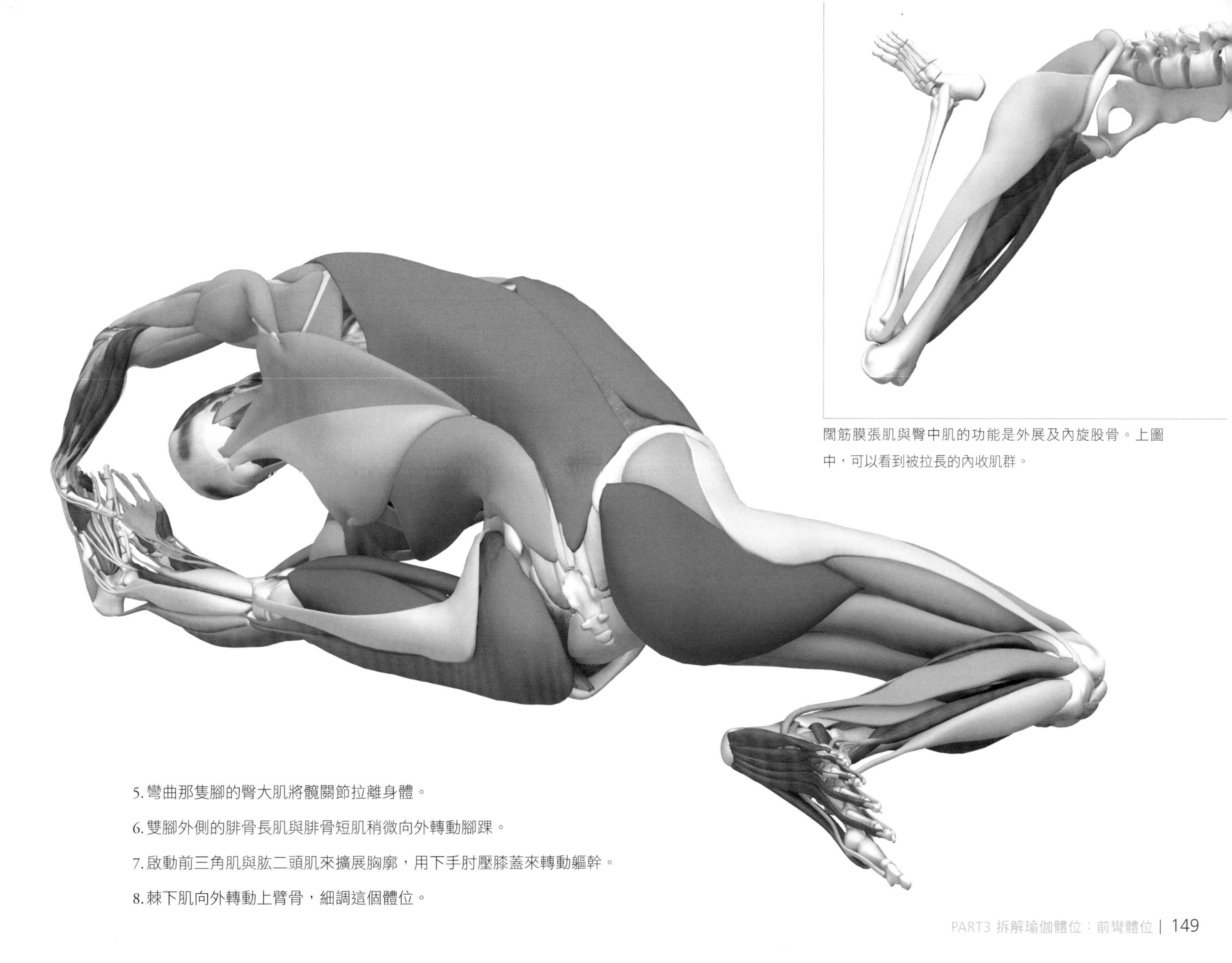

闊筋膜張肌與臀中肌的功能是外展及內旋股骨。上圖中，可以看到被拉長的內收肌群。

5. 彎曲那隻腳的臀大肌將髖關節拉離身體。

6. 雙腳外側的腓骨長肌與腓骨短肌稍微向外轉動腳踝。

7. 啟動前三角肌與肱二頭肌來擴展胸廓，用下手肘壓膝蓋來轉動軀幹。

8. 棘下肌向外轉動上臂骨，細調這個體位。

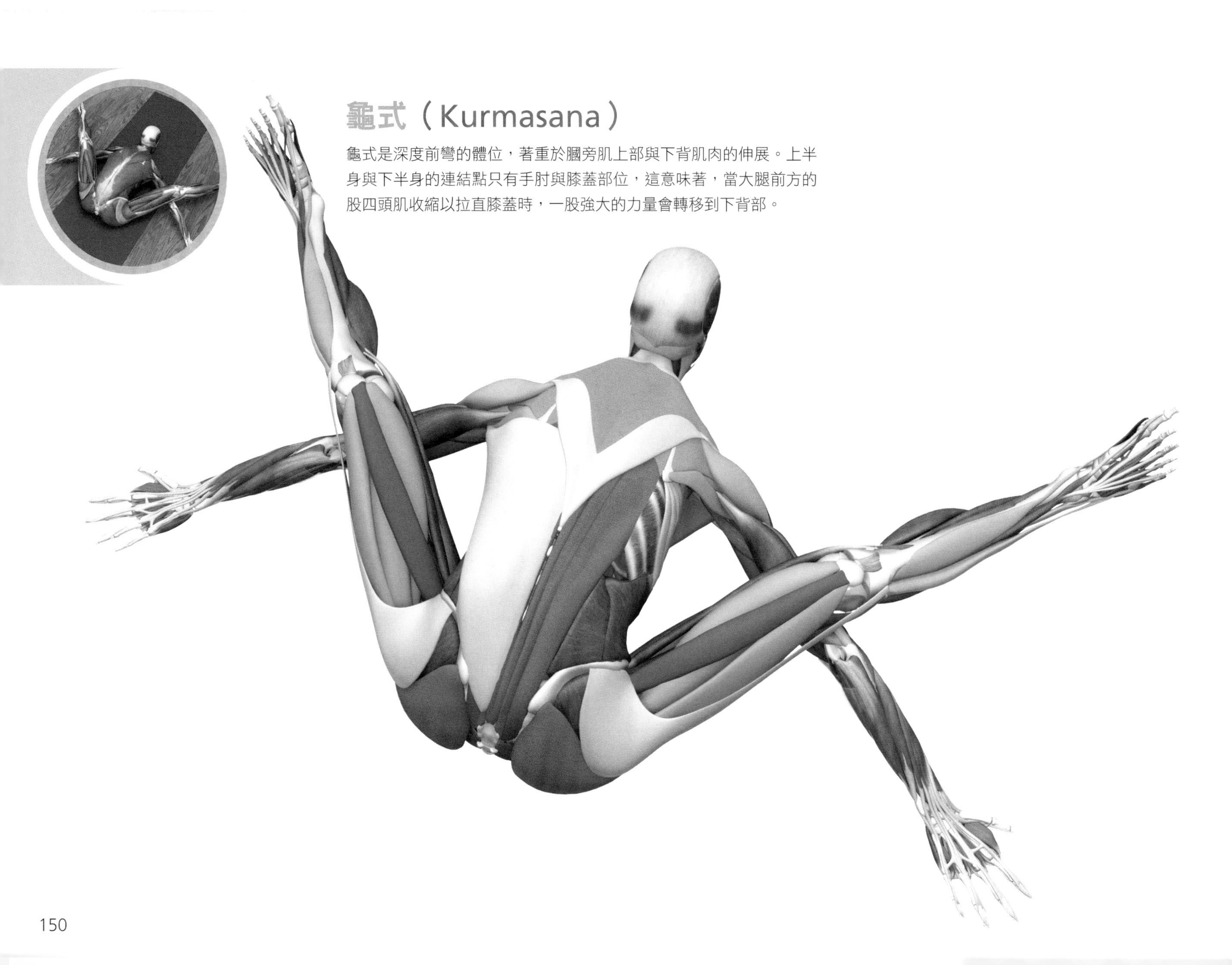

龜式（Kurmasana）

龜式是深度前彎的體位，著重於膕旁肌上部與下背肌肉的伸展。上半身與下半身的連結點只有手肘與膝蓋部位，這意味著，當大腿前方的股四頭肌收縮以拉直膝蓋時，一股強大的力量會轉移到下背部。

協同／活化

1. 股四頭肌拉直膝蓋，將手肘向下壓。這個動作會直接伸展到臀部下方的膕旁肌，而下背部的豎脊肌及腰方肌也會間接受到伸展。
2. 在開始練習這個體位時，要先收縮肱二頭肌、前三角肌及胸大肌，而接下來當背部肌肉伸展時則要放鬆上面這些肌群，讓身體彎得更下去。
3. 當三頭肌拉直手肘時，肩膀後方的後三角肌向外伸展肩膀，以深化這個體位。
4. 啟動大腿前上方的腰肌來屈曲髖部。
5. 啟動脛骨外側的脛前肌將腳踝彎向脛骨，再使用腓骨肌外翻腳踝，打開腳底板。

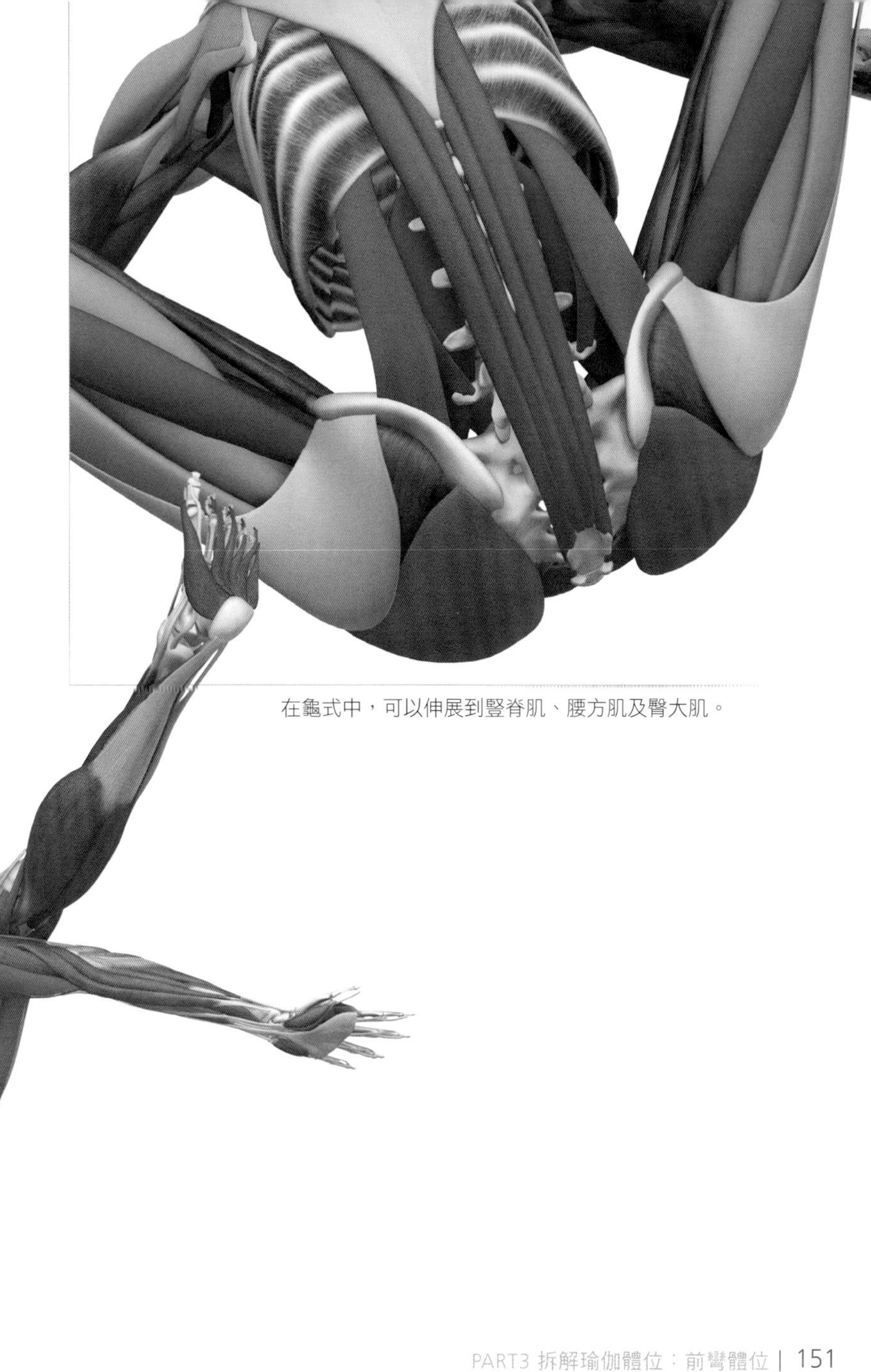

在龜式中，可以伸展到豎脊肌、腰方肌及臀大肌。

6 扭轉體位

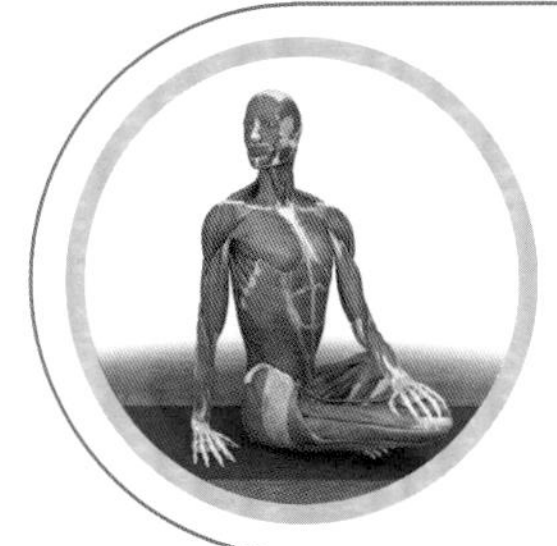

坐姿扭轉式
Seated Twist
見154頁

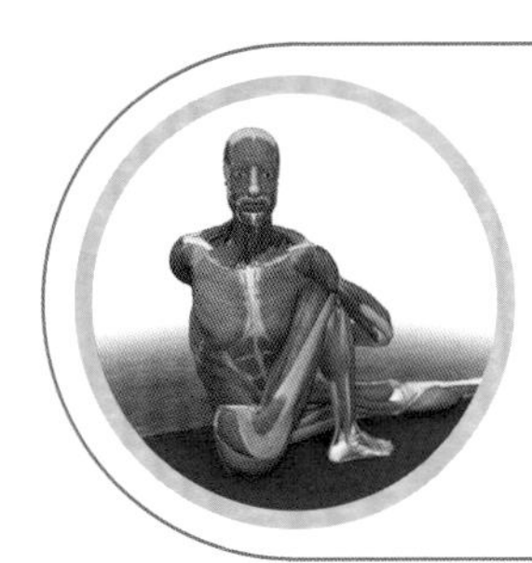

聖哲馬里奇第三式
Marichyasana III
見156頁

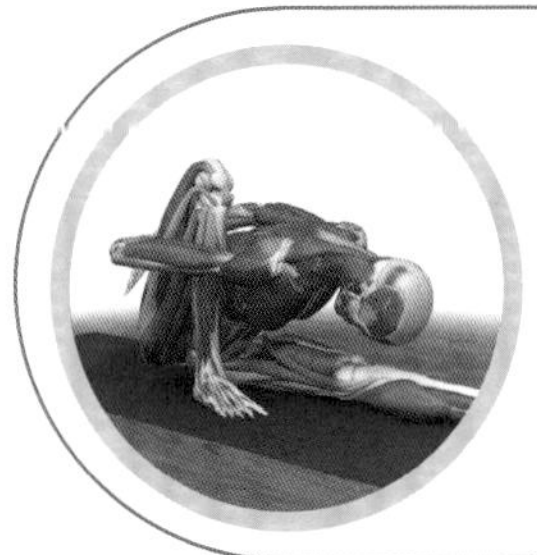

聖哲馬里奇第一式
Marichyasana I
見158頁

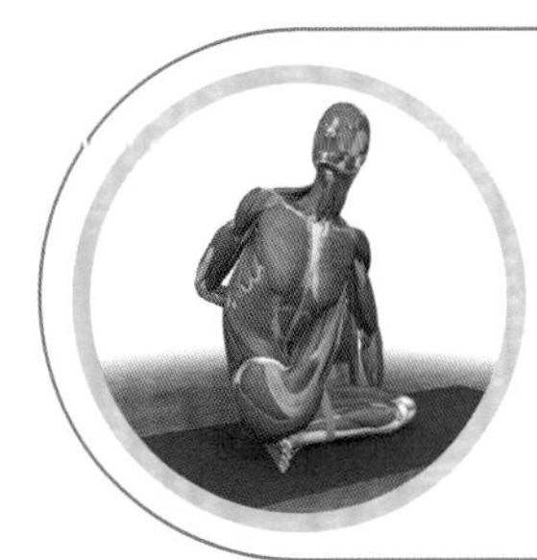

半魚王式
Ardha Matsyendrasana
見160頁

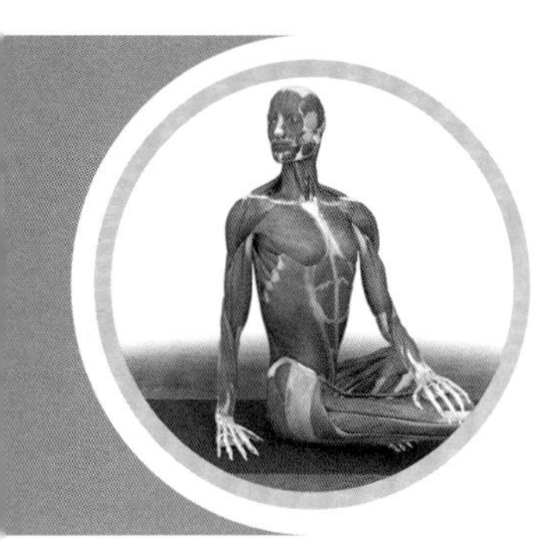

坐姿扭轉式（Seated Twist）

坐姿扭轉式可以當成預備體位使用，或是在練習後彎／前彎體位後，緩解及釋放累積的肌肉緊繃。

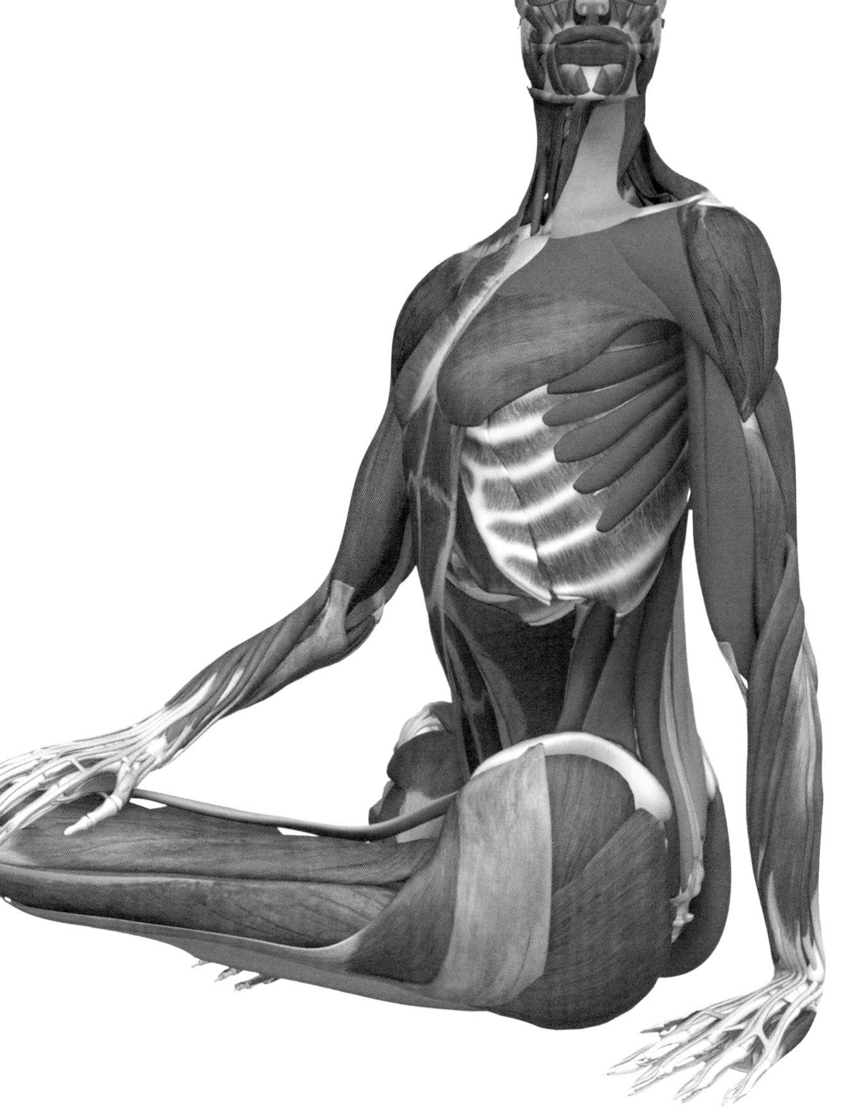

協同／活化

1. 豎脊肌與腰方肌一起抬起挺直軀幹，並稍微拱起背部。
2. 背闊肌、後三角肌、肱三頭肌與腹部肌肉一起轉動軀幹。
3. 肱二頭肌、胸部的上胸肌、肩膀前方的前三角肌一起合作，將身體轉向同一邊。

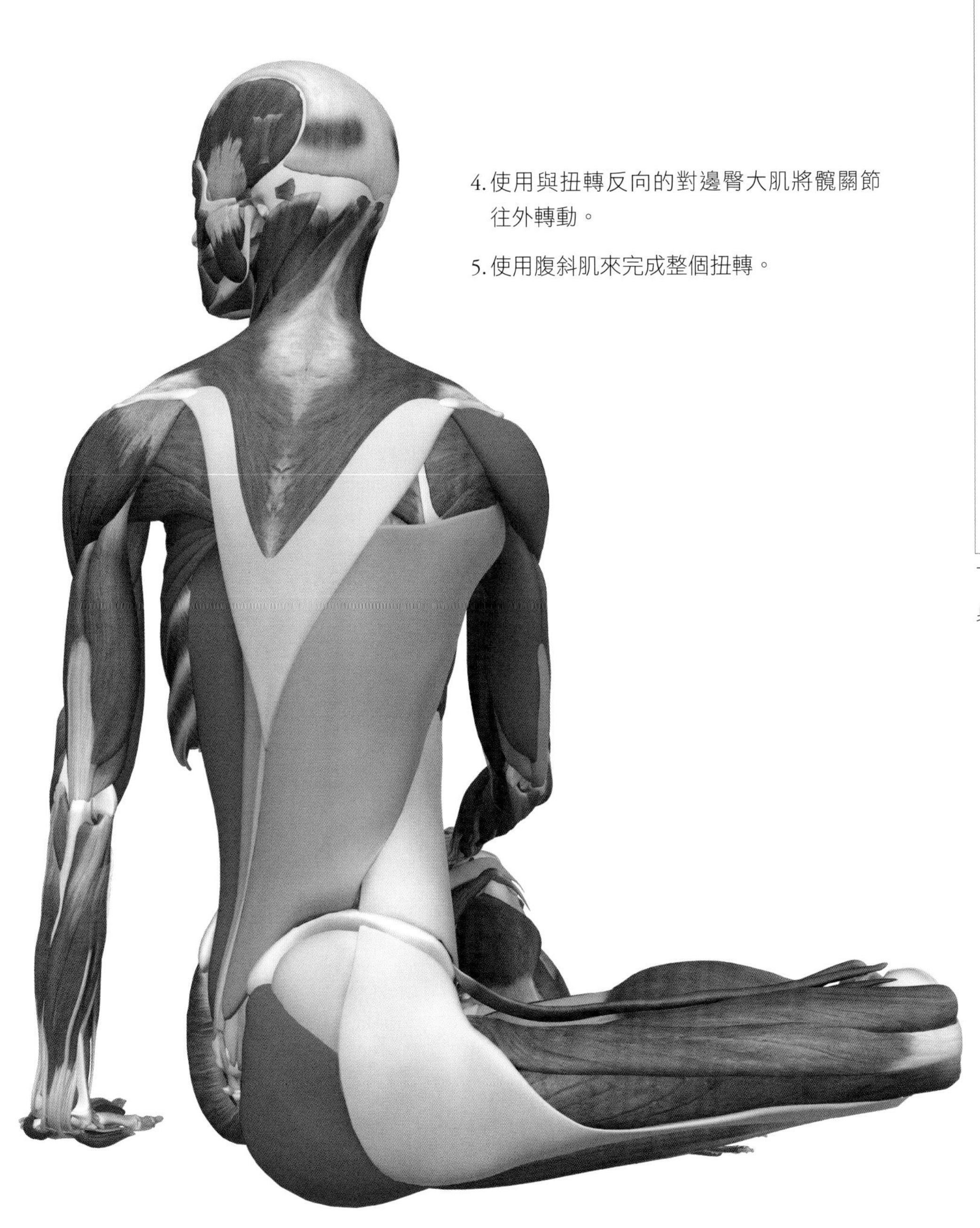

4. 使用與扭轉反向的對邊臀大肌將髖關節往外轉動。
5. 使用腹斜肌來完成整個扭轉。

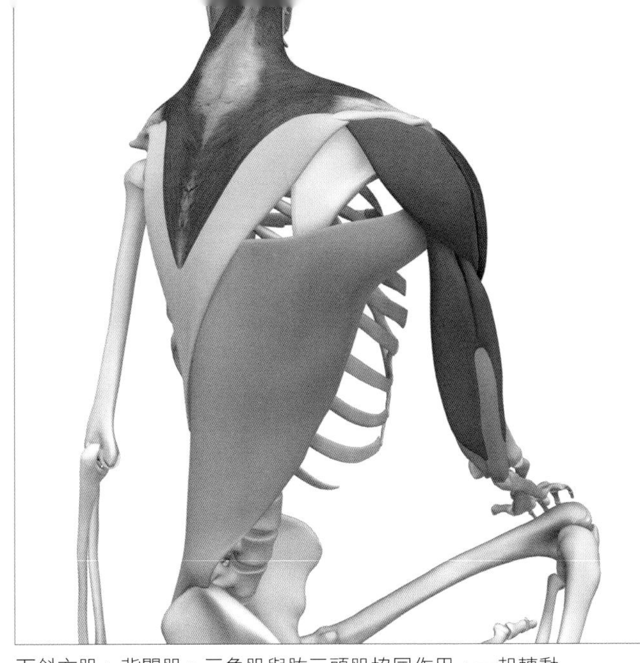

下斜方肌、背闊肌、三角肌與肱三頭肌協同作用，一起轉動身體。

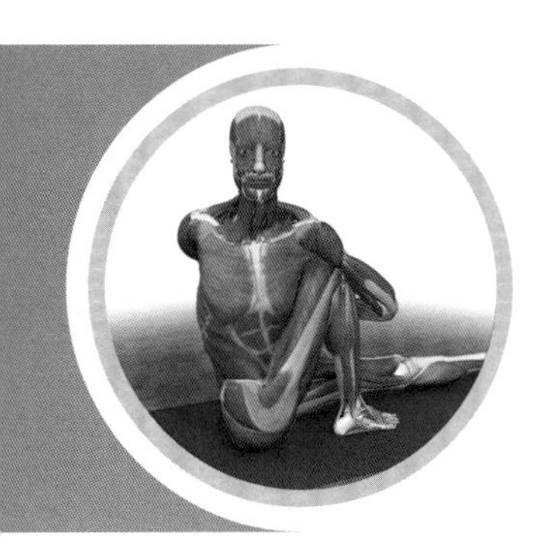

聖哲馬里奇第三式（Marichyasana III）

聖哲馬里奇第三式是個扭轉體位，上半身要向外旋轉，而下半身則向內轉。這意味著旋轉肌群可以獲得更徹底的伸展，讓姿勢更強化及到位。以彎曲這隻腳來說，收縮深層肌肉向外轉動股骨，可以讓扭轉姿勢做得更到位，這些肌肉包括髖部的外旋肌群與臀大肌。

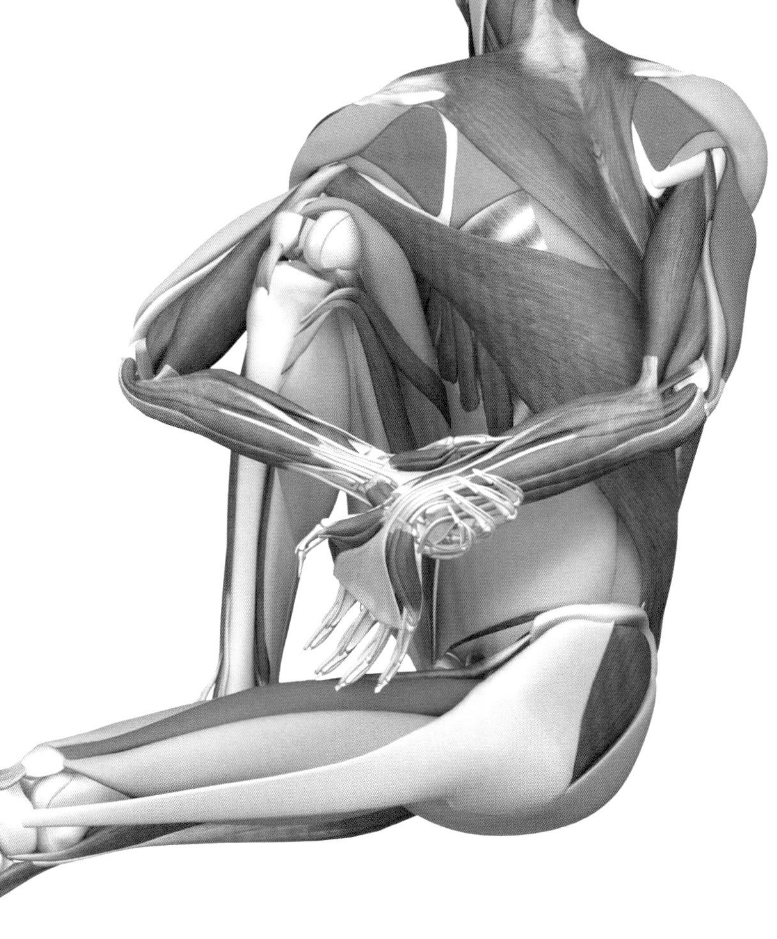

協同／活化

1. 後三角肌將肩膀向後延展，遠離身體，伸展前三角肌。
2. 肱三頭肌伸展手肘，使其遠離身體。
3. 背部的下斜方肌將肩膀拉離頸部。
4. 斜方肌中束與菱形肌一起作用，結合肩胛骨與脊椎，將肩膀拉往身體中線，以擴展胸廓。
5. 胸小肌抬升下肋骨。
6. 啟動腹斜肌來增加軀幹的扭轉強度。
7. 髖部的腰肌及恥骨肌收緊彎曲的那隻腳。

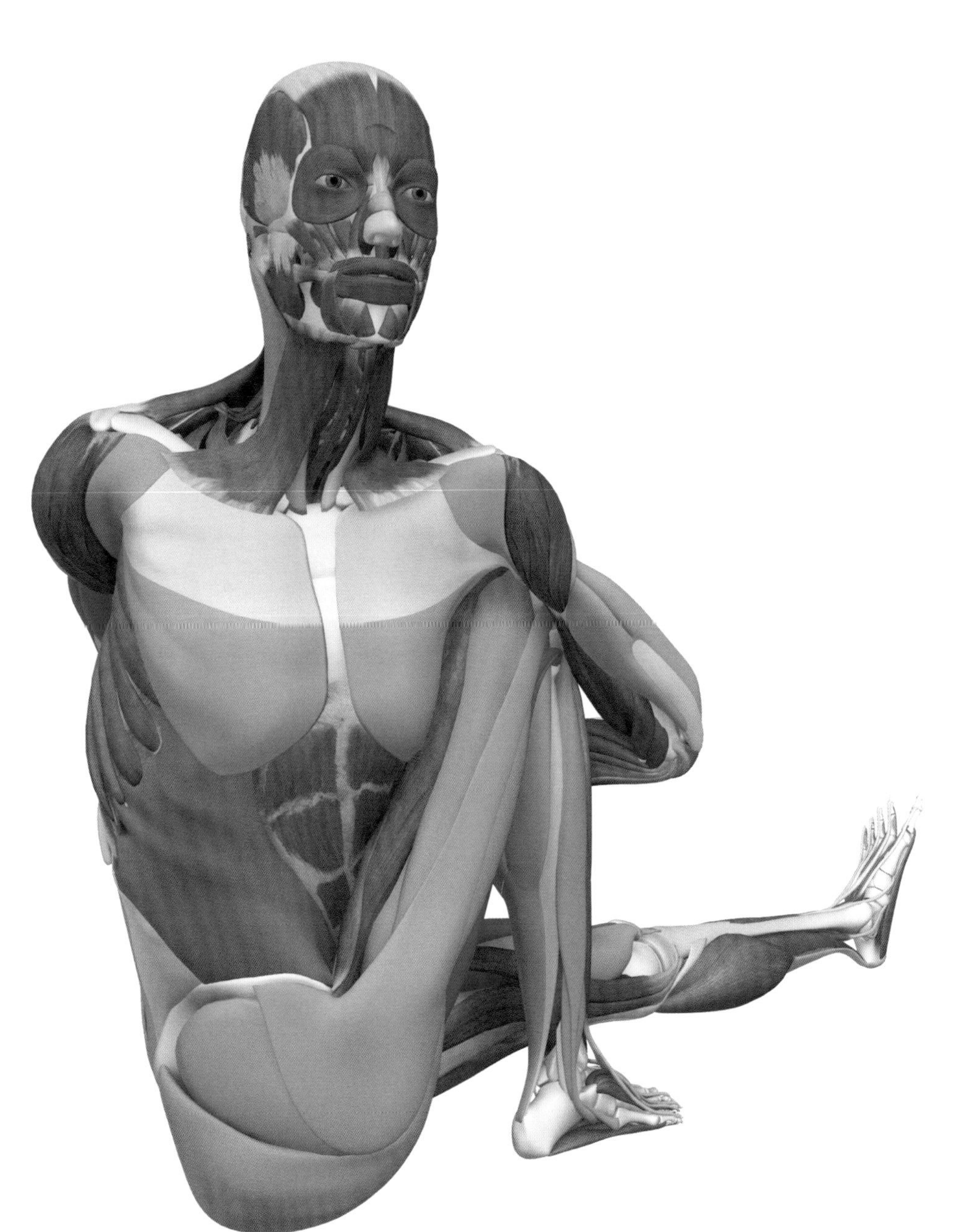

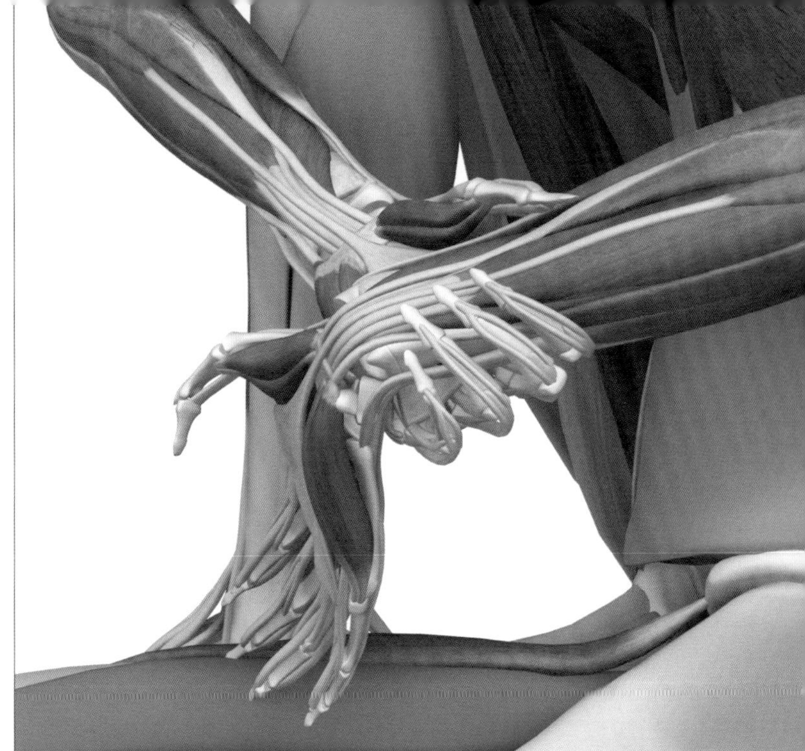

使用手腕的伸肌來彎曲手腕，固定握住手腕的手。

8. 臀中肌及闊筋膜張肌（位於臀部的深層肌肉）向內轉動大腿骨。這兩束肌肉將髖關節拉離中心線，使其外展。這個動作將膝蓋外側往手臂方向下壓，以強化扭轉強度。

9. 啟動彎曲那隻腳的膕旁肌（位於膝蓋外側）來轉動髖關節。

10. 使用伸直那隻腳的股四頭肌來拉直膝蓋，使用脛骨前方的脛前肌讓腳彎向脛骨方向。

11. 位於小腿外側的腓骨長肌與腓骨短肌將腳踝外翻，讓腳稍微往外轉，以打開腳底板。

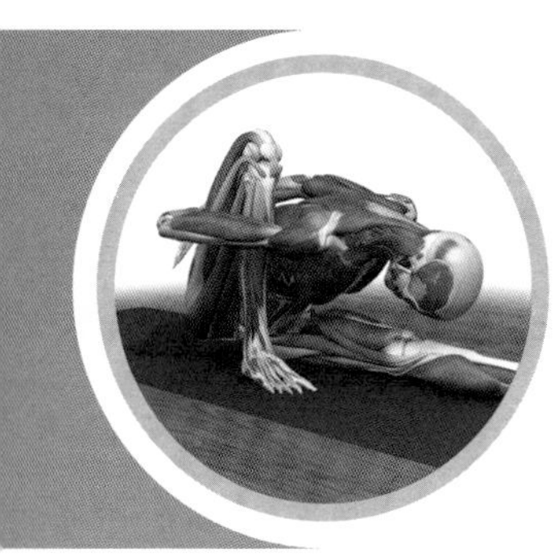

聖哲馬里奇第一式（Marichyasana I）

聖哲馬里奇第一式與第三式的身體轉向剛好相反。第一式要將上半身向內轉，下半身則是向外轉。這可以活化轉動的肌肉群，讓體位做得更到位及深入。這些肌群包括肩旋轉肌群、髖關節的旋轉肌群及內外膕旁肌。

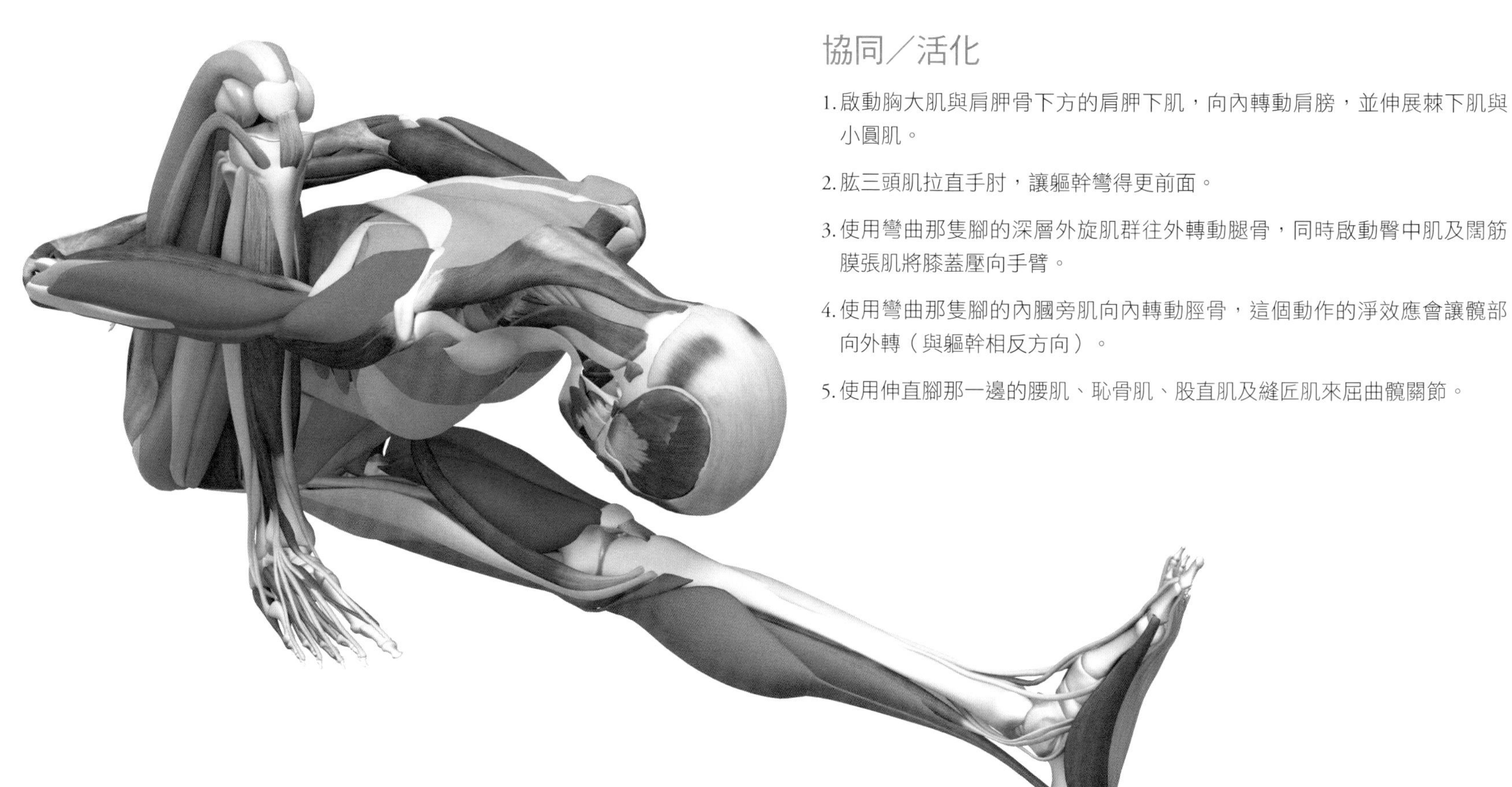

協同／活化

1. 啟動胸大肌與肩胛骨下方的肩胛下肌，向內轉動肩膀，並伸展棘下肌與小圓肌。
2. 肱三頭肌拉直手肘，讓軀幹彎得更前面。
3. 使用彎曲那隻腳的深層外旋肌群往外轉動腿骨，同時啟動臀中肌及闊筋膜張肌將膝蓋壓向手臂。
4. 使用彎曲那隻腳的內膕旁肌向內轉動脛骨，這個動作的淨效應會讓髖部向外轉（與軀幹相反方向）。
5. 使用伸直腳那一邊的腰肌、恥骨肌、股直肌及縫匠肌來屈曲髖關節。

6. 收縮伸直那隻腳的股四頭肌來拉直膝蓋。

7. 在伸直的那隻腳，使用腓骨長肌及腓骨短肌稍微往外轉動腳踝。

8. 啟動腹斜肌來增加扭轉的強度。

9. 使用腰方肌及豎脊肌將背部稍微拱起來。

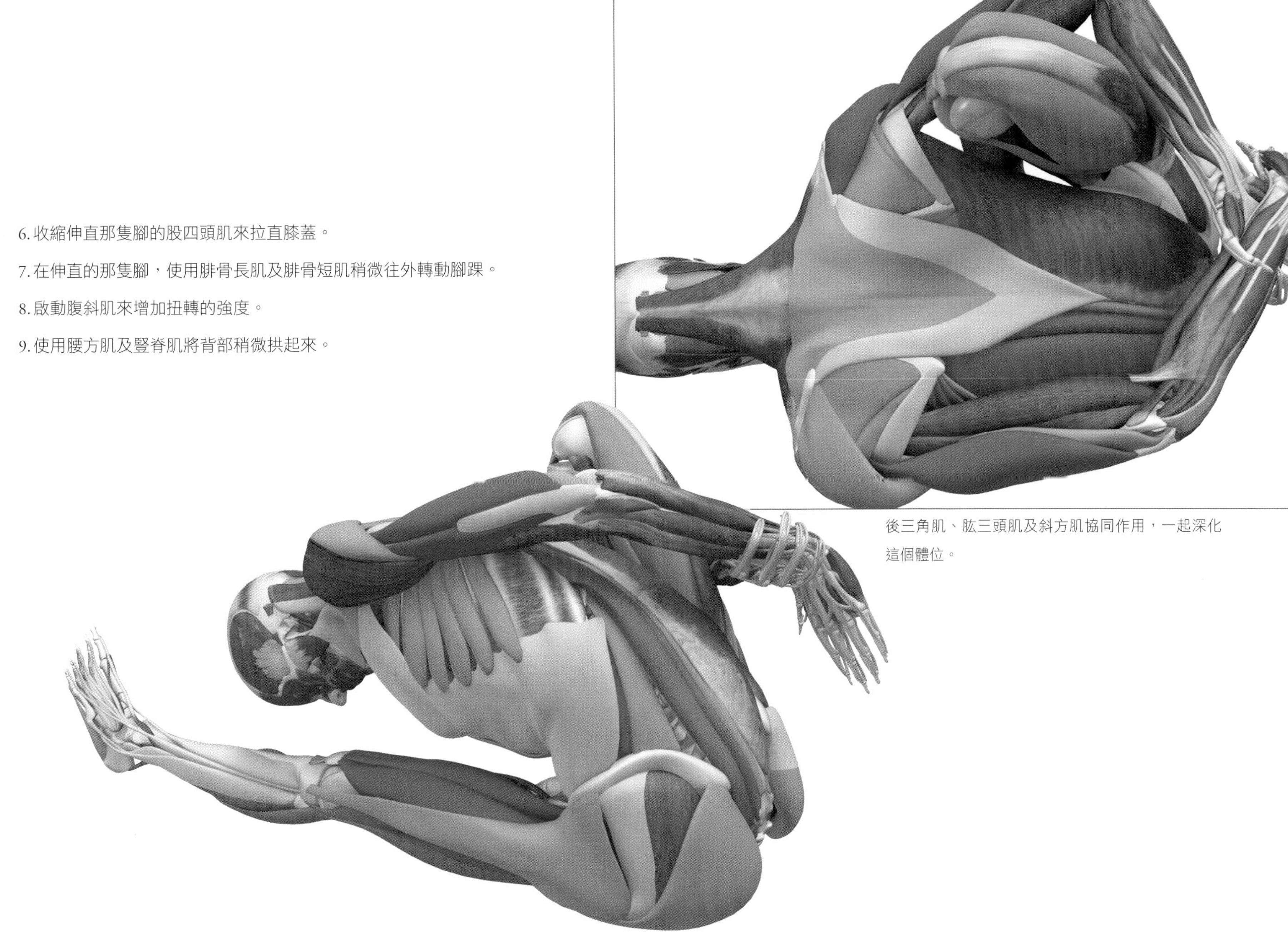

後三角肌、肱三頭肌及斜方肌協同作用，一起深化這個體位。

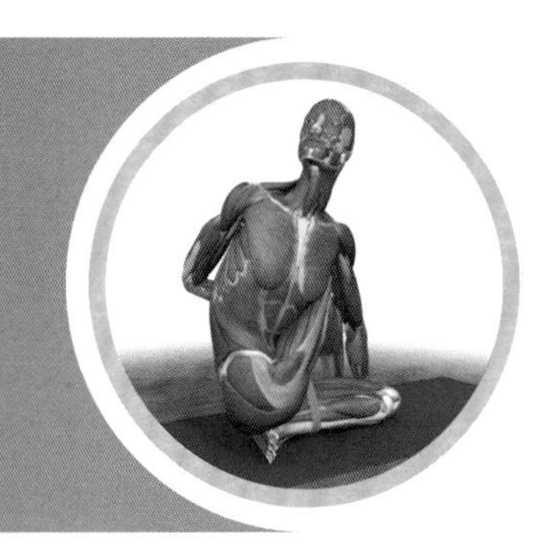

半魚王式（Ardha Matsyendrasana）

這個扭轉體位讓人聯想到鮭魚溯溪而上時魚身扭轉的樣子，因而得名。這個體位運用的是前方手臂與腳部連結產生的能量，以及背後的手連結大腿的能量。這兩頁插圖顯示的是中級程度的扭轉方法，使用輔助帶將後面的手拉向大腿。

協同／活化

1. 啟動前方手臂的肱二頭肌及肱肌，再結合胸大肌來深化軀幹扭轉的強度。
2. 將闊筋膜張肌的外展力量施加在膝蓋上，使之貼緊背後的手臂。
3. 使用後三角肌來伸展肩膀，將肱骨推向膝蓋，以擴展胸廓。
4. 啟動胸肌與肩胛下肌，一起向內轉動背後那隻手的肩膀，伸展棘下肌與小圓肌。

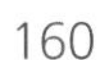

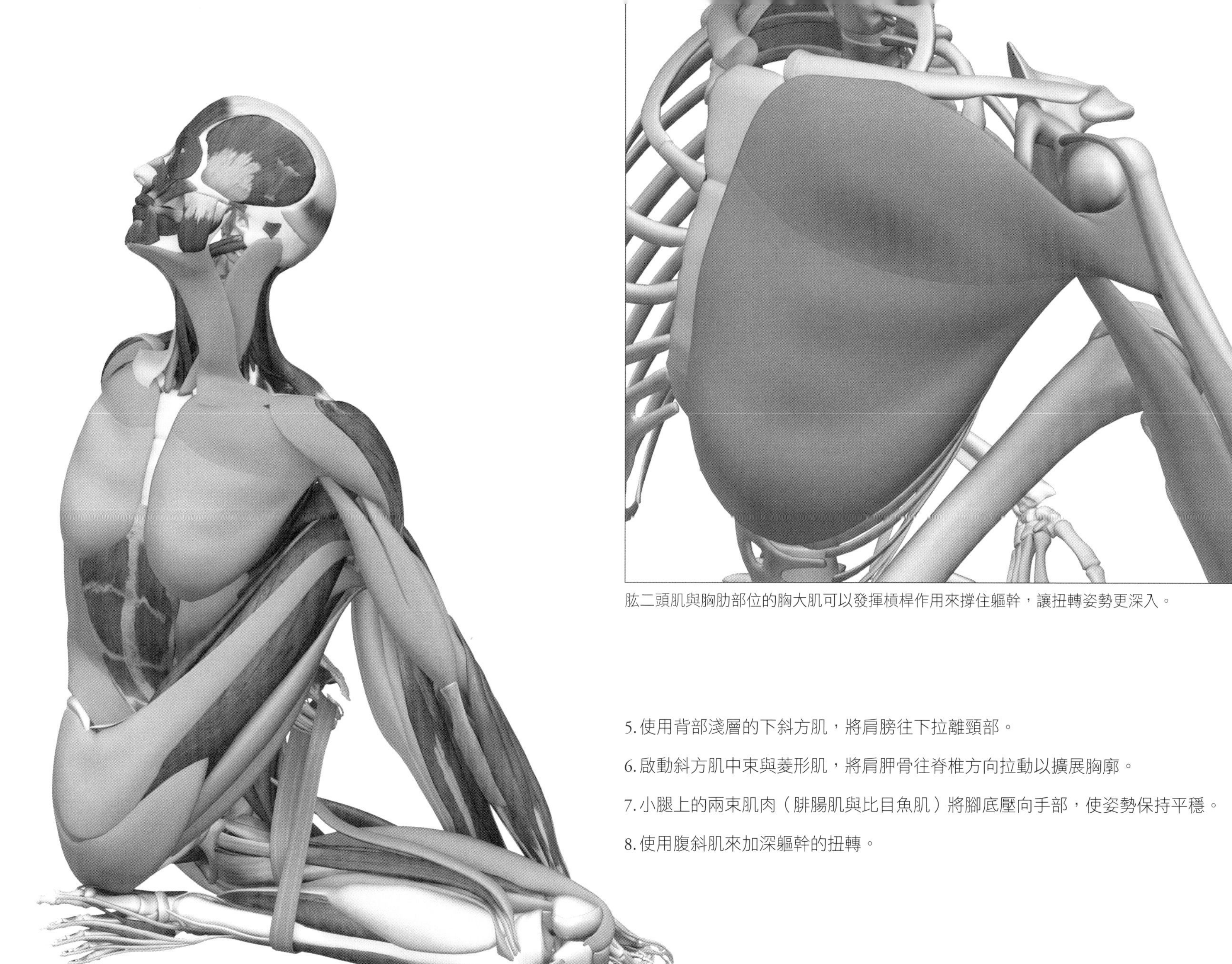

肱二頭肌與胸肋部位的胸大肌可以發揮槓桿作用來撐住軀幹，讓扭轉姿勢更深入。

5. 使用背部淺層的下斜方肌，將肩膀往下拉離頸部。

6. 啟動斜方肌中束與菱形肌，將肩胛骨往脊椎方向拉動以擴展胸廓。

7. 小腿上的兩束肌肉（腓腸肌與比目魚肌）將腳底壓向手部，使姿勢保持平穩。

8. 使用腹斜肌來加深軀幹的扭轉。

7 後彎體位

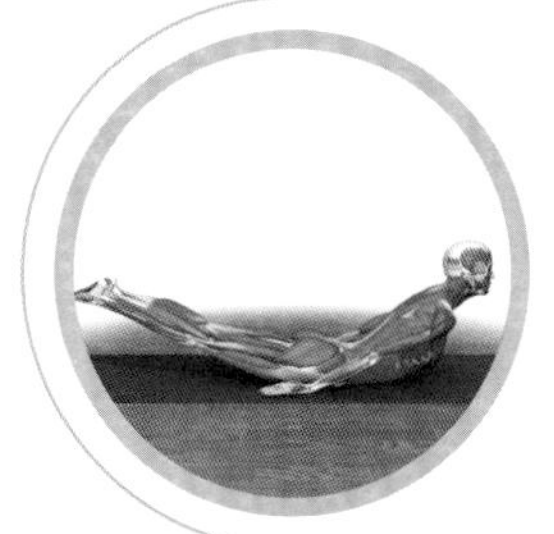
蝗蟲式
Salabhasana
見164頁

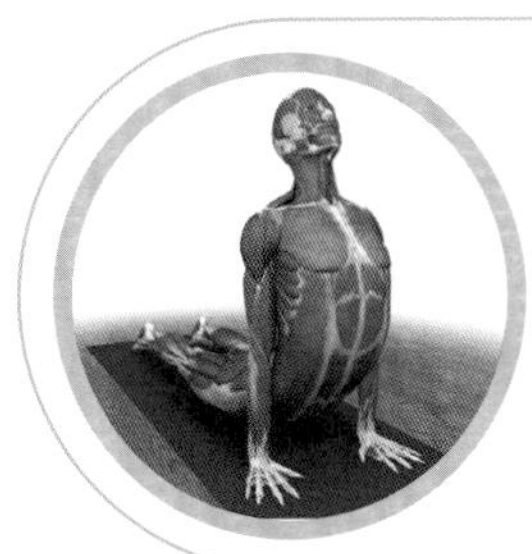
上犬式
Urdhva
Mukha Svanasana
見166頁

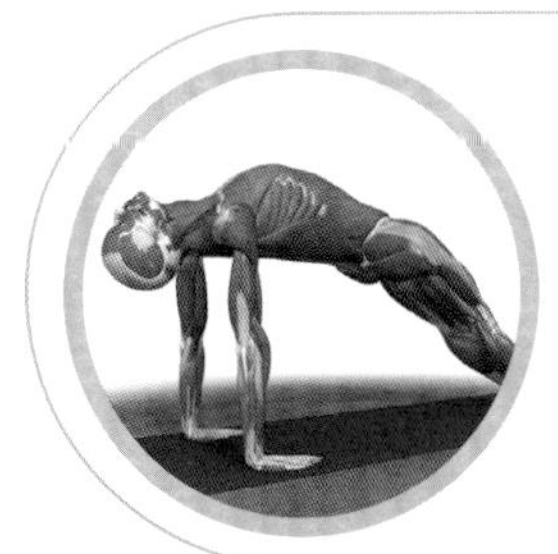
前拉式
Purvottanasana
見168頁

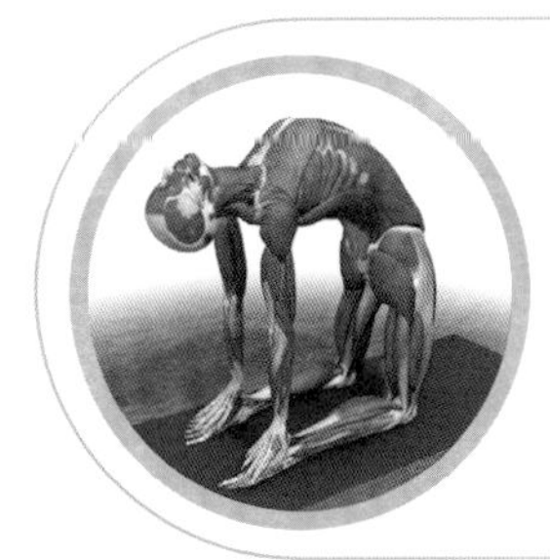
駝式
Ustrasana
見170頁

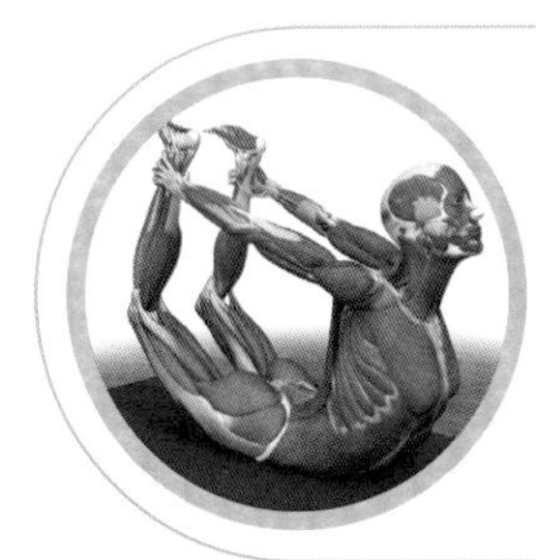
弓式
Danurasana
見172頁

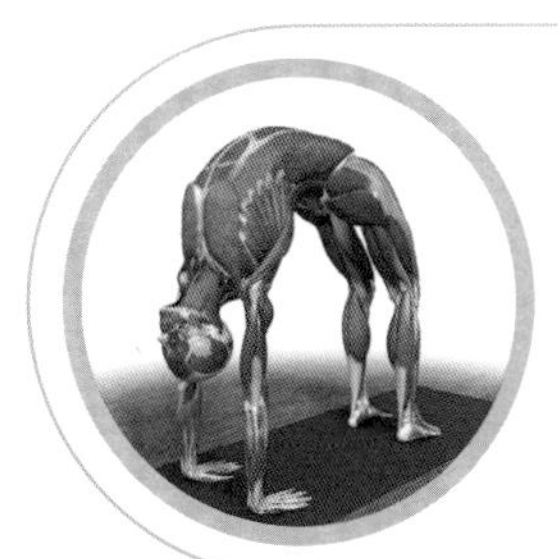
輪式
Urdhva Dhanurasana
見174頁

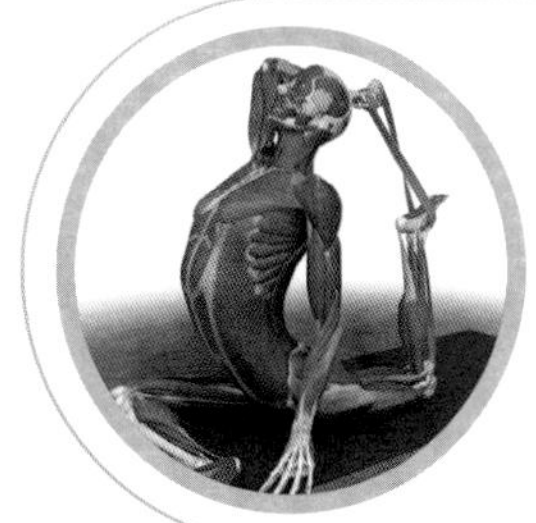
鴿王式一
Eka Pada
Rajakapotasana I
見176頁

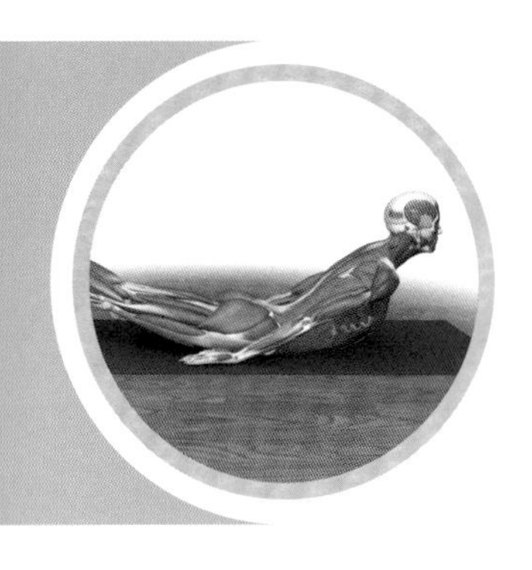

蝗蟲式（Salabhasana）

蝗蟲式可以強化拱起背部的那些肌肉群，包括脊椎兩側的豎脊肌、下背部的腰方肌、橫走於上背部的下斜方肌，還有臀大肌及膕旁肌。這個體位可以當作其他後彎體位（比如輪式及駝式）的預備動作，讓脊椎有更大的伸展空間。

協同／活化

1. 使用臀大肌來延展髖關節，使骨盆向下傾斜形成後屈姿勢。

2. 大腿後方的膕旁肌向外及向上延展髖關節，以及抬起膝蓋。

3. 大腿內側的內收肌群向外伸展髖關節，將兩邊膝蓋併合在一起。

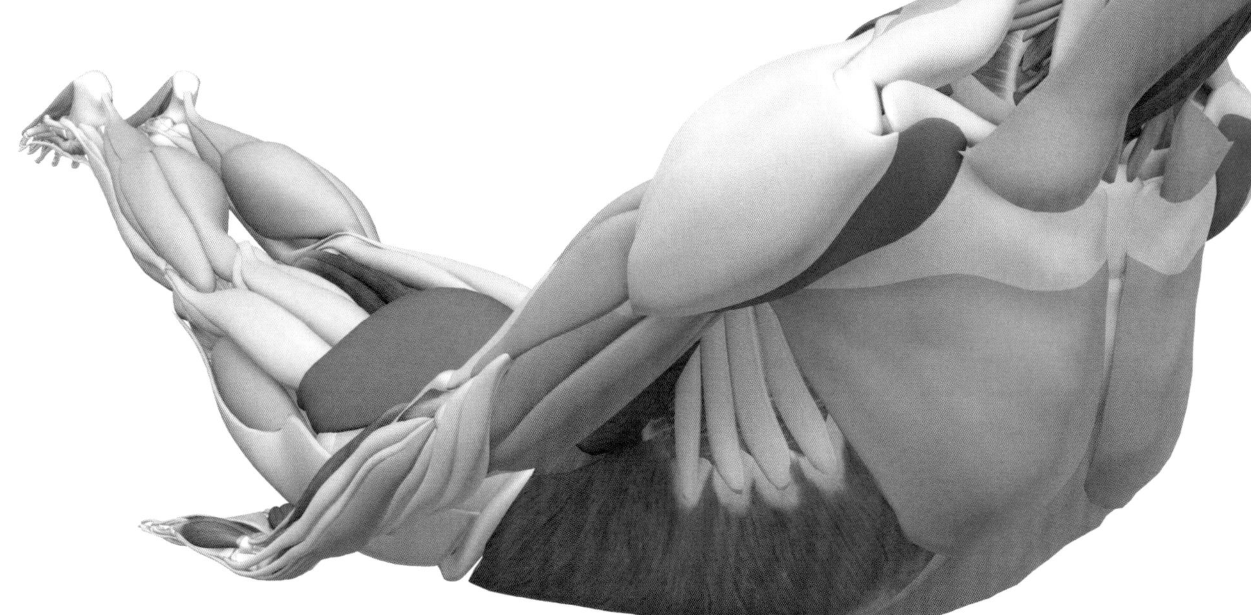

4. 股四頭肌拉直膝蓋。

5. 使用脊椎兩側的豎脊肌來拱起背部。

6. 橫跨背部的下斜方肌將肩膀往後下方拉動。

7. 後三角肌將肩膀往脊椎方向伸展。

8. 肱三頭肌拉直手肘。

9. 胸大肌與胸小肌有助於擴展胸廓。

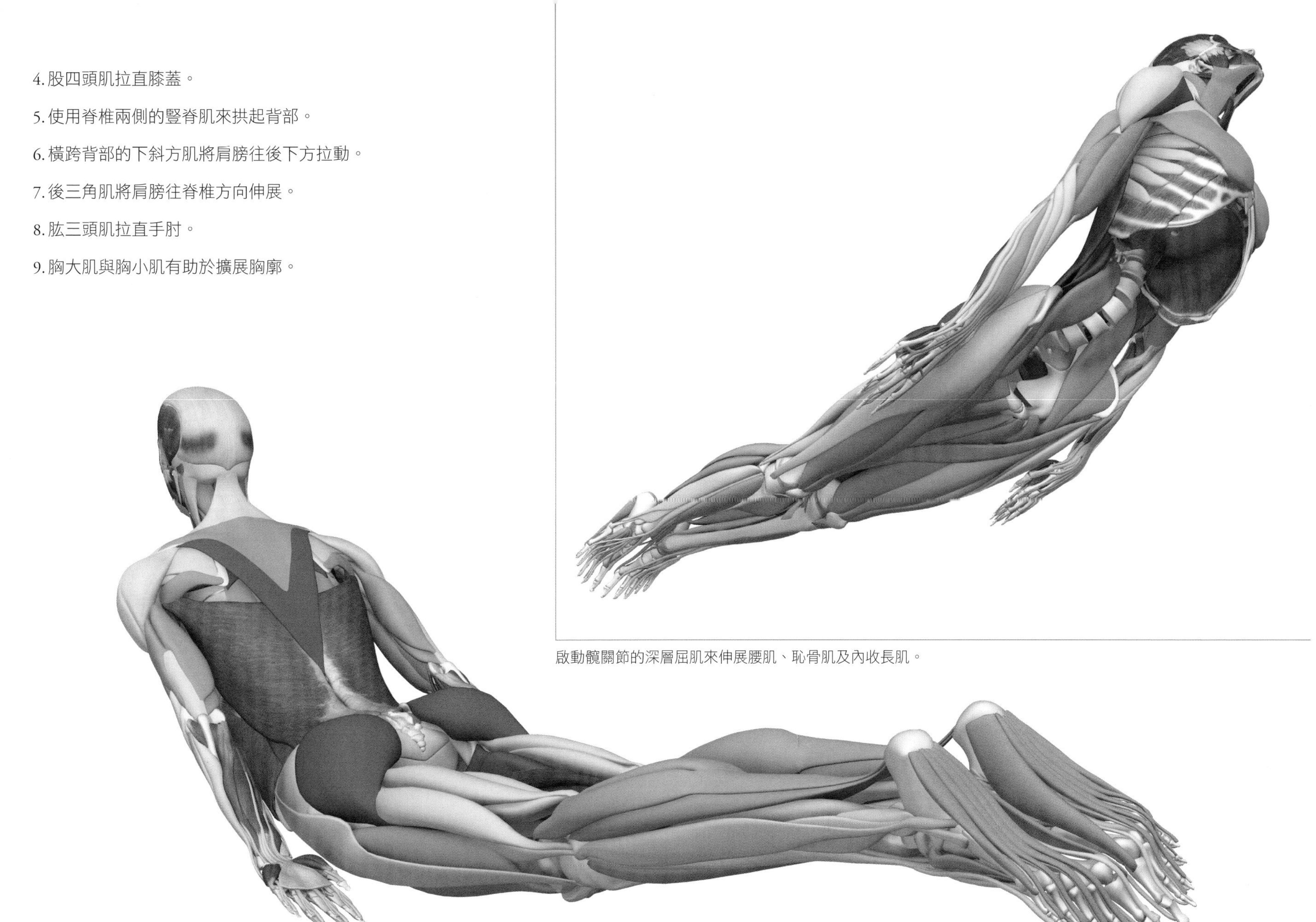

啟動髖關節的深層屈肌來伸展腰肌、恥骨肌及內收長肌。

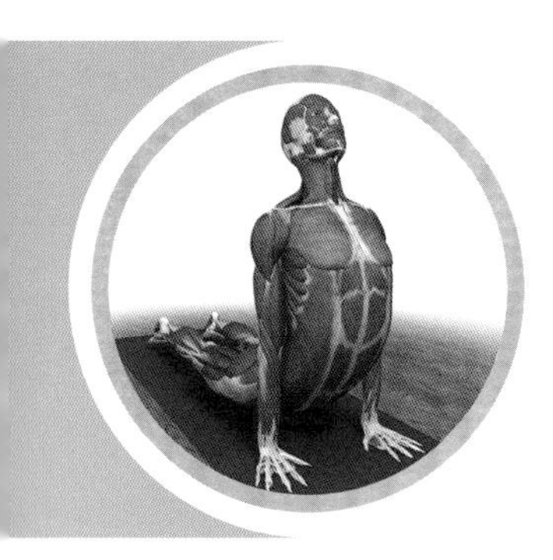

上犬式（Urdhva Mukha Svanasana）

這個後彎體位是拜日式（Suray Namasker）與動瑜伽[4]的組成部分之一，也可以單獨只做上犬式來擴展胸廓、強化雙臂，以及調整背部的伸展肌群。

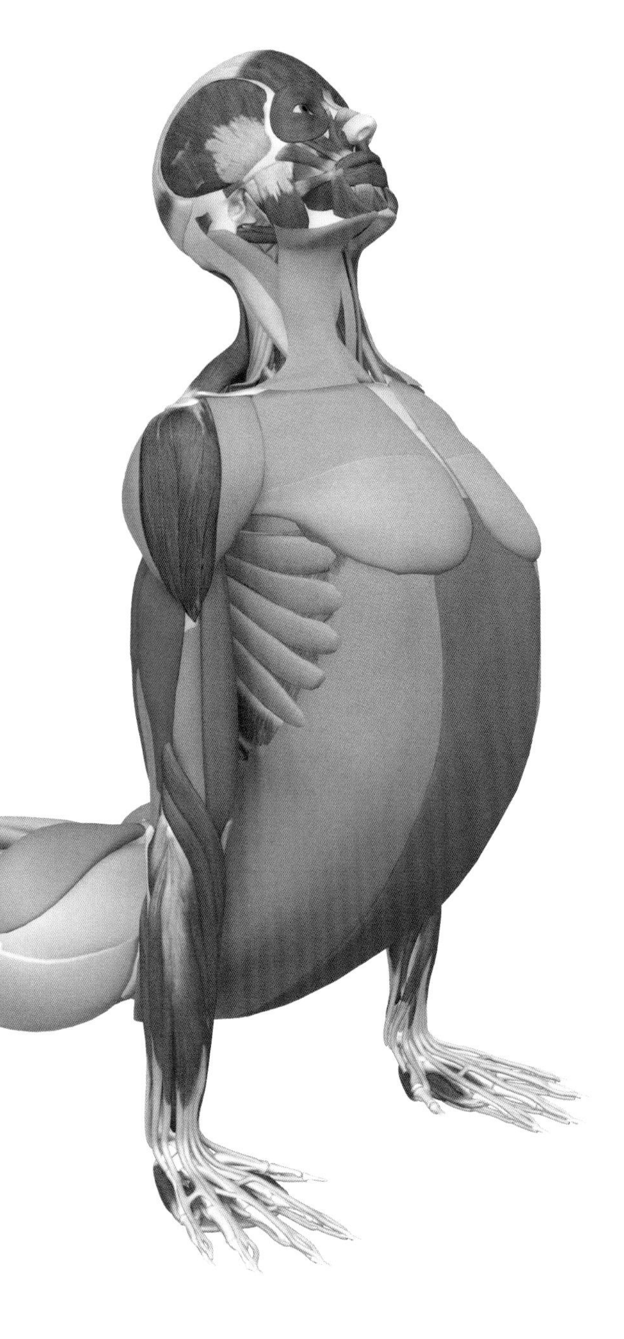

協同／活化

肩膀與手臂

1. 使用上臂後方的肱三頭肌來拉直手肘。
2. 啟動後三角肌將肩膀往後拉動，伸展上臂骨、打開胸廓及伸展上部胸大肌。
3. 肩胛骨後方的棘下肌與小圓肌，將肩膀向外轉動以擴展胸廓。
4. 下斜方肌將肩膀往背部方向下拉，遠離耳朵。
5. 使用下胸大肌來抬高胸廓

軀幹

1. 使用脊椎兩側的豎脊肌來拱起背部。
2. 臀肌、腰肌及腹部肌肉一起穩定骨盆，並保護下背部。

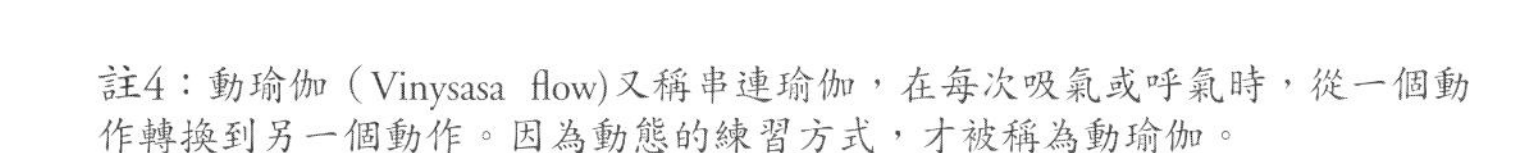
註4：動瑜伽（Vinysasa flow）又稱串連瑜伽，在每次吸氣或呼氣時，從一個動作轉換到另一個動作。因為動態的練習方式，才被稱為動瑜伽。

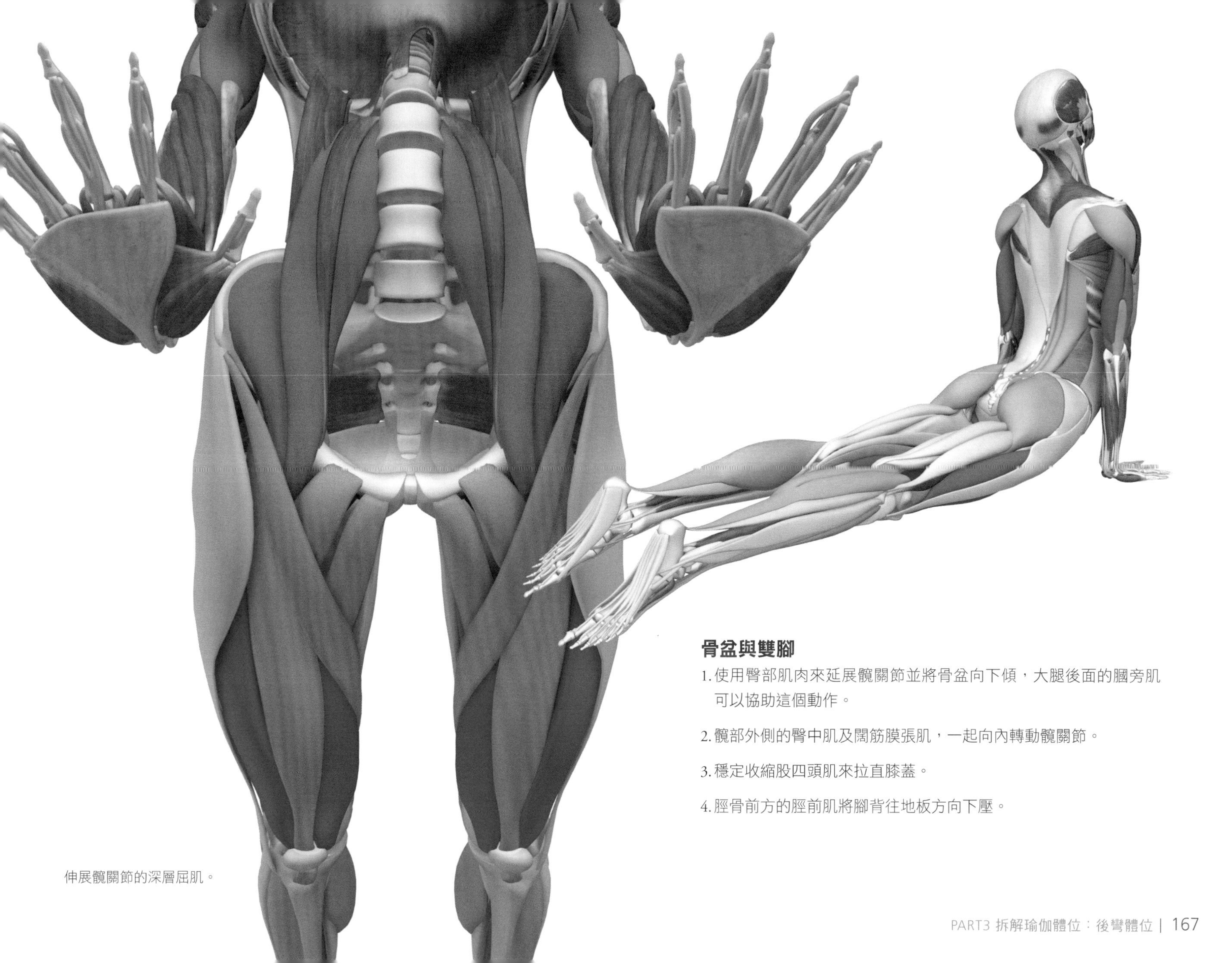

骨盆與雙腳

1. 使用臀部肌肉來延展髖關節並將骨盆向下傾，大腿後面的膕旁肌可以協助這個動作。
2. 髖部外側的臀中肌及闊筋膜張肌，一起向內轉動髖關節。
3. 穩定收縮股四頭肌來拉直膝蓋。
4. 脛骨前方的脛前肌將腳背往地板方向下壓。

伸展髖關節的深層屈肌。

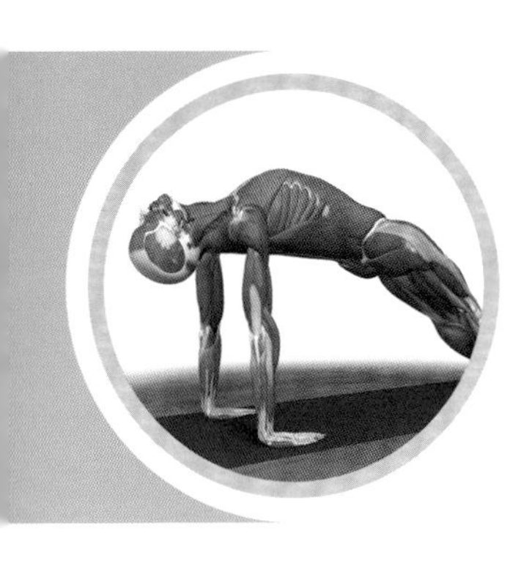

前拉式（Purvottanasana）

前拉式是後彎體位，延展的是肩膀部位，與駝式（Ustrasana）屬於同一類的體位。在前拉式中，不用大幅延展髖關節，著重的是伸展肩膀。

協同／活化

1. 後三角肌將肩膀向後延展，拉離軀幹方向。這樣做可以強烈伸展肩膀的前三角肌、胸部的胸大肌以及上臂的肱二頭肌。
2. 使用肱三頭肌來拉直手肘，讓肱二頭肌的長度變長。

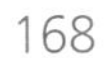

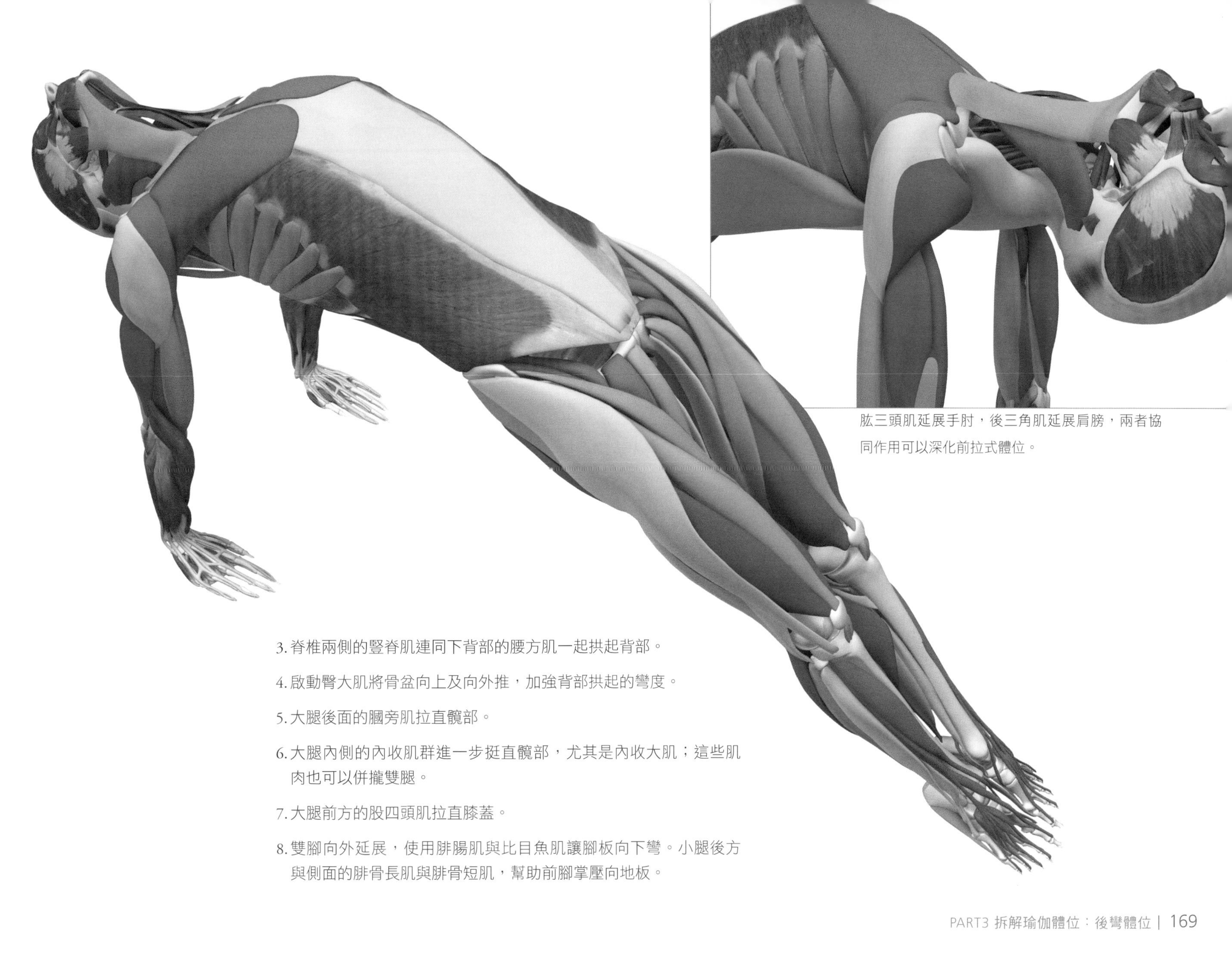

肱三頭肌延展手肘，後三角肌延展肩膀，兩者協同作用可以深化前拉式體位。

3. 脊椎兩側的豎脊肌連同下背部的腰方肌一起拱起背部。
4. 啟動臀大肌將骨盆向上及向外推，加強背部拱起的彎度。
5. 大腿後面的膕旁肌拉直髖部。
6. 大腿內側的內收肌群進一步挺直髖部，尤其是內收大肌；這些肌肉也可以併攏雙腿。
7. 大腿前方的股四頭肌拉直膝蓋。
8. 雙腳向外延展，使用腓腸肌與比目魚肌讓腳板向下彎。小腿後方與側面的腓骨長肌與腓骨短肌，幫助前腳掌壓向地板。

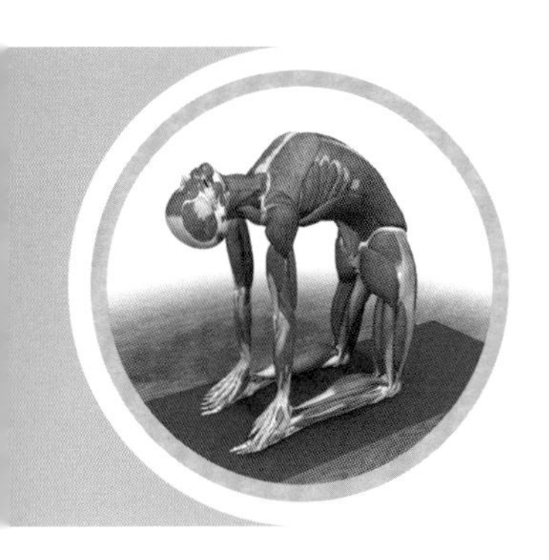

駝式（Ustrasana）

這個後彎體位，肩膀要向後延展，就像前面介紹的前拉式（Purvottanasana）一樣。雙手壓在雙腳腳底，連結身體的上下四肢，如同弓式（Danurasana）的動作。

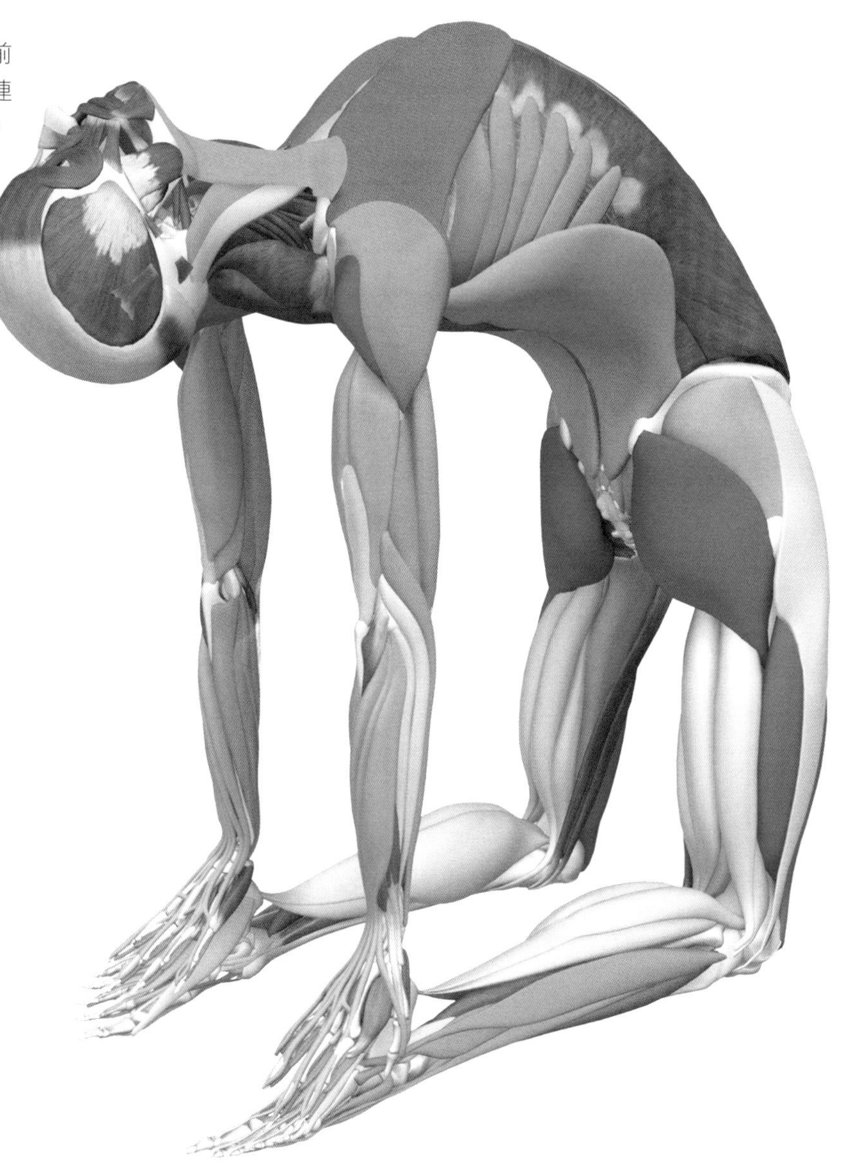

協同／活化

1. 菱形肌（連結脊椎與肩胛骨）、中斜方肌及下斜方肌一起將肩膀向後向下拉。
2. 胸部上方的胸小肌抬起肋骨。
3. 肩膀後方的後三角肌延展上臂。
4. 上臂後方的肱三頭肌拉直手肘。
5. 手腕彎離身體方向。
6. 臀大肌與大腿後方的膕旁肌一起拉直髖關節。
7. 大腿內側的內收肌群施力拉直髖關節，將股骨拉近身體方向。
8. 髖部外側的闊筋膜張肌及臀中肌一起將股骨往內轉，這個動作可以緩衝臀大肌向外轉動大腿的力量。
9. 大腿前方的股四頭肌拉直膝蓋，使股骨與地板維持90度角。
10. 啟動小腿的腓腸肌及比目魚肌，將腳踝彎離脛骨方向。

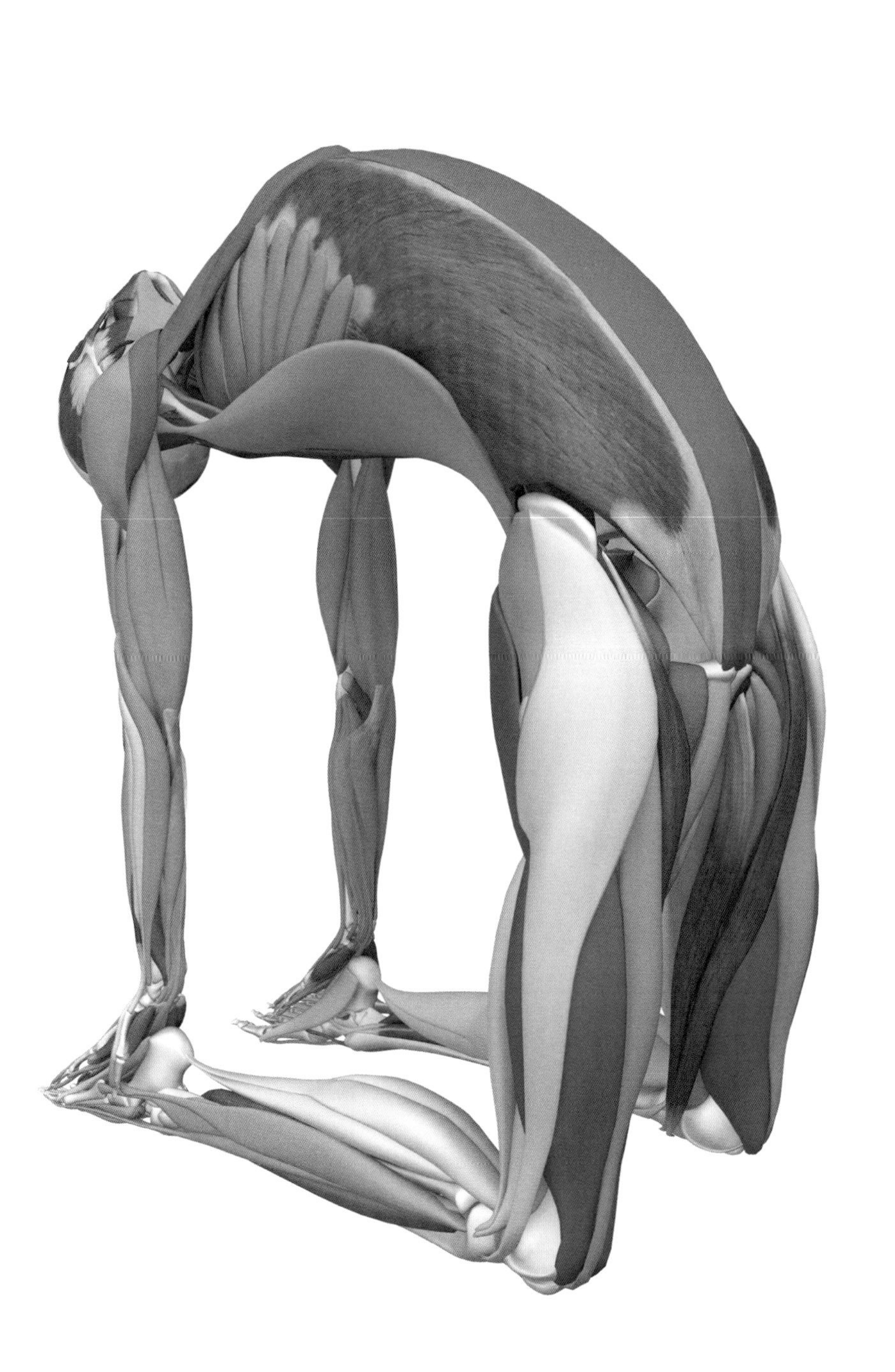

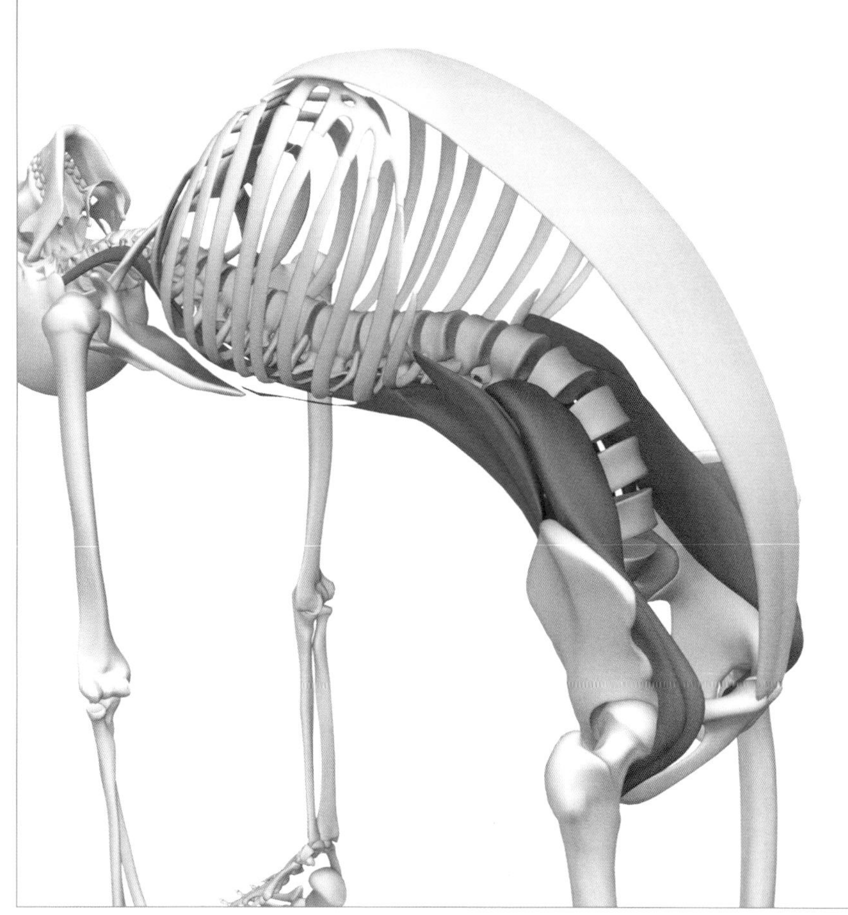

腰肌及腰方肌有保護腰椎的作用。輕輕收縮腹直肌會產生「腹部氣囊效應」，將腹部臟器壓向脊椎方向，提供更多的保護。

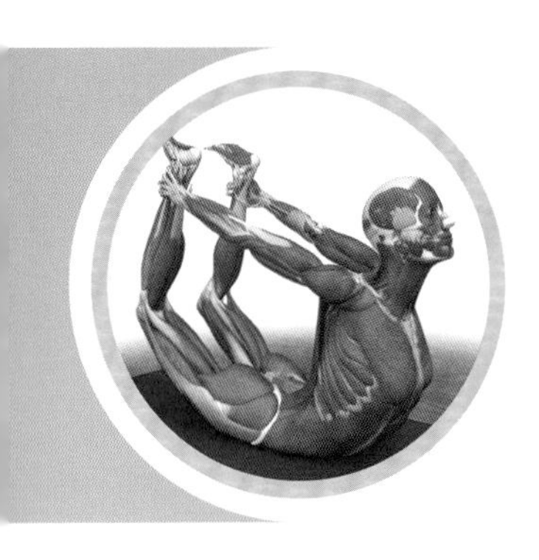

弓式（Danurasana）

在這個體位中，軀幹與雙腳做出如彎弓的形狀，而雙手就是弓弦。收縮背部肌肉，可以舒張扮演弓弦的雙手。持續啟動身體前方的肌肉，讓弓形保持緊繃。手肘彎得更深可以拉動弓弦，彎曲弓形的身體。

協同／活化

1. 後三角肌（位於肩膀後方）及肱三頭肌（在上臂後方）一起延展手肘，讓雙手可以捉住腳踝。這個動作連結了弓與弓弦。肱二頭肌彎曲手肘，繃緊弓弦，如此便可以形成弓形。
2. 使用大腿後方的膕旁肌來彎曲膝蓋，將腳踝帶往雙手位置。
3. 脛骨前方的脛前肌將腳踝彎向脛骨方向；小腿外側的腓骨長肌與腓骨短肌稍微往外轉動腳踝。這些動作可以維持住手與腳的連結。
4. 背部的下斜方肌及連結肩胛骨與脊椎的菱形肌，將肩膀往後下方拉，以擴展胸廓。

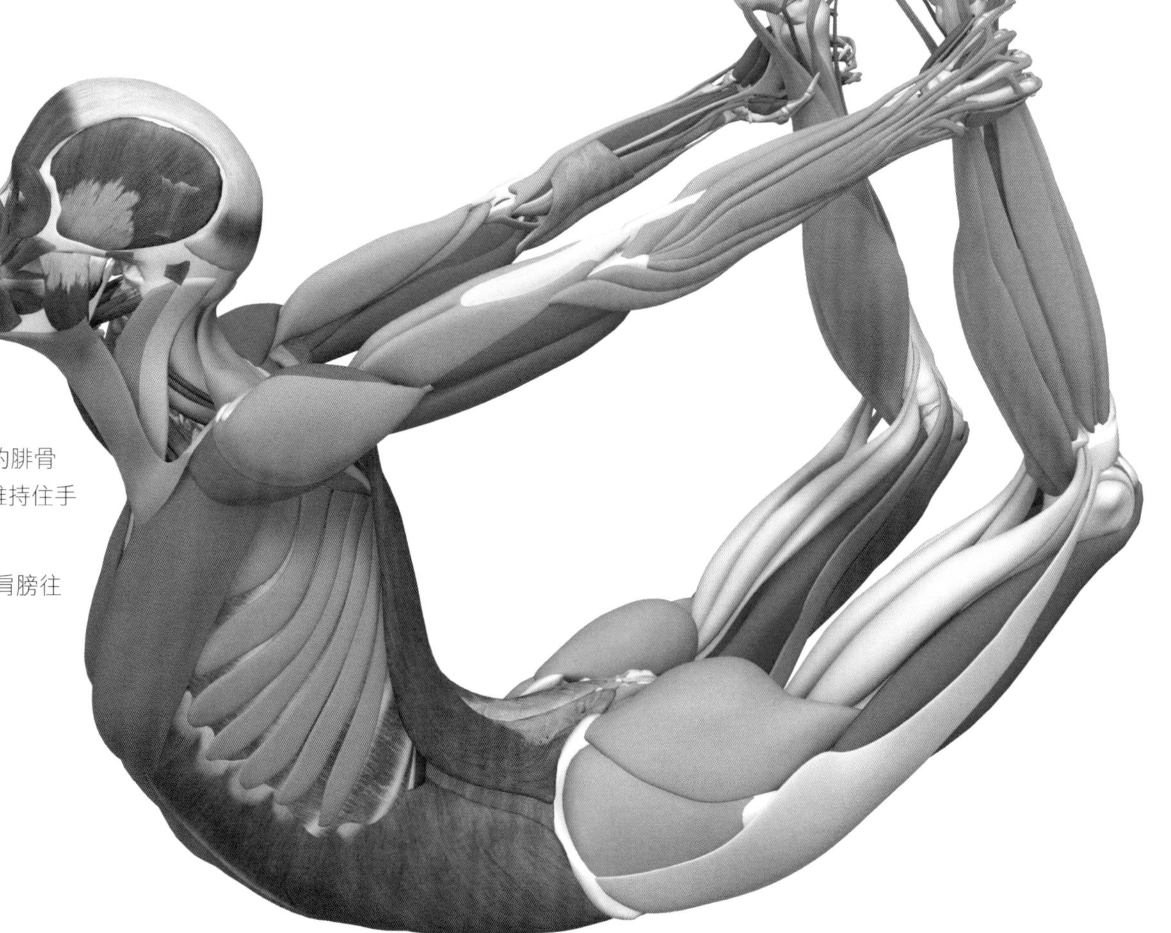

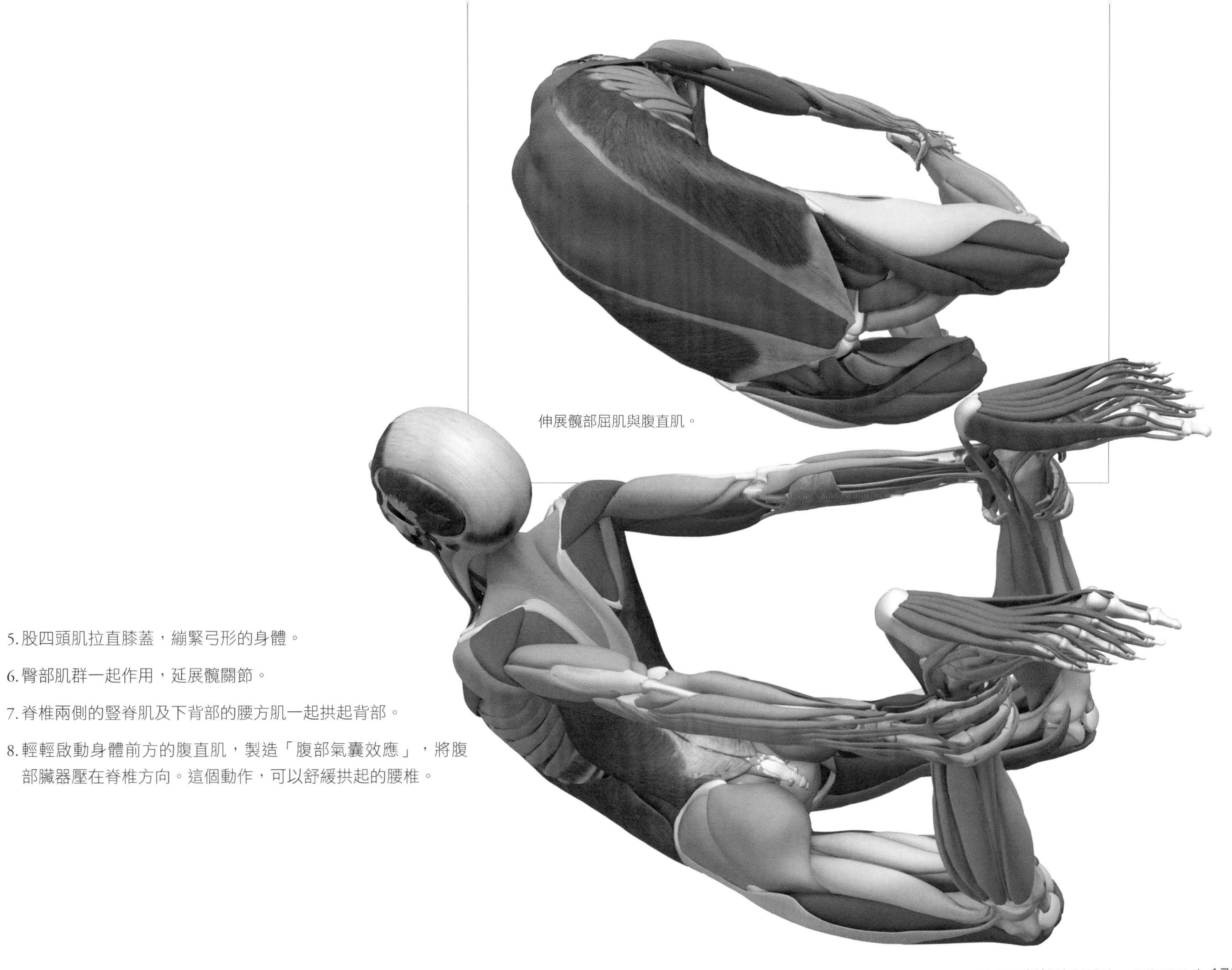

伸展髖部屈肌與腹直肌。

5. 股四頭肌拉直膝蓋，繃緊弓形的身體。

6. 臀部肌群一起作用，延展髖關節。

7. 脊椎兩側的豎脊肌及下背部的腰方肌一起拱起背部。

8. 輕輕啟動身體前方的腹直肌，製造「腹部氣囊效應」，將腹部臟器壓在脊椎方向。這個動作，可以舒緩拱起的腰椎。

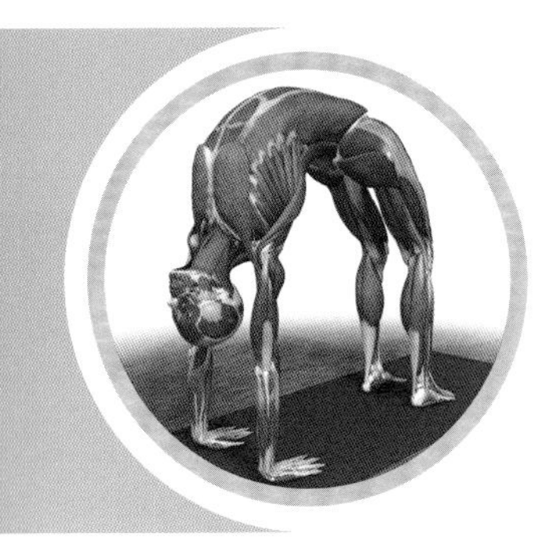

輪式（Urdhva Dhanurasana）

後彎體位的輪式讓肩膀能夠完全彎向頭部位置。與弓式（Danurasana）不同之處，在於輪式的肩膀是彎離身體方向，因此伸展到及活動到的肌肉也不一樣，特別是肩膀部位的肌群。

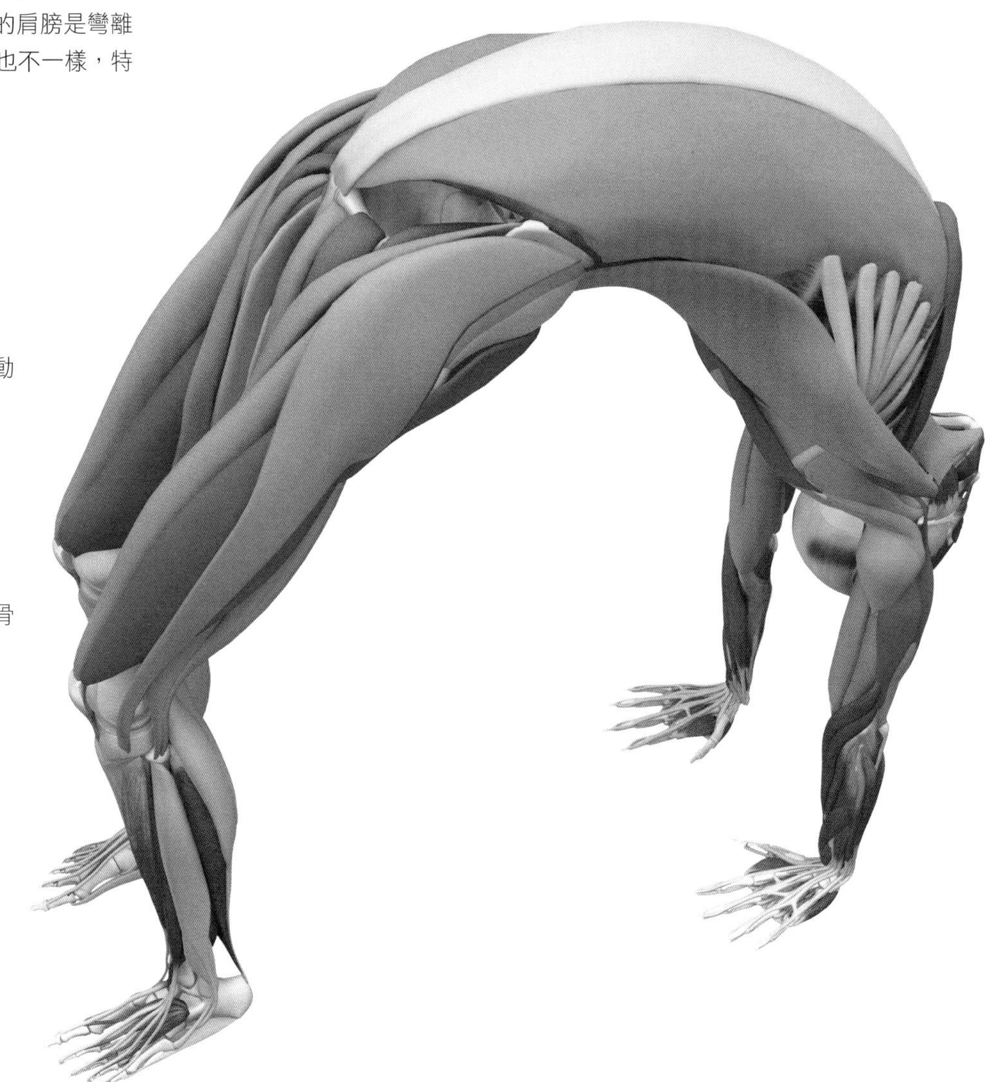

協同／活化

肩膀與手臂

1. 上臂後方的肱三頭肌拉直手肘。收縮上臂肌肉的長頭，向外轉動肩胛骨，並幫助平穩在肩膀球窩關節內的肱骨頭。
2. 前三角肌讓肩膀彎向地板方向。
3. 棘下肌與小圓肌（在肩胛骨與肩膀後方）往外轉動肩膀。
4. 背部的上斜方肌抬升肩胛帶。
5. 斜方肌中束與菱形肌（連結脊椎與肩胛骨的肌肉）一起將肩胛骨拉往身體中線。
6. 下斜方肌將肩膀拉離頸部方向。
7. 手腕的伸展肌群將手腕彎向前臂方向。

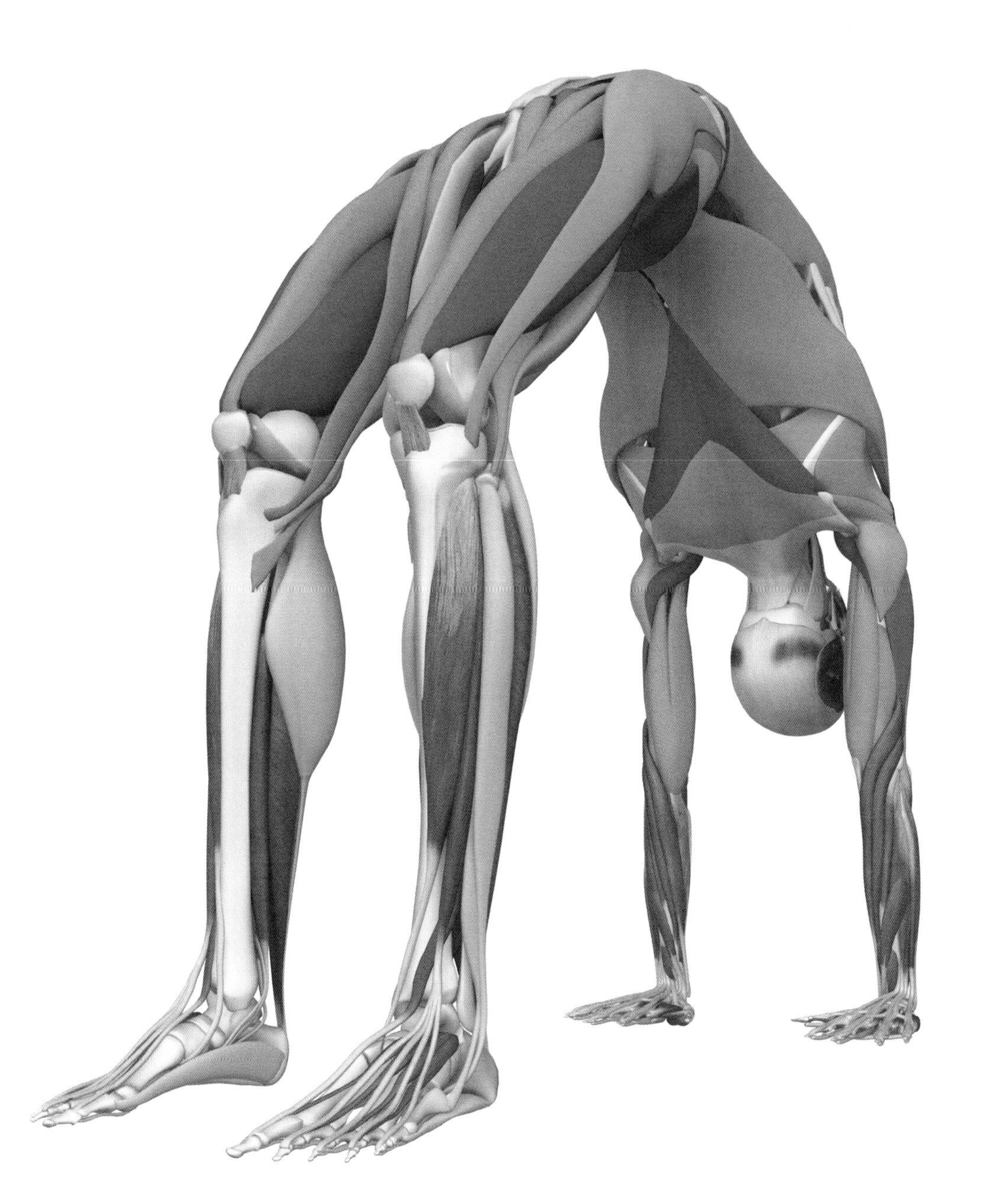

軀幹

1. 脊椎兩側的豎脊肌拱起背部。
2. 下背的腰方肌和大腿上方的腰肌一起穩定下背部。
3. 輕輕收縮腹直肌（從胸部延伸到恥骨），製造「腹部氣囊效應」，給下背部更多保護。

骨盆與雙腳

1. 臀大肌與大腿後方的膕旁肌一起延展髖關節。
2. 闊筋膜張肌（在髖部外側）與臀大肌（位於臀部深處）一起將髖部及股骨往內轉動。
3. 大腿內側的內收肌群拉直股骨，將兩邊股骨拉向身體方向。
4. 大腿前方的股四頭肌拉直膝蓋。
5. 小腿外側的腓骨肌稍微往外轉動腳踝。
6. 小腿的腓腸肌與比目魚肌將雙腳往下壓，保持姿勢的平穩。

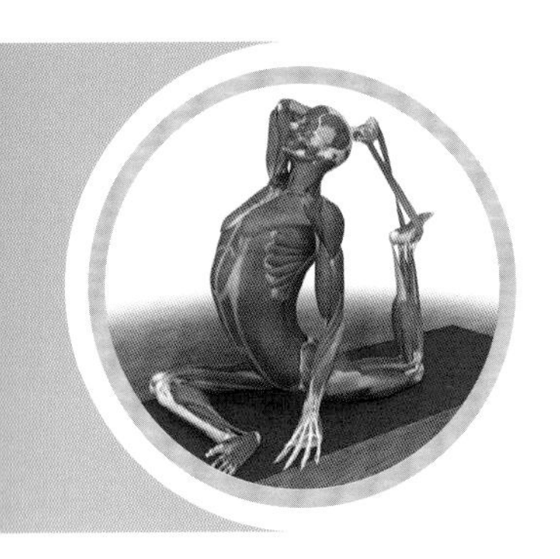

鴿王式一（Eka Pada Rajakapotasana I）

這是瑜伽的進階後彎體位，下圖使用了輔助帶來拉腳。練習時，要特別著重的部位是胸部，透過啟動胸小肌（在胸部上方）及菱形肌（連結脊椎和肩胛骨），可以幫助身體挺直及擴展胸廓。

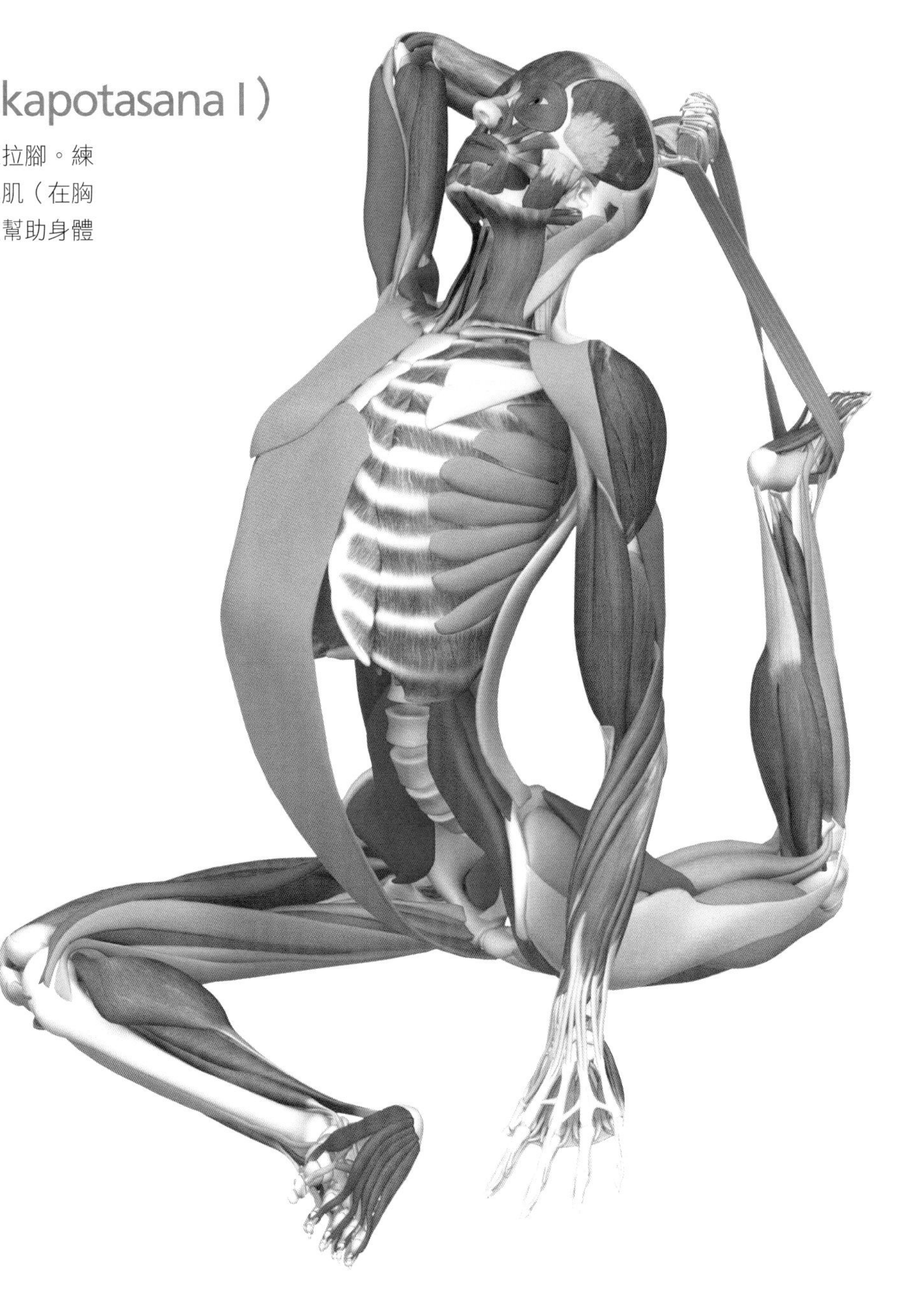

協同／活化

1. 使用下列肌群往外轉動前面那隻腳：股骨前方的腰肌、連結骨盆與股骨的縫匠肌、大腿的深層外旋肌群，這幾束肌肉都具有轉動的能力。
2. 髖關節向外轉動時，前面那隻腳的闊筋膜張肌與臀中肌會拉長。
3. 縫匠肌與臀中肌將股骨拉離身體中線。
4. 前面那隻腳的膕旁肌彎曲膝蓋。
5. 後面那隻腳的臀大肌將髖關節向前壓，讓骨盆向下傾並伸展股骨。
6. 臀中肌與闊筋膜張肌一起往內轉動髖關節。
7. 膕旁肌彎曲膝蓋，並加大髖關節的伸展幅度。
8. 脛肌與腓骨肌（位於脛骨與小腿上）彎曲腳踝，同時稍微往外轉動。這些動作創造出一個空間，讓我們可以用手抓腳，連結上下肢。

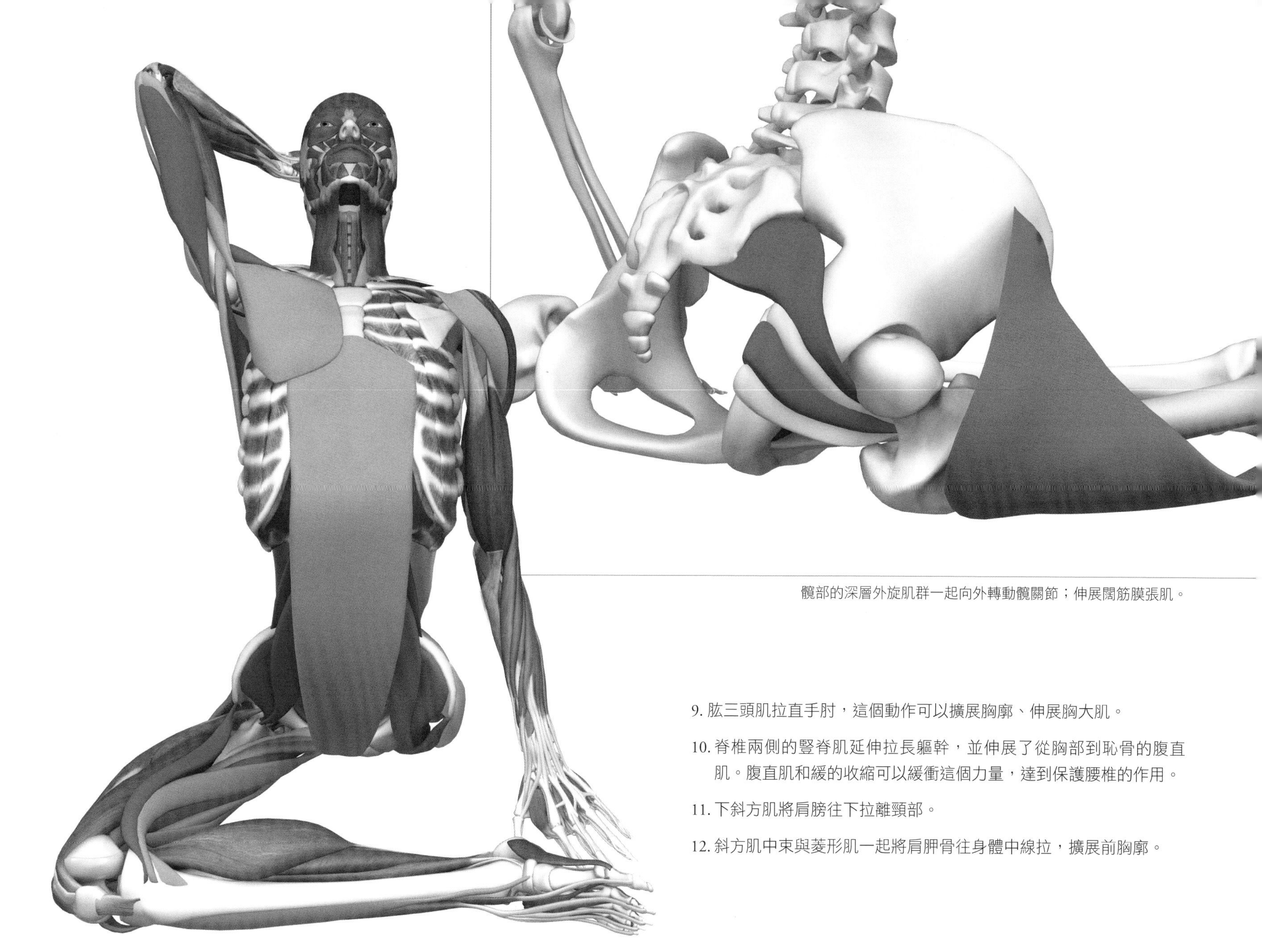

髖部的深層外旋肌群一起向外轉動髖關節；伸展闊筋膜張肌。

9. 肱三頭肌拉直手肘，這個動作可以擴展胸廓、伸展胸大肌。
10. 脊椎兩側的豎脊肌延伸拉長軀幹，並伸展了從胸部到恥骨的腹直肌。腹直肌和緩的收縮可以緩衝這個力量，達到保護腰椎的作用。
11. 下斜方肌將肩膀往下拉離頸部。
12. 斜方肌中束與菱形肌一起將肩胛骨往身體中線拉，擴展前胸廓。

8 手臂平衡體位

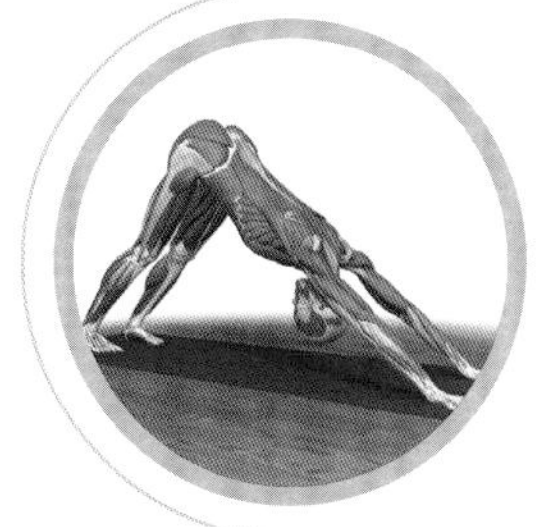

下犬式
Adho Mukha Svanasana
見180頁

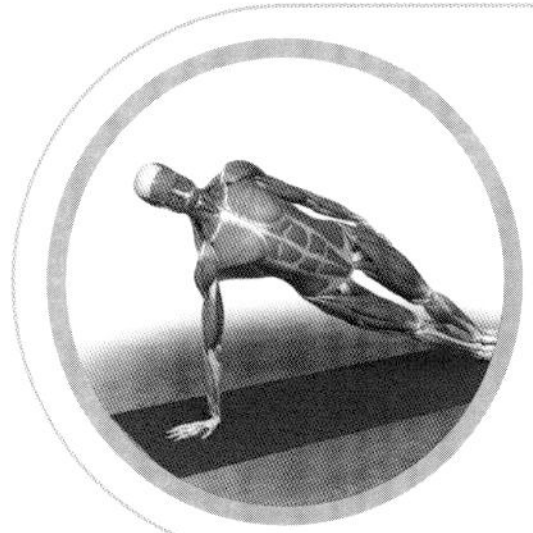

側棒式
Vasisthasana
見182頁

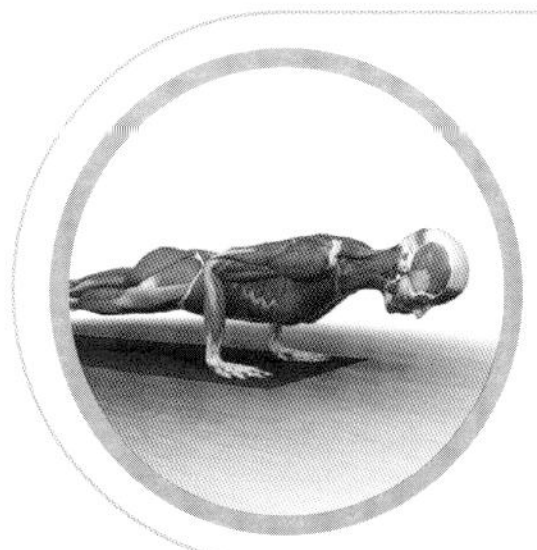

鱷魚式
Chaturanga Dandasana
見184頁

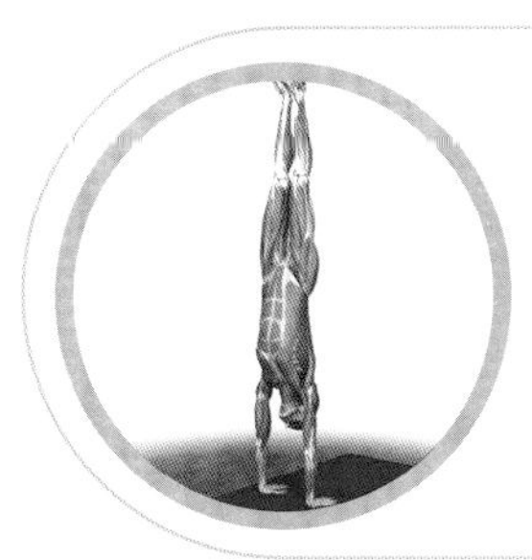

手倒立式
Adho Mukha Vrksasana
見186頁

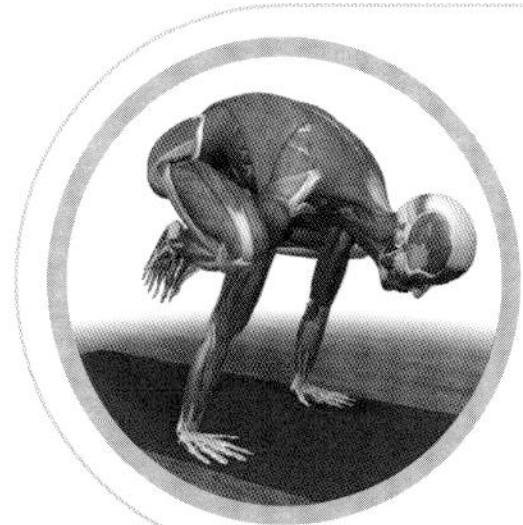

烏鴉式
Bakasana
見188頁

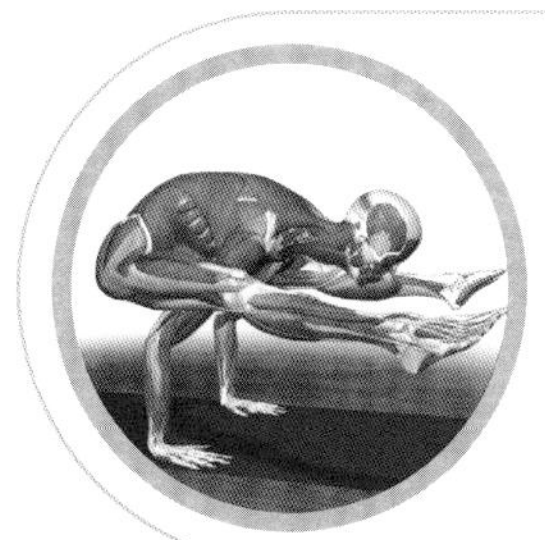

螢火蟲式
Titibasana
見192頁

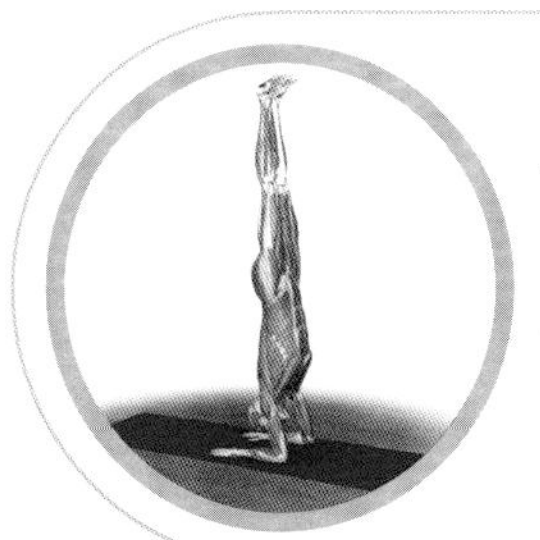

孔雀式
Pincha Mayurasana
見194頁

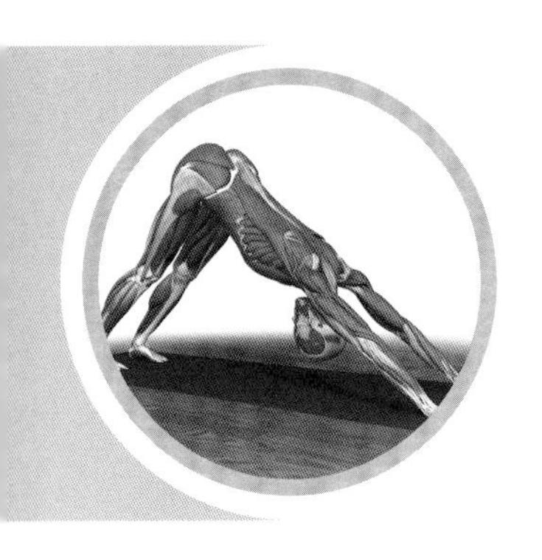

下犬式（Adho Mukha Svanasana）

下犬式是一種半倒立的手臂平衡體位，可以當作恢復姿勢。下犬式是一個活用的體位法，可以伸展及強化身體的許多不同部位，也可以當成練習時要回復到休息狀態的過渡姿勢。

協同／活化

肩膀與手臂

1. 肱三頭肌拉長手肘。
2. 前三角肌將肩膀與手臂高舉過頭。
3. 棘下肌與小圓肌向外轉動肩膀。
4. 菱形肌與斜方肌中束將肩胛骨拉往身體中線。
5. 下斜方肌將肩膀拉離頸部。

軀幹

1. 豎脊肌稍微拱起背部。
2. 腰方肌結合腰肌一起拱起腰椎。
3. 收縮腹部肌肉將內部臟器往內拉並彎曲軀幹。

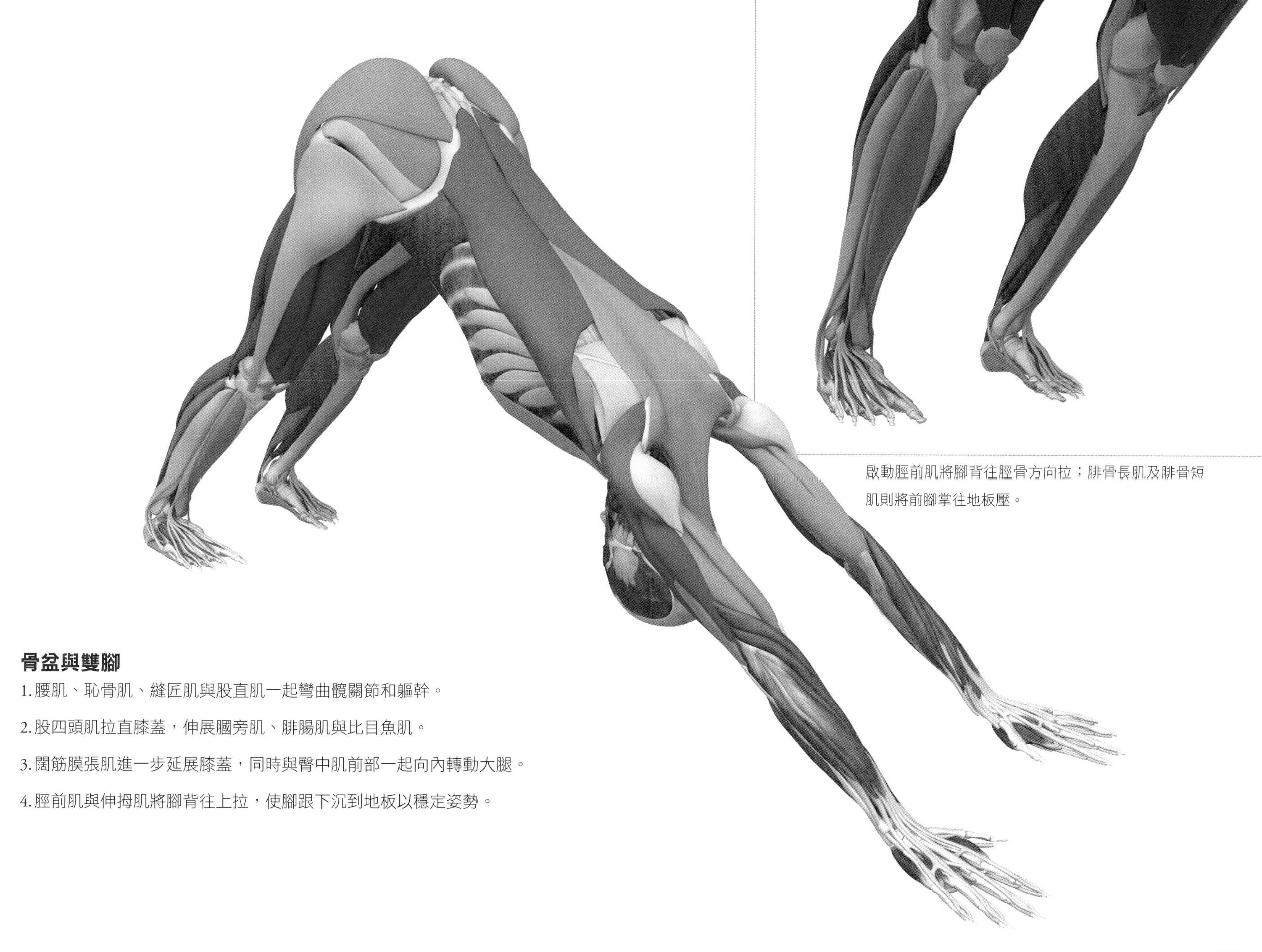

啟動脛前肌將腳背往脛骨方向拉；腓骨長肌及腓骨短肌則將前腳掌往地板壓。

骨盆與雙腳

1. 腰肌、恥骨肌、縫匠肌與股直肌一起彎曲髖關節和軀幹。

2. 股四頭肌拉直膝蓋，伸展膕旁肌、腓腸肌與比目魚肌。

3. 闊筋膜張肌進一步延展膝蓋，同時與臀中肌前部一起向內轉動大腿。

4. 脛前肌與伸拇肌將腳背往上拉，使腳跟下沉到地板以穩定姿勢。

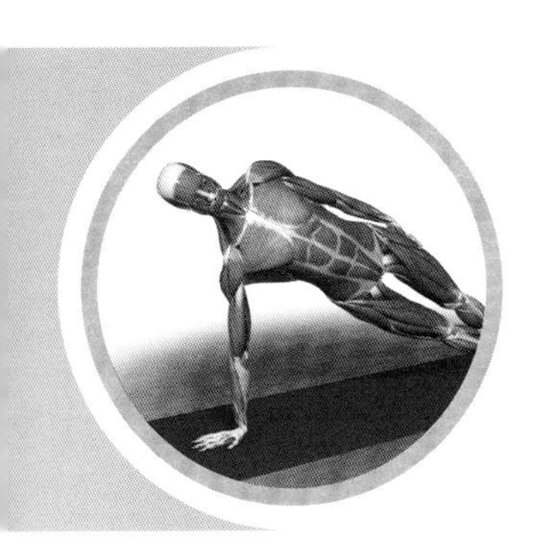

側棒式（Vasisthasana）

這個體位的梵文是依婆羅門聖哲瓦希斯塔（Vasistha）命名的，是一種單手平衡的姿勢，對於孤立訓練及強化肩膀的深層、淺層肌肉有很大的作用，包括肩旋轉肌群。這個體位也可以用來強化手腕與手肘的穩定肌群，還可用來訓練平衡感。

協同／活化

肩膀與手臂

1. 穩定地收縮肱三頭肌（位於撐住身體的這隻手）來撐直手肘，拉長肱二頭肌。
2. 啟動側三角肌將手臂拉離體側；使用前三角肌及後三角肌來調整這個動作。
3. 棘上肌是肩膀的深層肌肉，可幫助側三角肌將手臂拉離體側；而棘下肌及小圓肌的作用，則是一起往外轉動手臂，並穩定肩窩內的肱骨頭。
4. 在胸鎖部位的胸大肌與斜方肌一起穩定上臂與肩胛帶。
5. 下斜方肌將肩膀帶離頸部並擴展胸廓。
6. 啟動手臂上方的下胸大肌，將手壓往大腿側邊。收縮肱三頭肌來拉直手肘。

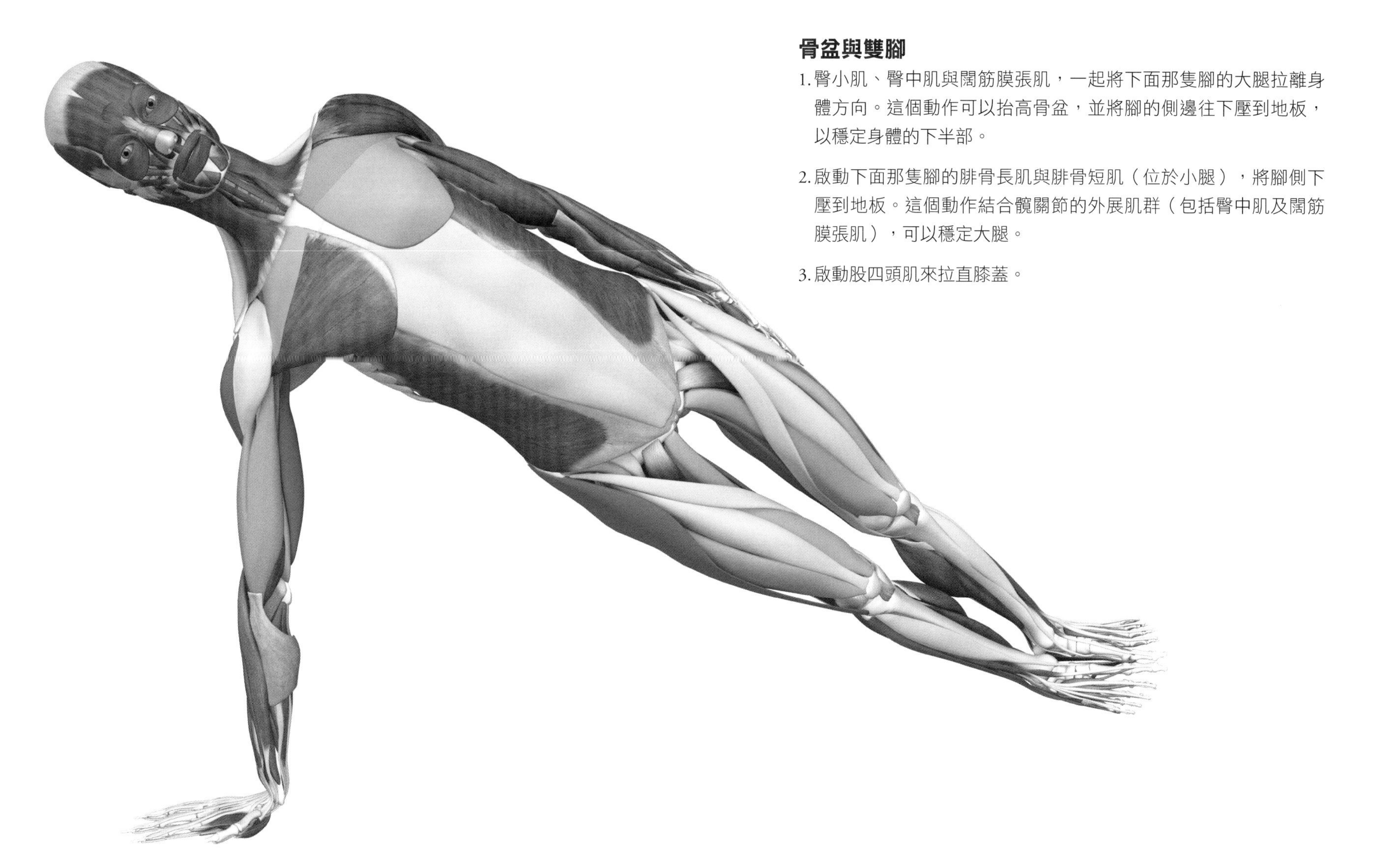

軀幹

1. 啟動脊椎兩側的豎脊肌稍微拱起背部，以及穩定脊椎。

2. 腹直肌可以平衡背部肌肉的動作。

骨盆與雙腳

1. 臀小肌、臀中肌與闊筋膜張肌，一起將下面那隻腳的大腿拉離身體方向。這個動作可以抬高骨盆，並將腳的側邊往下壓到地板，以穩定身體的下半部。

2. 啟動下面那隻腳的腓骨長肌與腓骨短肌（位於小腿），將腳側下壓到地板。這個動作結合髖關節的外展肌群（包括臀中肌及闊筋膜張肌），可以穩定大腿。

3. 啟動股四頭肌來拉直膝蓋。

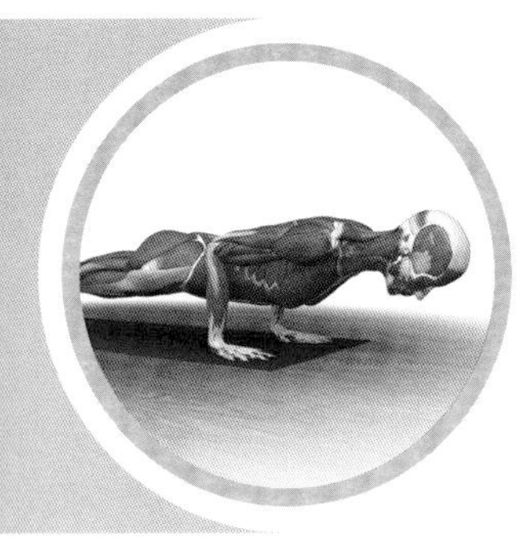

鱷魚式（Chaturanga Dandasana）

許多瑜伽系統在做拜日式或動瑜伽時，在從站立前彎式（Uttanasana）做到上犬式（Urdhva Mukha Svanasana）時，都會使用這個體位當作過渡姿勢。當然，你也可以把鱷魚式當成獨立的體位來練習，每次維持較久的時間來強化核心肌群，以及啟動深層的內部肌肉（即稱為鎖印的能量收束法）。

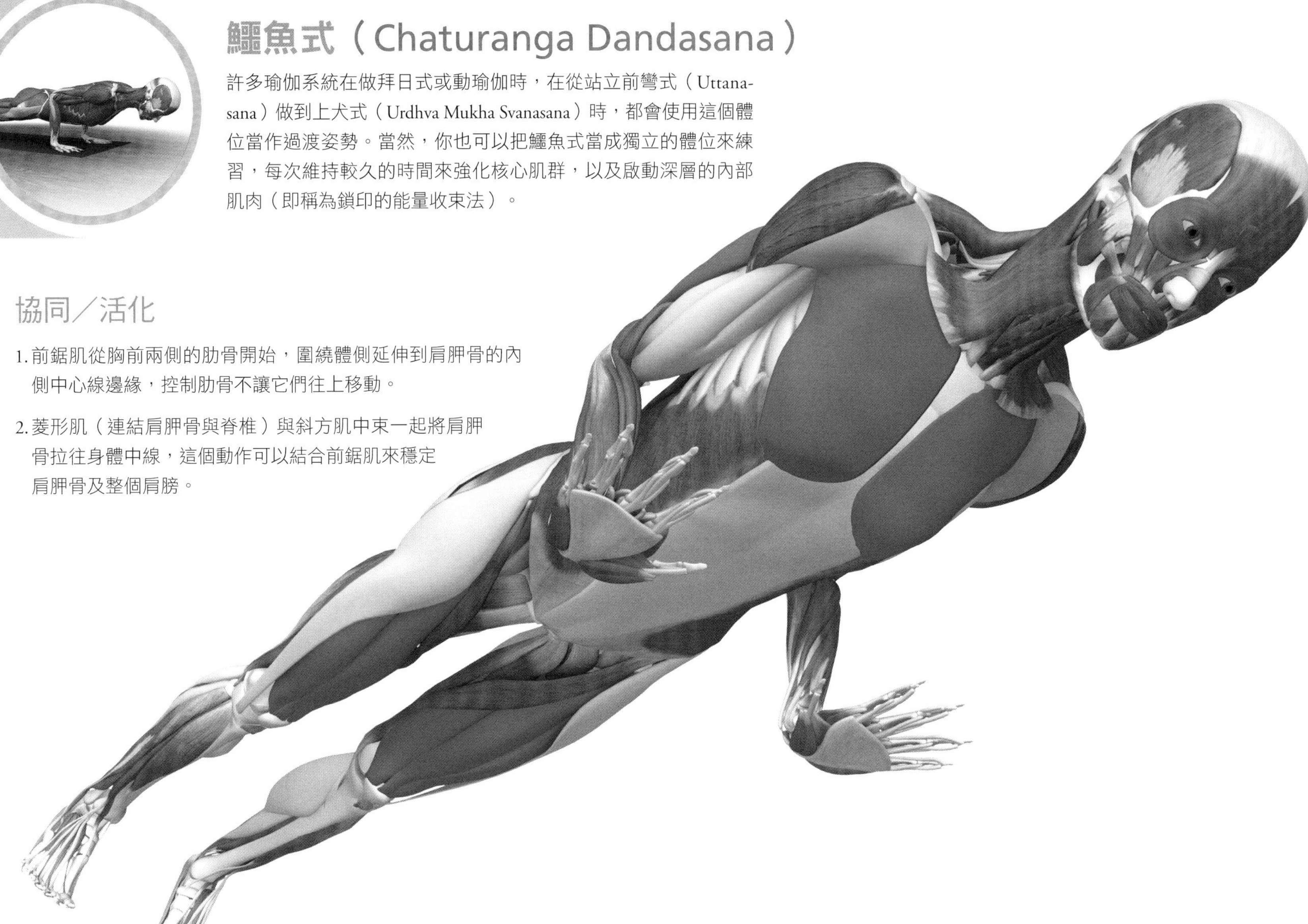

協同／活化

1. 前鋸肌從胸前兩側的肋骨開始，圍繞體側延伸到肩胛骨的內側中心線邊緣，控制肋骨不讓它們往上移動。
2. 菱形肌（連結肩胛骨與脊椎）與斜方肌中束一起將肩胛骨拉往身體中線，這個動作可以結合前鋸肌來穩定肩胛骨及整個肩膀。

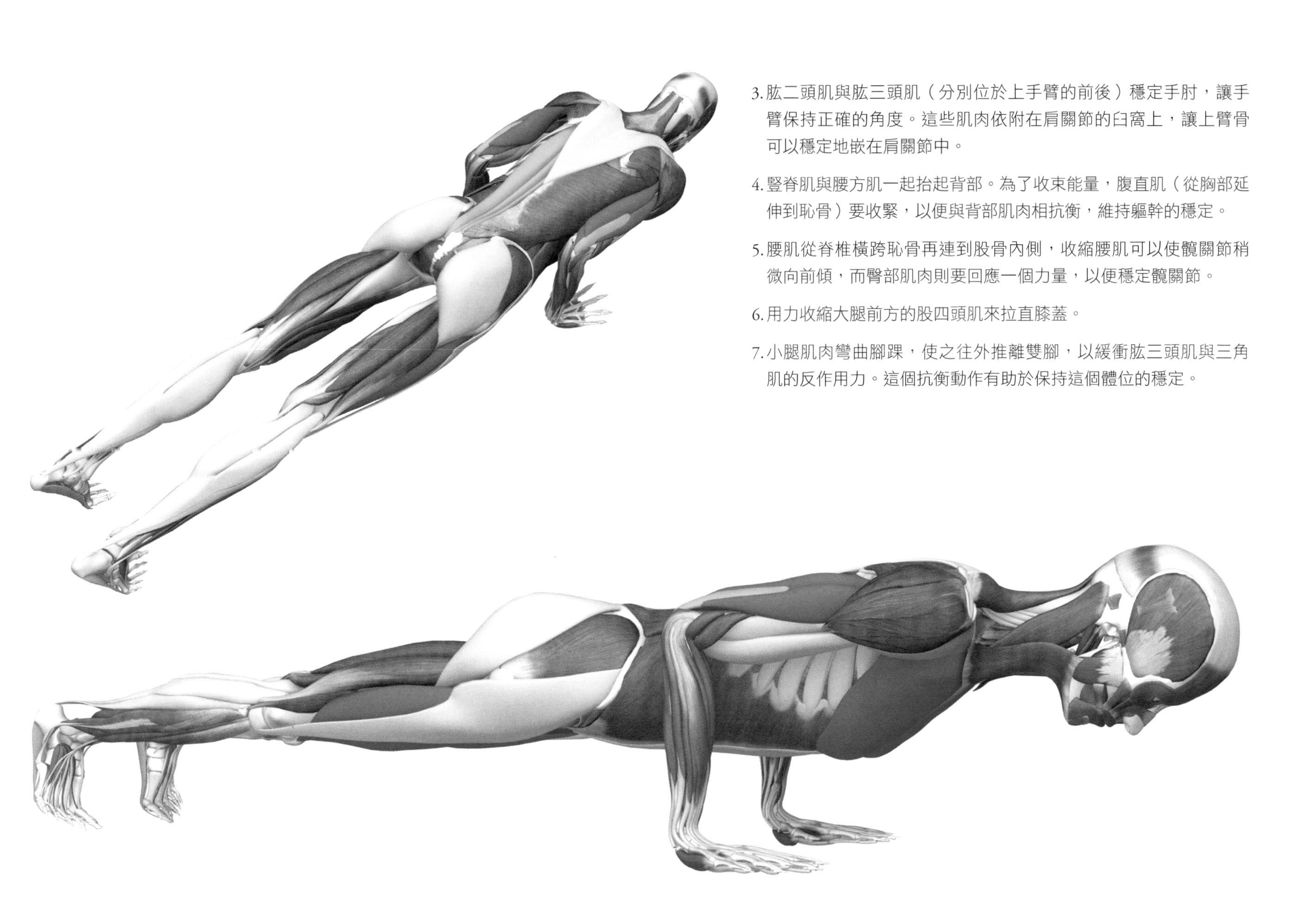

3. 肱二頭肌與肱三頭肌（分別位於上手臂的前後）穩定手肘，讓手臂保持正確的角度。這些肌肉依附在肩關節的臼窩上，讓上臂骨可以穩定地嵌在肩關節中。

4. 豎脊肌與腰方肌一起抬起背部。為了收束能量，腹直肌（從胸部延伸到恥骨）要收緊，以便與背部肌肉相抗衡，維持軀幹的穩定。

5. 腰肌從脊椎橫跨恥骨再連到股骨內側，收縮腰肌可以使髖關節稍微向前傾，而臀部肌肉則要回應一個力量，以便穩定髖關節。

6. 用力收縮大腿前方的股四頭肌來拉直膝蓋。

7. 小腿肌肉彎曲腳踝，使之往外推離雙腳，以緩衝肱三頭肌與三角肌的反作用力。這個抗衡動作有助於保持這個體位的穩定。

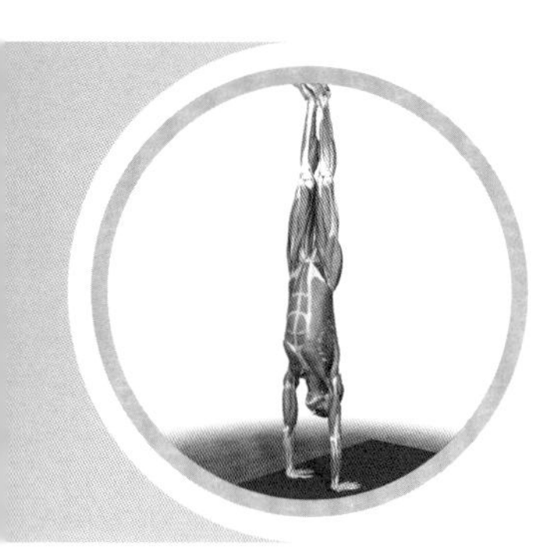

手倒立式（Adho Mukha Vrksasana)

練習這一類的手平衡體位，可以強化肩胛帶與手臂的核心肌群。這個體位可以增加肩關節的穩定，像這種倒立的動態體位對心血管與神經系統也有很大的助益。

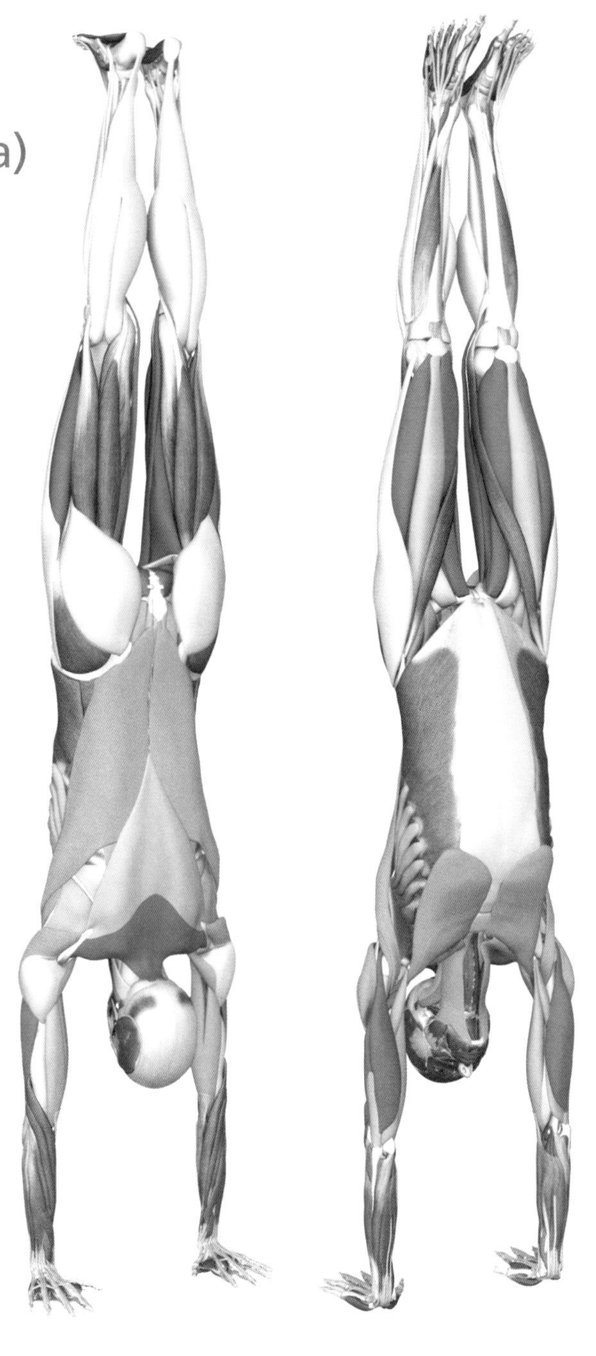

協同／活化

1. 肱三頭肌延展手肘，把上臂和前臂拉成一直線。
2. 啟動肱二頭肌來平衡肱三頭肌的力量，防止手肘過度伸展。
3. 肱三頭肌與肱二頭肌的長頭橫跨肩關節，收縮這些肌肉可以穩定肩窩的肱骨。
4. 棘下肌與小圓肌外旋肱骨，以避免位於肩峰突的肱骨產生夾擠問題。
5. 前三角肌屈曲肩關節。
6. 下斜方肌將肩膀拉離頸椎，讓頸部不受限制。
7. 腰肌與臀大肌產生反作用力來穩定髖關節、平衡骨盆。
8. 內收肌群將大腿往身體中線的方向拉動。
9. 股四頭肌延展膝蓋。
10. 腓骨長肌與腓骨短肌將腳踝往外翻，以打開腳底板。

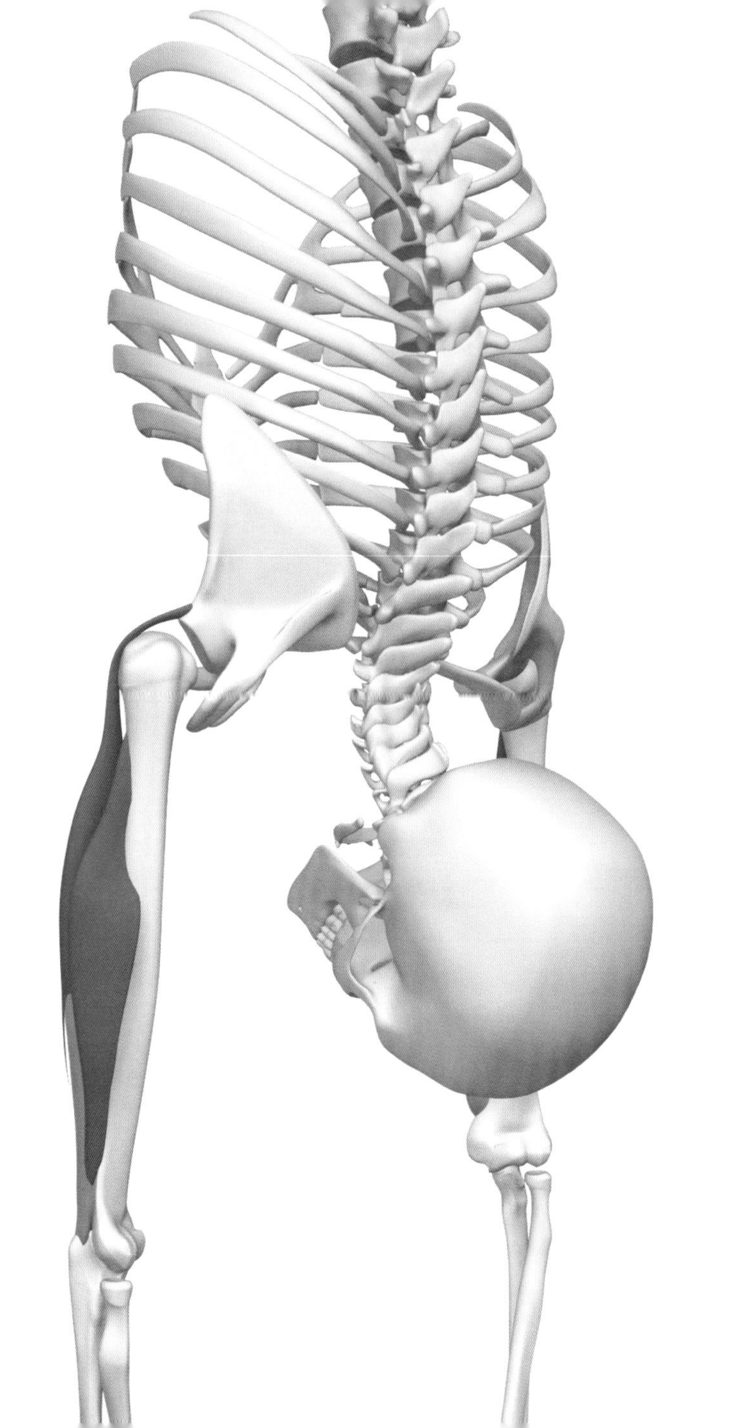
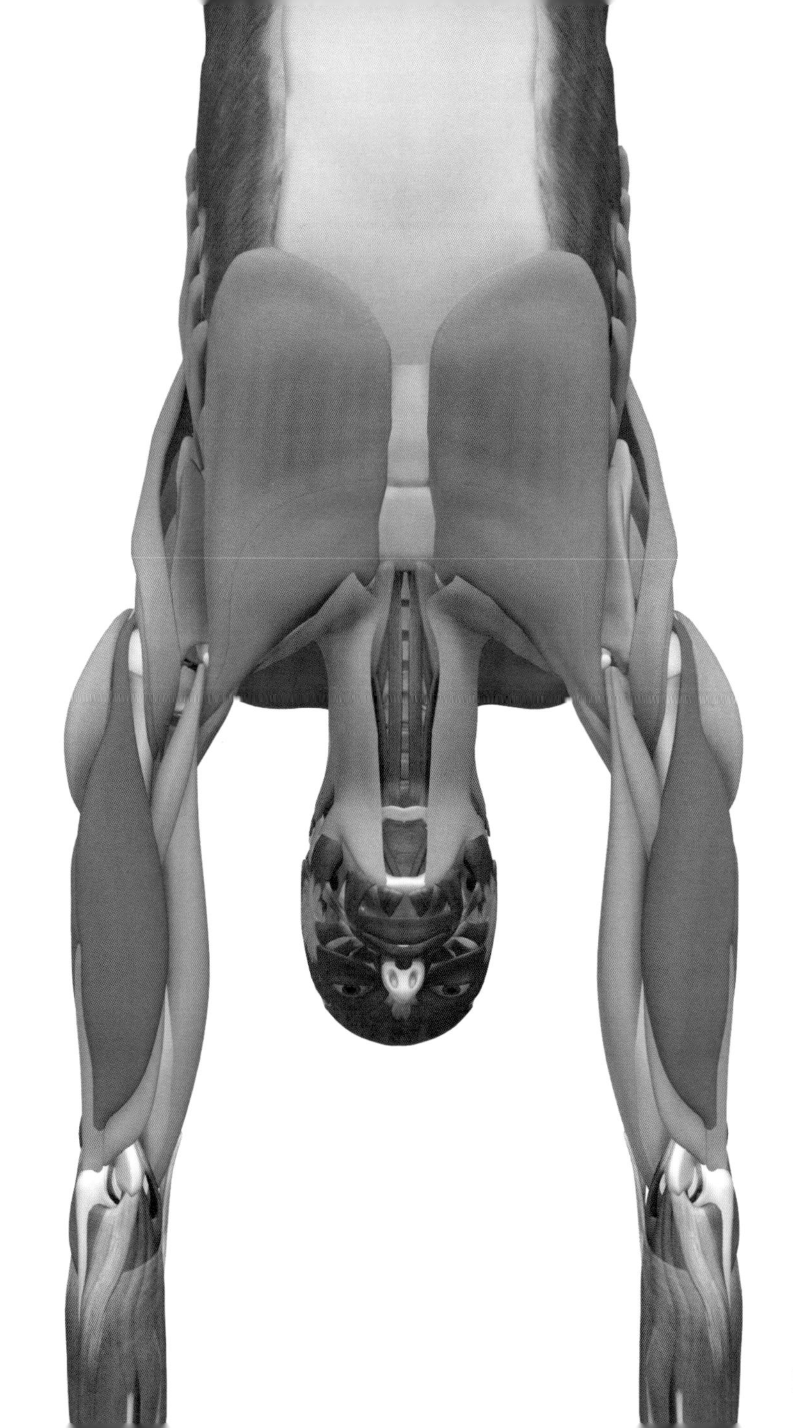

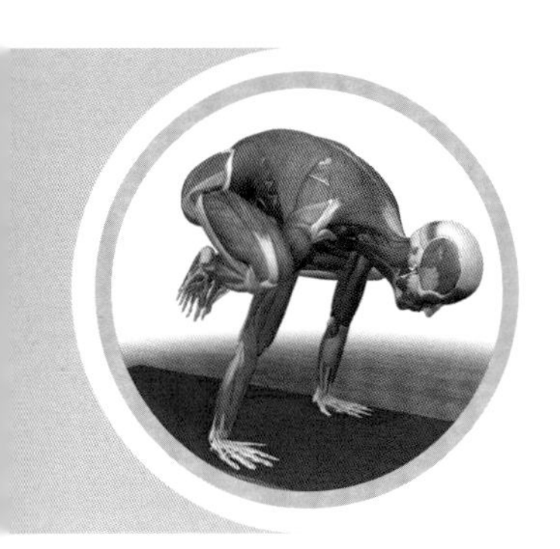

烏鴉式（Bakasana）

這個手臂平衡體位很像烏鴉棲息在樹上的樣子，因此得名。從動作中，我們可以看到透過連結上下四肢可以加強身體的平衡與穩定度。

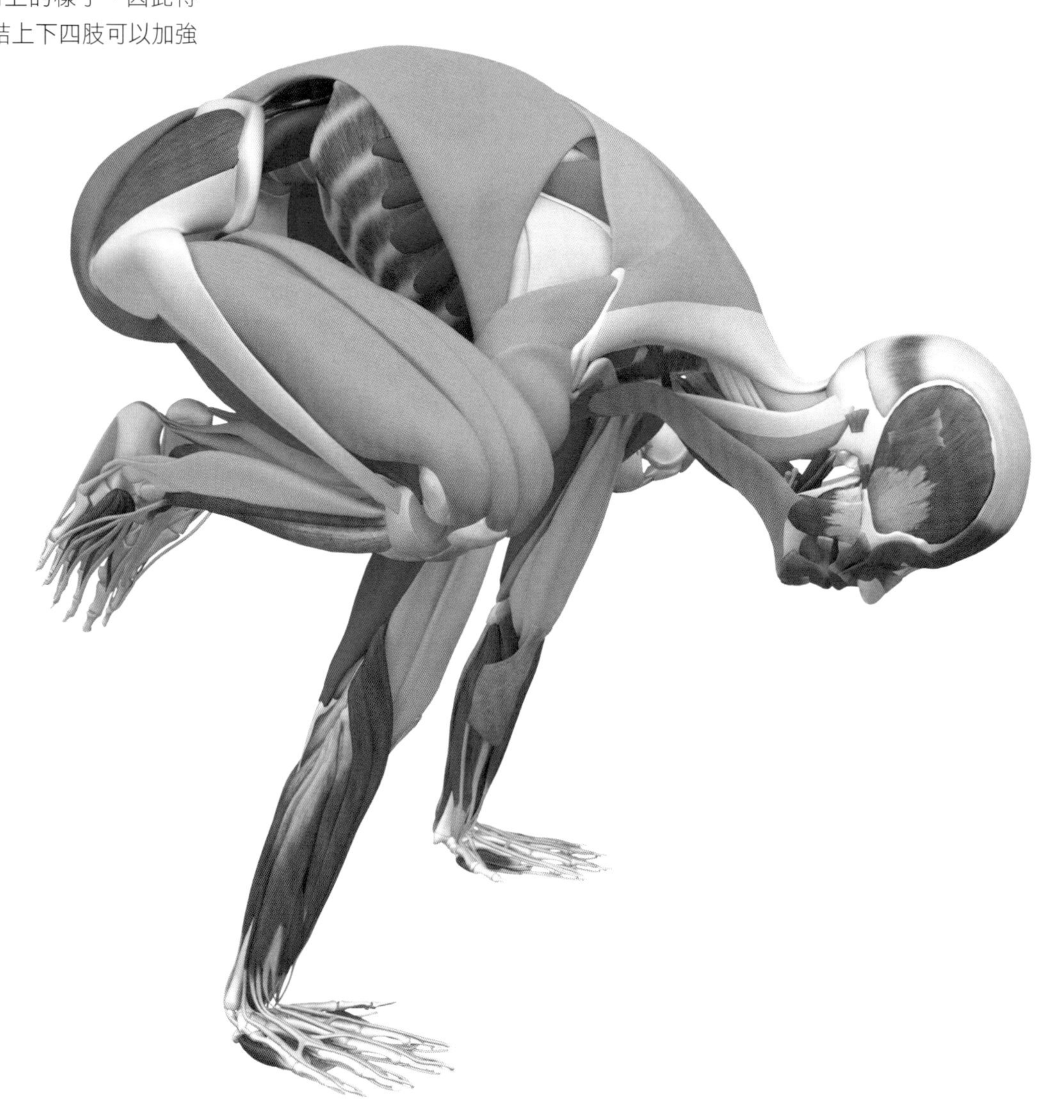

協同／活化

1. 前鋸肌（連接肋骨到肩胛骨）將肩胛骨往前拉，伸展斜方肌中束及菱形肌。
2. 胸大肌與前三角肌一起保持肩膀穩定。
3. 橫跨背部的下斜方肌將肩胛骨往下壓。
4. 棘下肌與小圓肌一起往外轉動肱骨（上臂骨），以調整肩膀的穩定度。
5. 肱三頭肌拉直手肘，模擬烏鴉的腳。
6. 膕旁肌彎曲膝蓋。
7. 大腿內側的內收肌群將膝蓋壓向上臂，就像是烏鴉收疊的翅膀，這個動作連結了上下四肢。

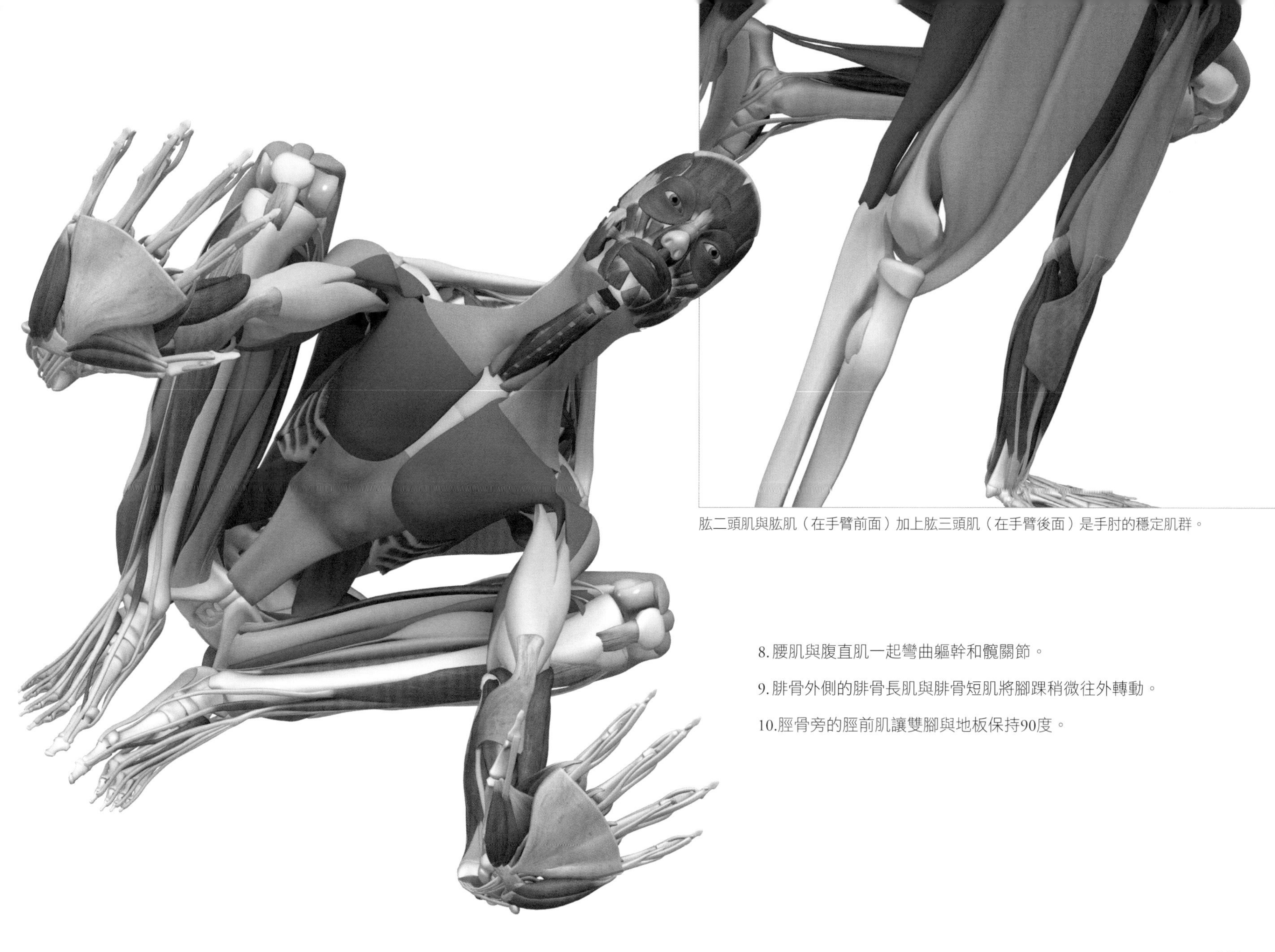

肱二頭肌與肱肌（在手臂前面）加上肱三頭肌（在手臂後面）是手肘的穩定肌群。

8. 腰肌與腹直肌一起彎曲軀幹和髖關節。

9. 腓骨外側的腓骨長肌與腓骨短肌將腳踝稍微往外轉動。

10.脛骨旁的脛前肌讓雙腳與地板保持90度。

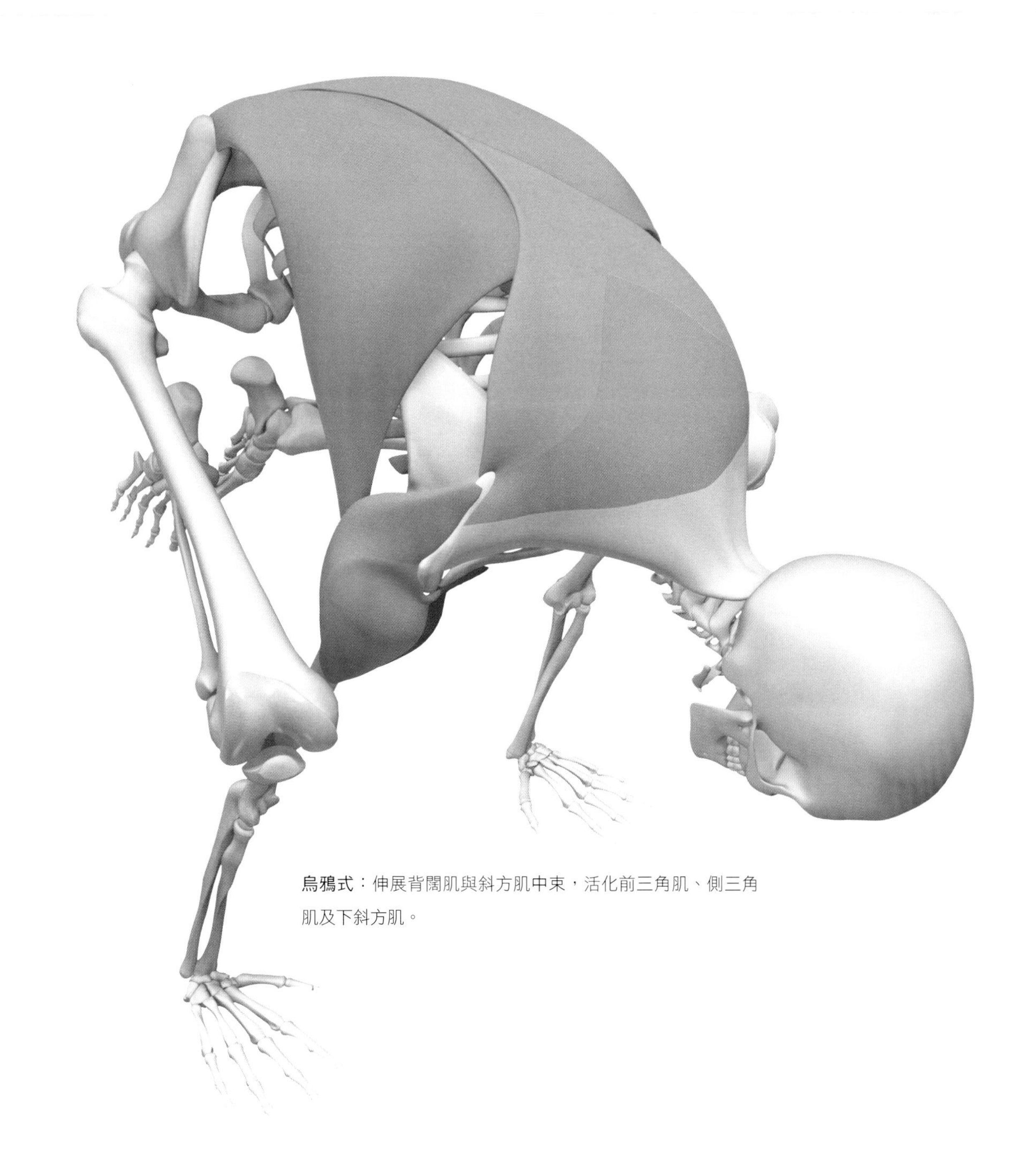

烏鴉式：伸展背闊肌與斜方肌中束，活化前三角肌、側三角肌及下斜方肌。

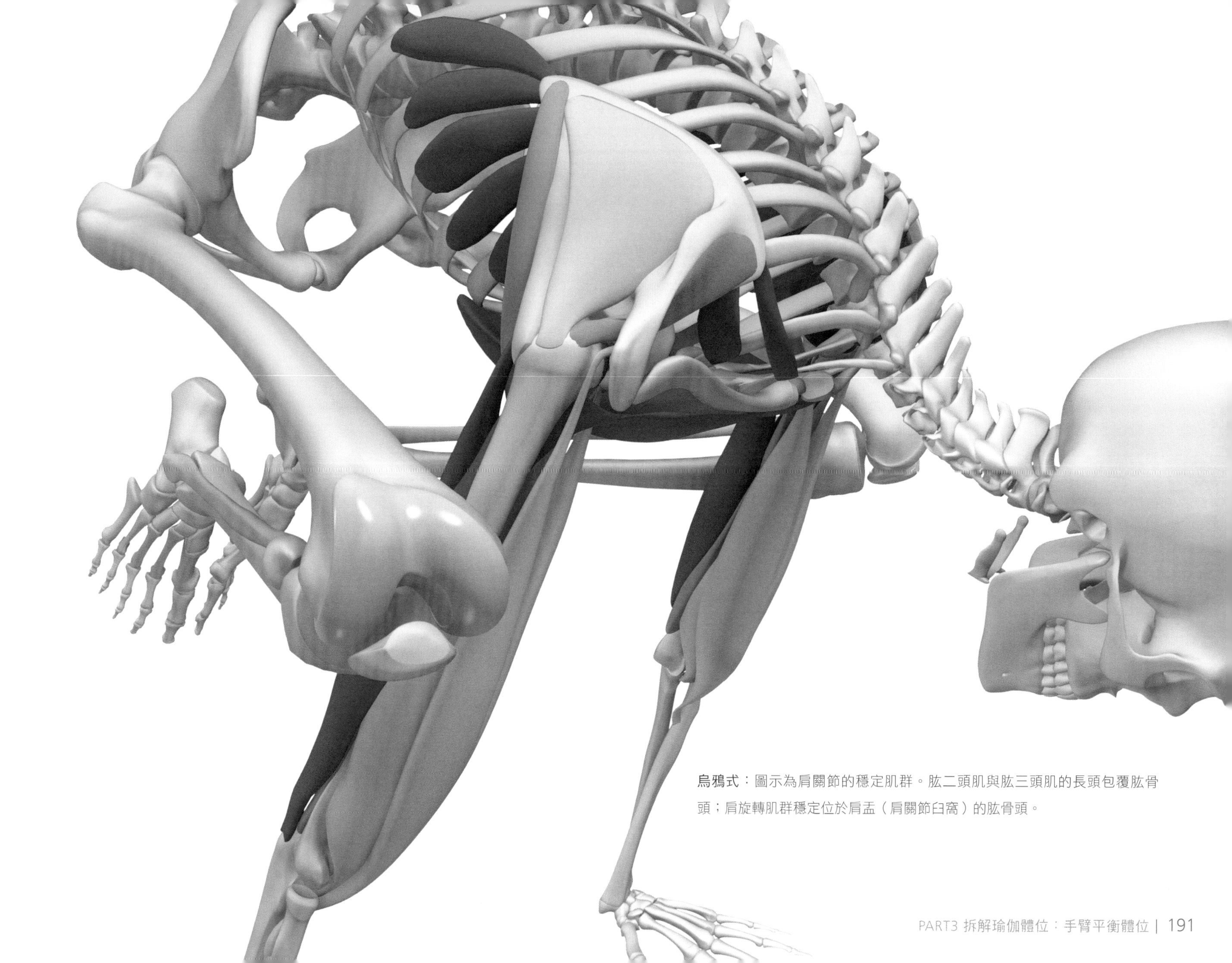

烏鴉式：圖示為肩關節的穩定肌群。肱二頭肌與肱三頭肌的長頭包覆肱骨頭；肩旋轉肌群穩定位於肩盂（肩關節臼窩）的肱骨頭。

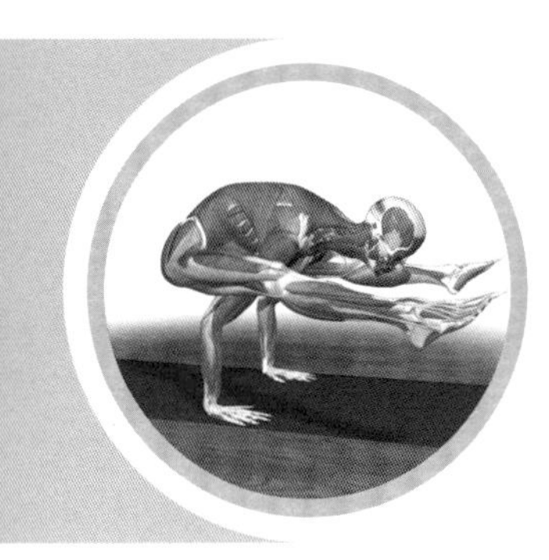

螢火蟲式（Titibasana）

這個體位與烏鴉式相仿，可以強化上半身，以及連結上下四肢來增加穩定度。螢火蟲式也可以強化股四頭肌及腰肌、伸展背部。這是與龜式（Kurmasana）同一類的體位。

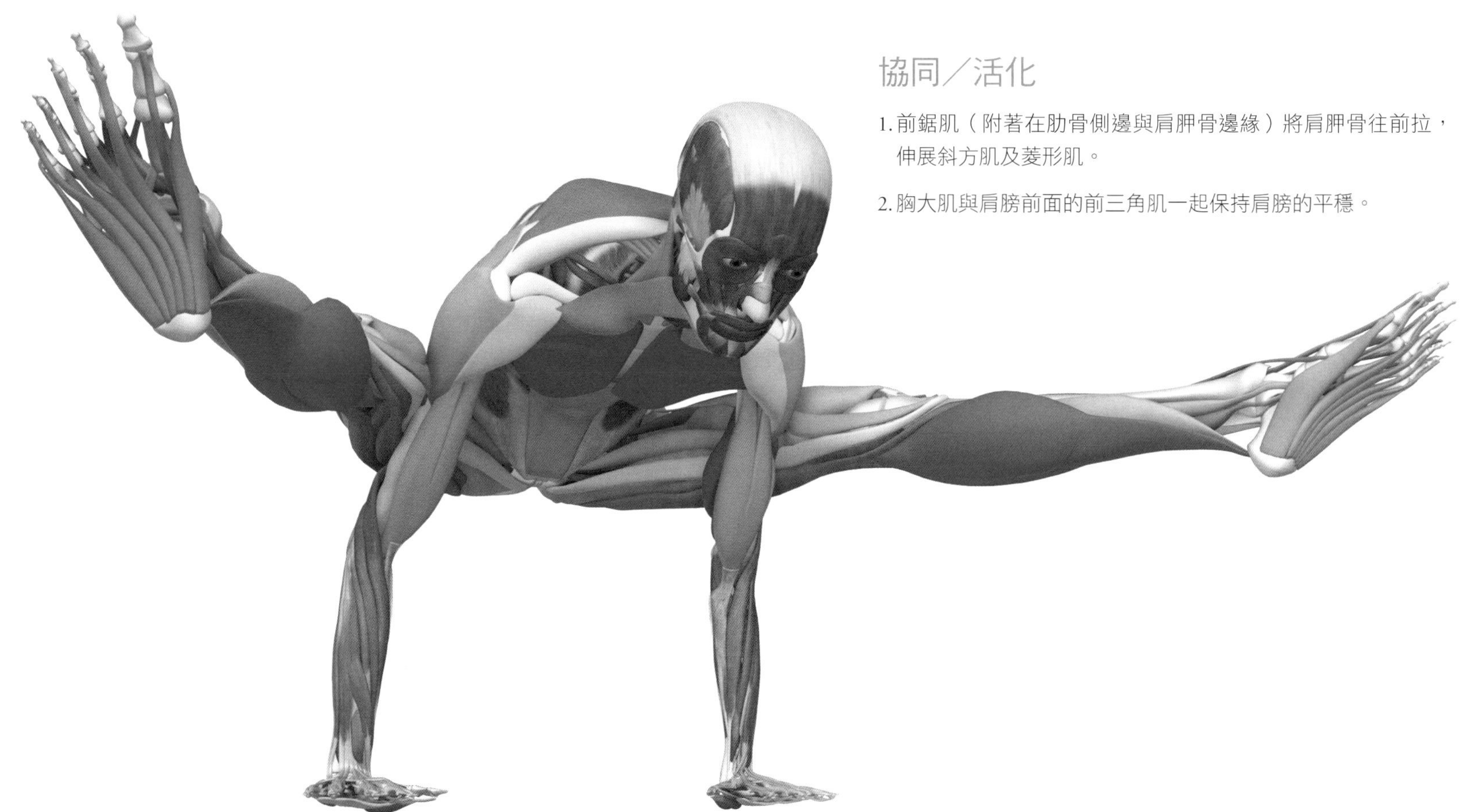

協同／活化

1. 前鋸肌（附著在肋骨側邊與肩胛骨邊緣）將肩胛骨往前拉，伸展斜方肌及菱形肌。
2. 胸大肌與肩膀前面的前三角肌一起保持肩膀的平穩。

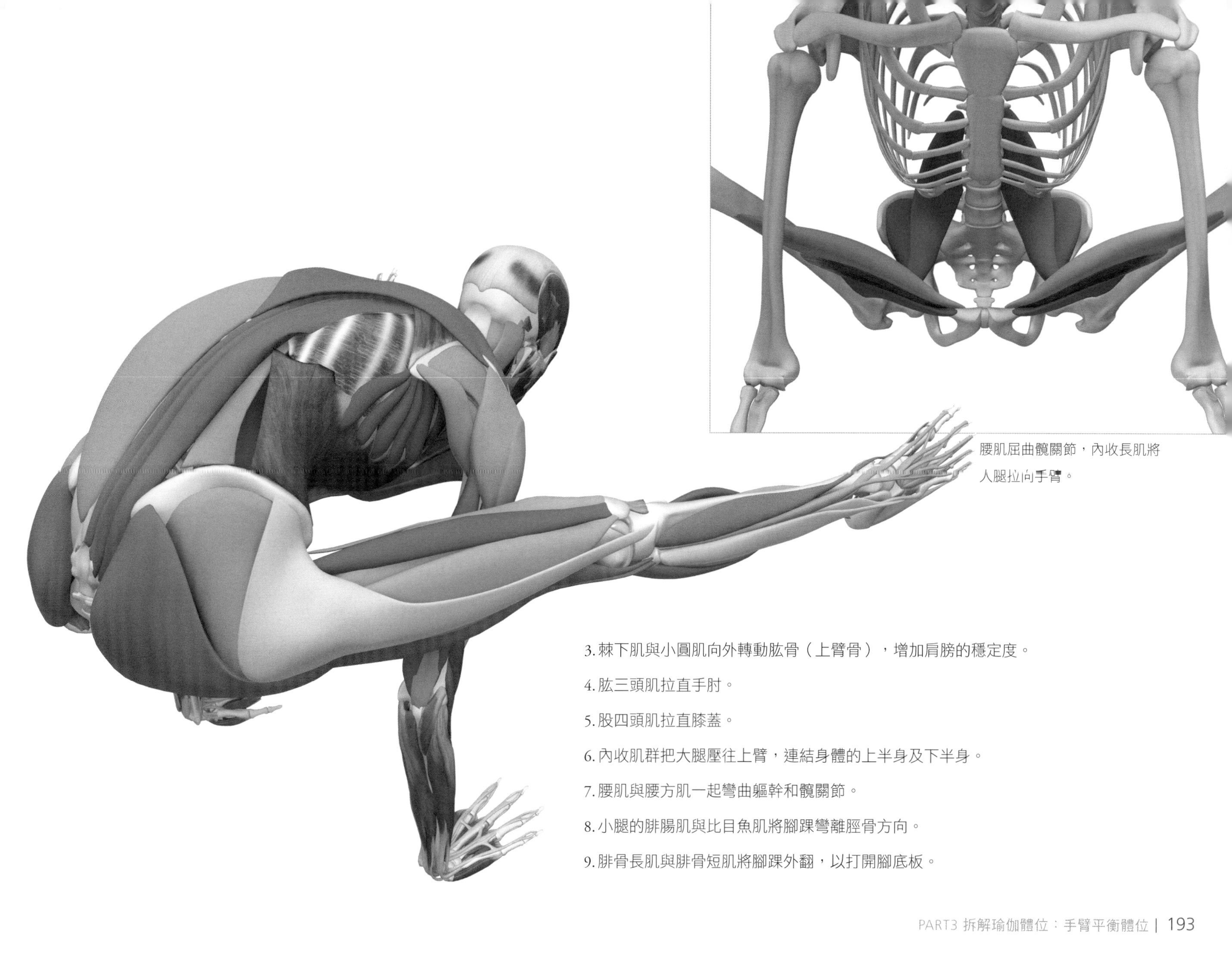

腰肌屈曲髖關節，內收長肌將人腿拉向手臂。

3. 棘下肌與小圓肌向外轉動肱骨（上臂骨），增加肩膀的穩定度。

4. 肱三頭肌拉直手肘。

5. 股四頭肌拉直膝蓋。

6. 內收肌群把大腿壓往上臂，連結身體的上半身及下半身。

7. 腰肌與腰方肌一起彎曲軀幹和髖關節。

8. 小腿的腓腸肌與比目魚肌將腳踝彎離脛骨方向。

9. 腓骨長肌與腓骨短肌將腳踝外翻，以打開腳底板。

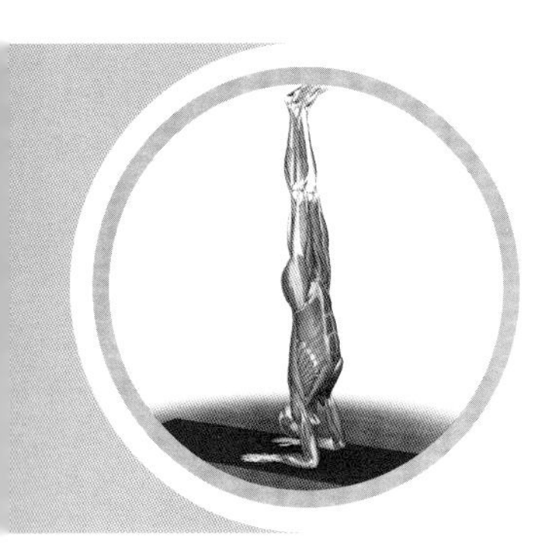

孔雀式（Pincha Mayurasana）

孔雀式是利用身體做出像孔雀開屏時的平衡姿勢。將肩膀與髖部拉成一直線，身體會變輕，也容易維持體位。在肩膀與骨盆帶連成一線且達到平衡時，可以有效訓練肩膀淺層及深層的肌肉。

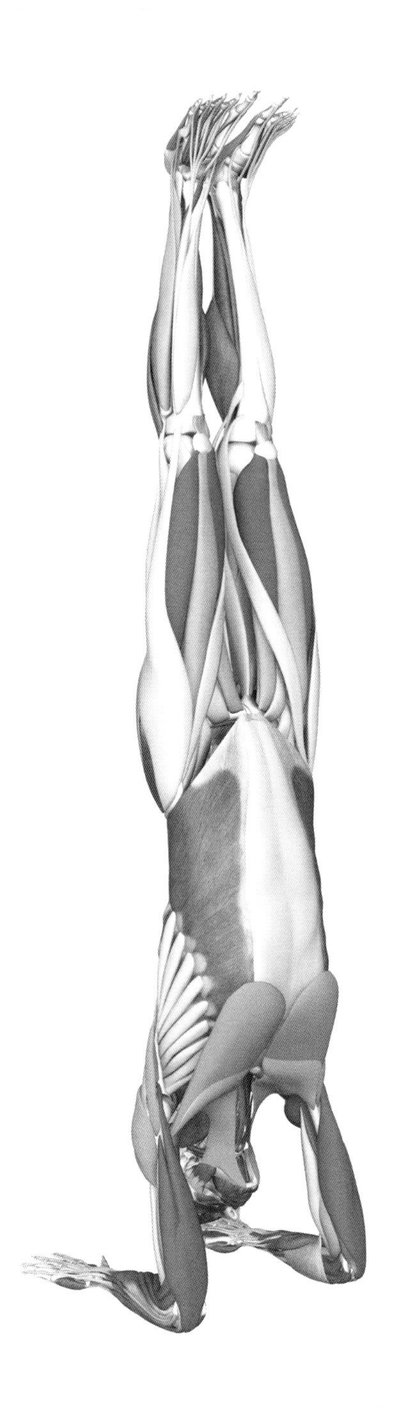

協同／活化

肩膀與手臂

1. 啟動棘下肌及小圓肌向外轉動肩膀，拉長肩胛下肌。
2. 啟動肱三頭肌將前臂往下壓；伸展手肘以幫助手腕屈肌將手掌壓向地板。
3. 啟動肱二頭肌來緩衝肱三頭肌，以穩定手肘與肩膀。
4. 斜方肌與菱形肌將肩胛骨往身體中線拉，以擴展胸廓。下斜方肌將肩膀拉離頸部，讓頸椎可以自由延展。
5. 啟動前三角肌及三角肌中束（側三角肌）來抬起身體。

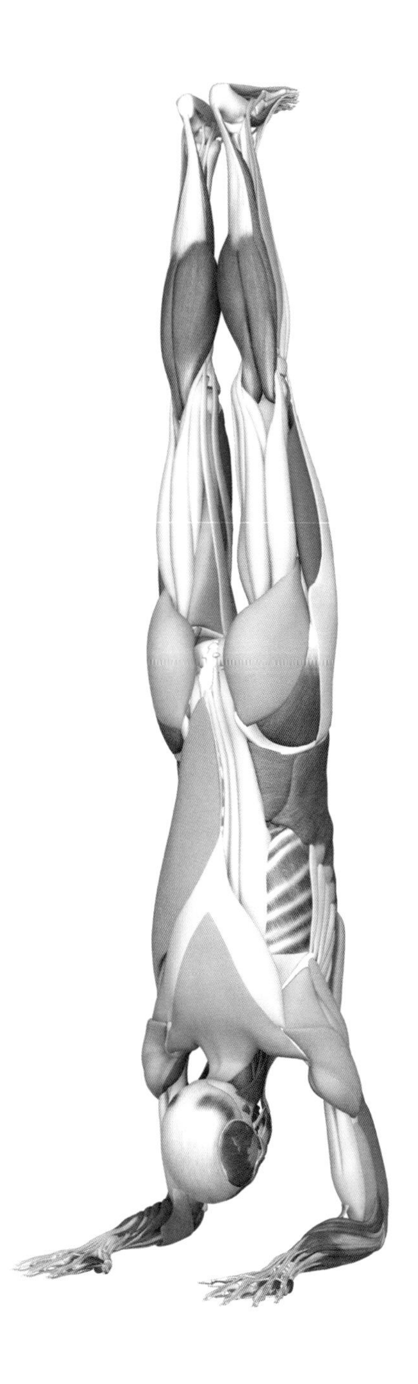

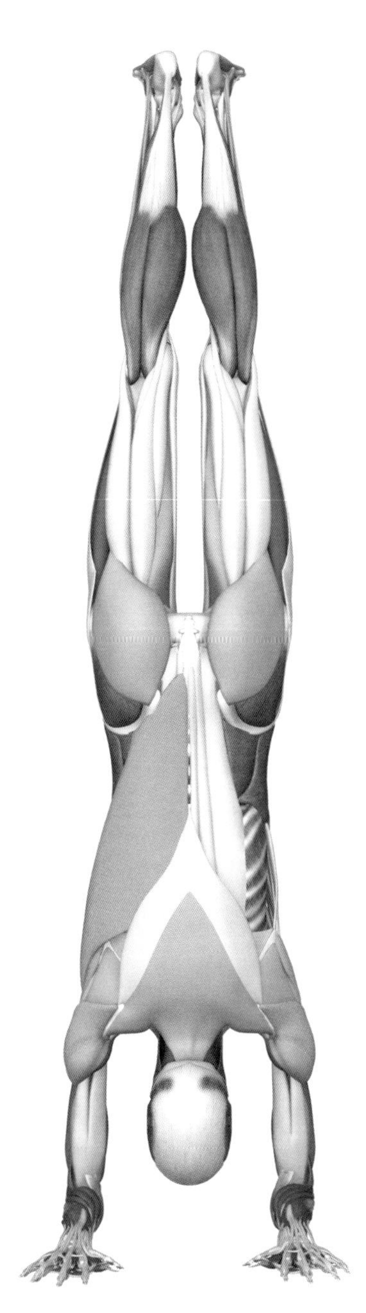

軀幹

1. 脊椎兩側的豎脊肌將背部稍微拱起，做出像孔雀開屏時的展羽形狀。使用腰方肌來穩定下背部。

2. 輕緩地啟動腹直肌來緩衝拱背的力量。

骨盆與雙腳

1. 啟動腰肌與臀肌來穩定骨盆，防止身體產生搖晃。

2. 內收肌群將大腿併合在一起。

3. 股四頭肌拉直膝蓋。

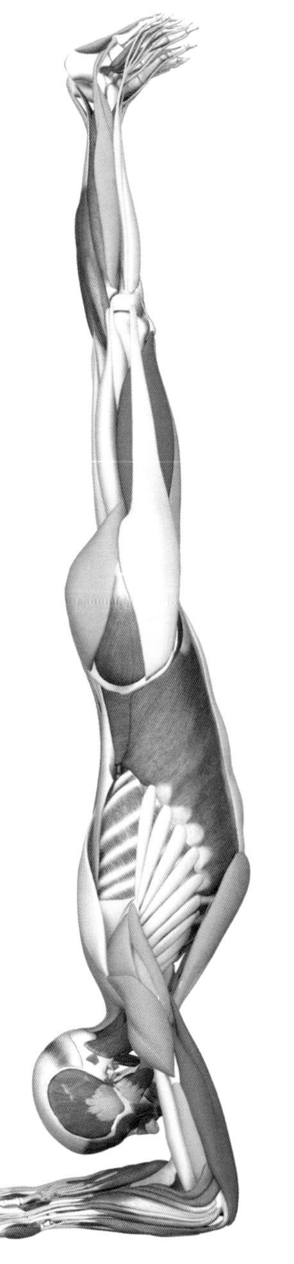

9 倒立體位

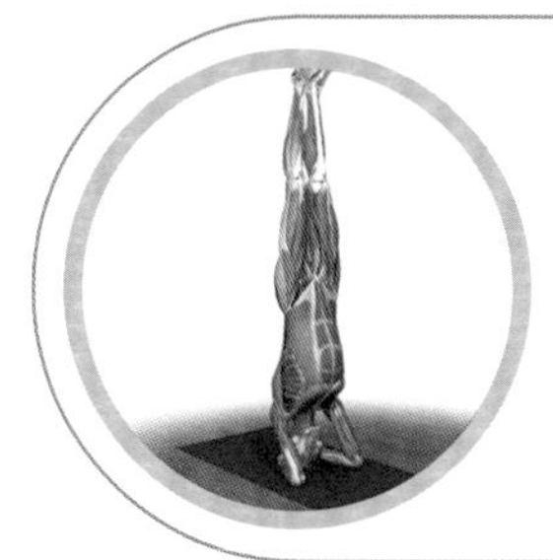

頭倒立式
Sirsasana
見198頁

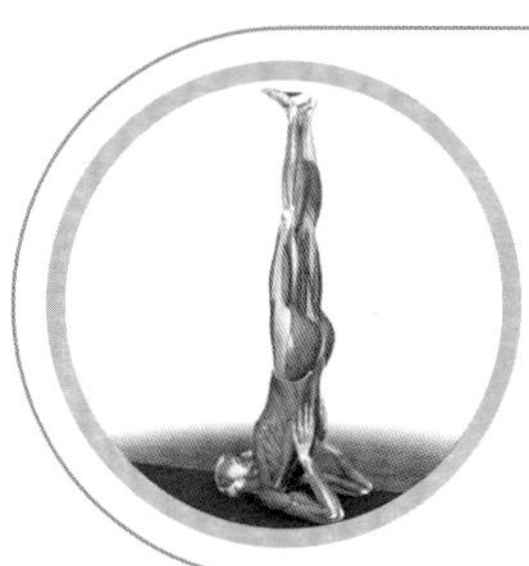

肩立式
Sarvangasana
見202頁

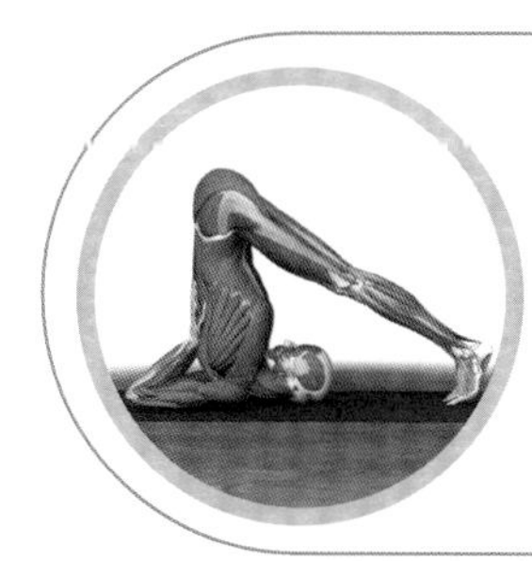

鋤式
Halasana
見204頁

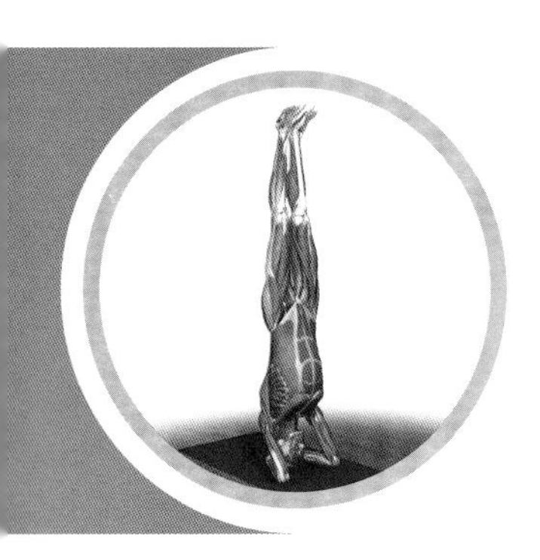

頭倒立式（Sirsasana）

這是屬於恢復體位的一種，通常在瑜伽練習接近尾聲時才登場。倒立身體可以刺激心臟、動脈監控及調節血壓的功能。倒立姿勢可以有效促進腦脊髓液[5]在大腦與脊髓中的流動。

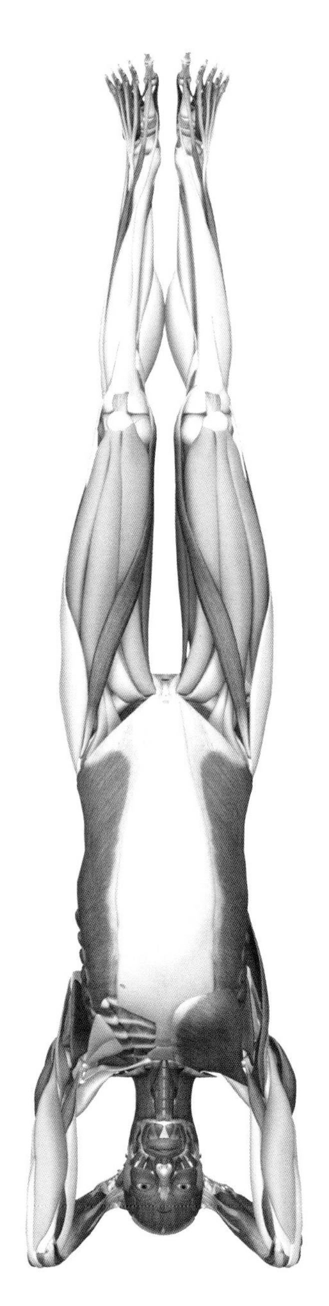

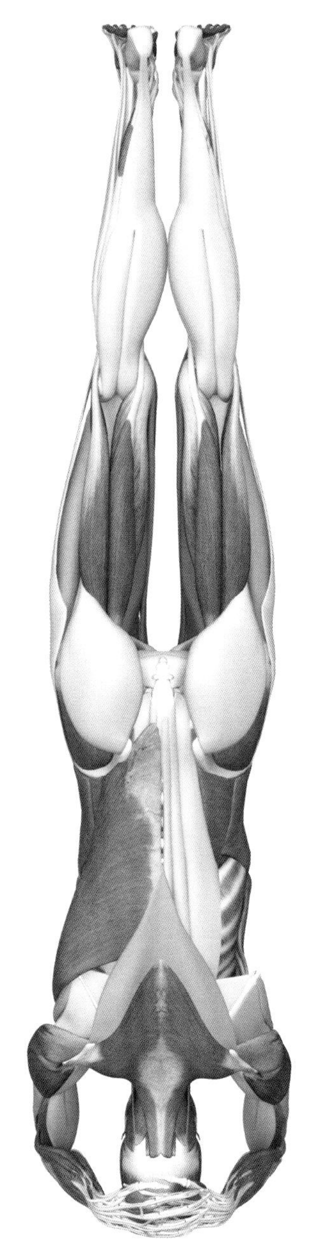

請切記：學習頭倒立式，一定要有經驗豐富的瑜伽老師一旁指導。脊椎受傷或是有其他會影響脊椎的症狀（特別是頸部），都不要嘗試這個動作。身體有狀況的練習者可以改用其他體位來倒立身體，比如橋式（Setu Bandha Sarvangasana，見214頁），但千萬不可對頸椎施加不當壓力。

協同／活化

肩膀與手臂

1. 啟動肱三頭肌來穩定放在地板上的前臂。
2. 收縮肱二頭肌來緩衝肱三頭肌的動作。這兩束肌肉的長頭橫跨肩關節，分別附著在臼窩的頂端與底端。收縮這些肌群，可讓臂骨頂端穩穩固定在肩關節的臼窩裡。
3. 前三角肌外展肩膀。
4. 下斜方肌將肩膀拉離頸部，讓頸椎不受限制。
5. 棘下肌與小圓肌（連結肩胛骨與肱骨）將肱骨頭轉進肩關節的臼窩裡，維持肱骨頭的穩定。

註5：腦脊髓液是腦室內一種透明的體液，循流於腦室、脊髓中央管及蜘蛛網膜下腔，主要功能是提供緩衝作用，保護腦部不受損傷，並帶走腦部有害的代謝物質。在某些病理狀況下，腦脊髓液充斥腦室會產生水腦症。

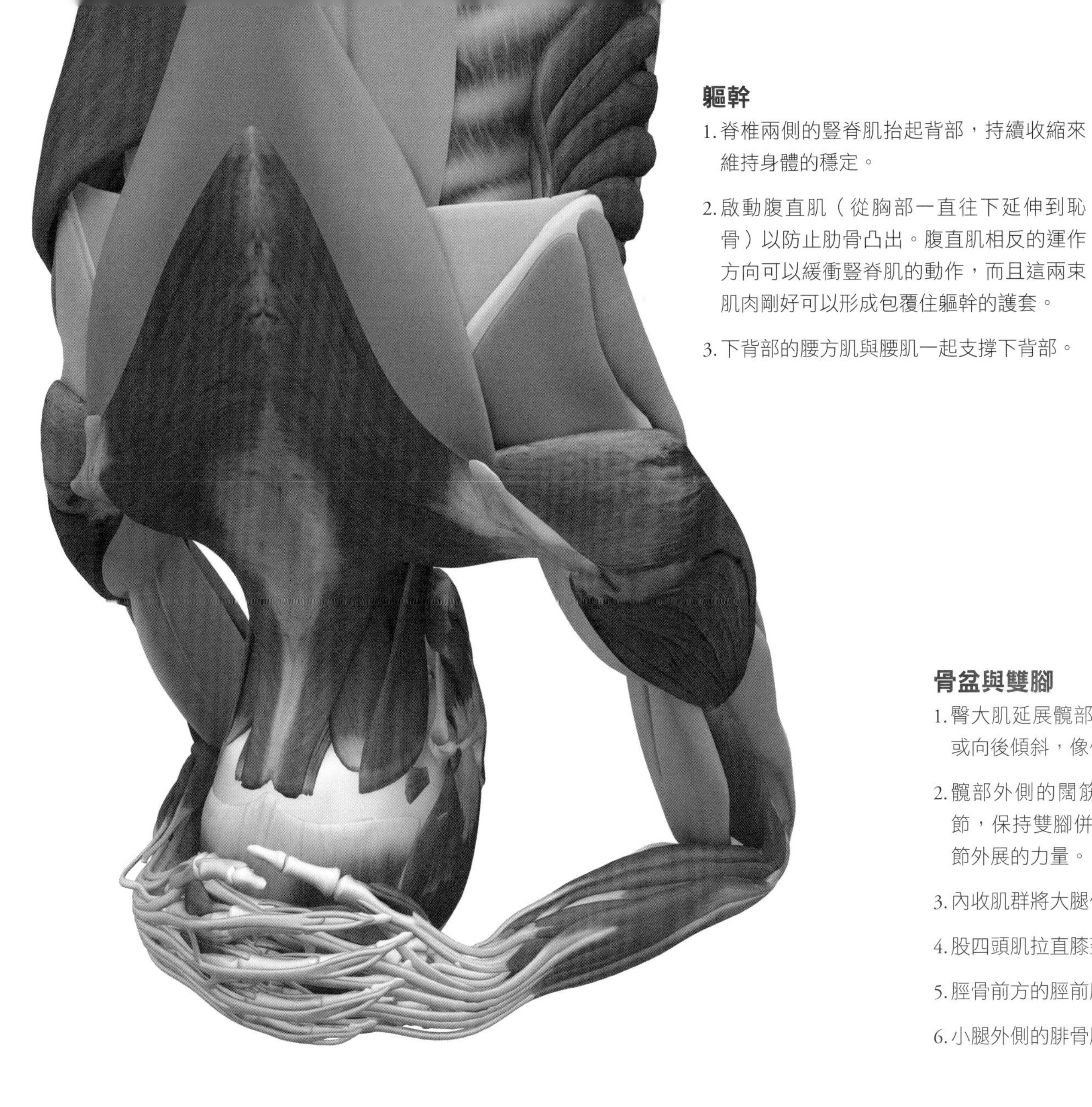

軀幹

1. 脊椎兩側的豎脊肌抬起背部，持續收縮來維持身體的穩定。
2. 啟動腹直肌（從胸部一直往下延伸到恥骨）以防止肋骨凸出。腹直肌相反的運作方向可以緩衝豎脊肌的動作，而且這兩束肌肉剛好可以形成包覆住軀幹的護套。
3. 下背部的腰方肌與腰肌一起支撐下背部。

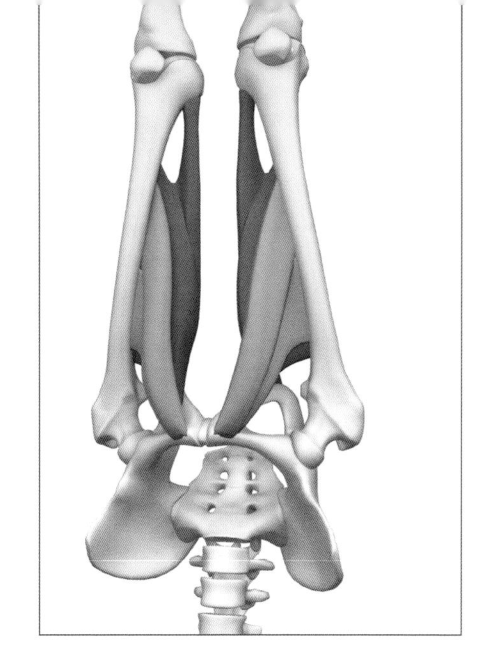

內收肌群將雙腿靠攏，以穩定倒立的下半身。

骨盆與雙腳

1. 臀大肌延展髖部；前面的腰肌則平衡骨盆，讓骨盆不會向前或向後傾斜，像個垂直倒掛的碗一樣。
2. 髖部外側的闊筋膜張肌與深層的臀中肌一起往內轉動髖關節，保持雙腳併攏不張開。這個動作可以緩衝臀大肌將髖關節外展的力量。
3. 內收肌群將大腿併攏在一起。
4. 股四頭肌拉直膝蓋。
5. 脛骨前方的脛前肌彎曲腳踝。
6. 小腿外側的腓骨肌將雙腳稍微往外轉。

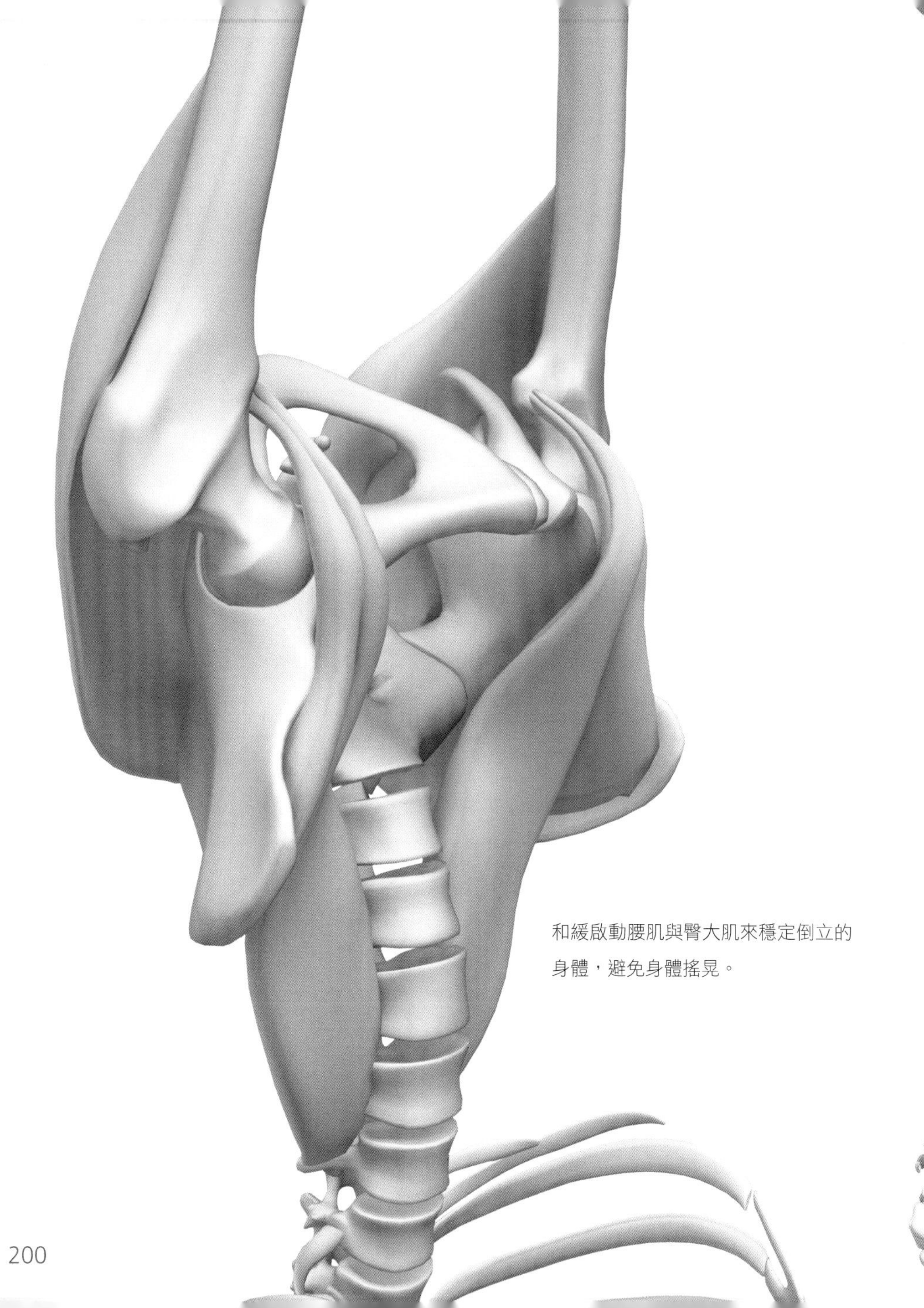

和緩啟動腰肌與臀大肌來穩定倒立的身體，避免身體搖晃。

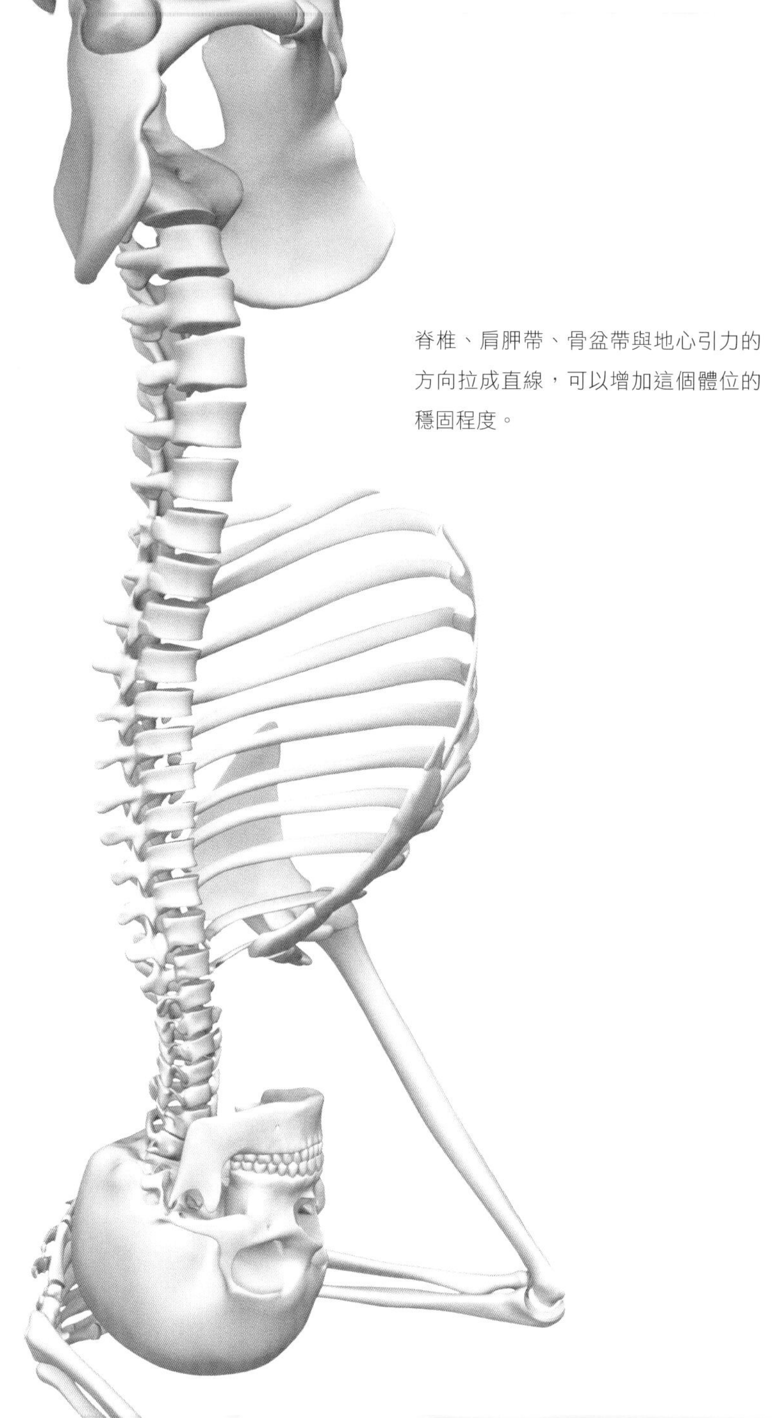

脊椎、肩胛帶、骨盆帶與地心引力的方向拉成直線，可以增加這個體位的穩固程度。

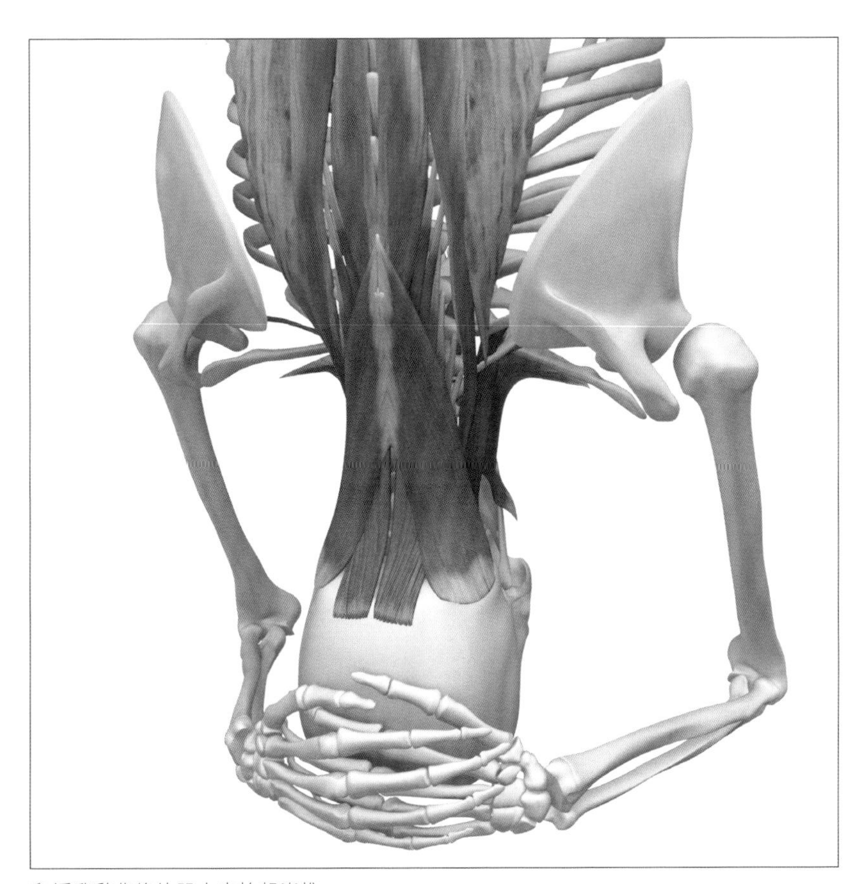

和緩啟動背後的肌肉來抬起脊椎。

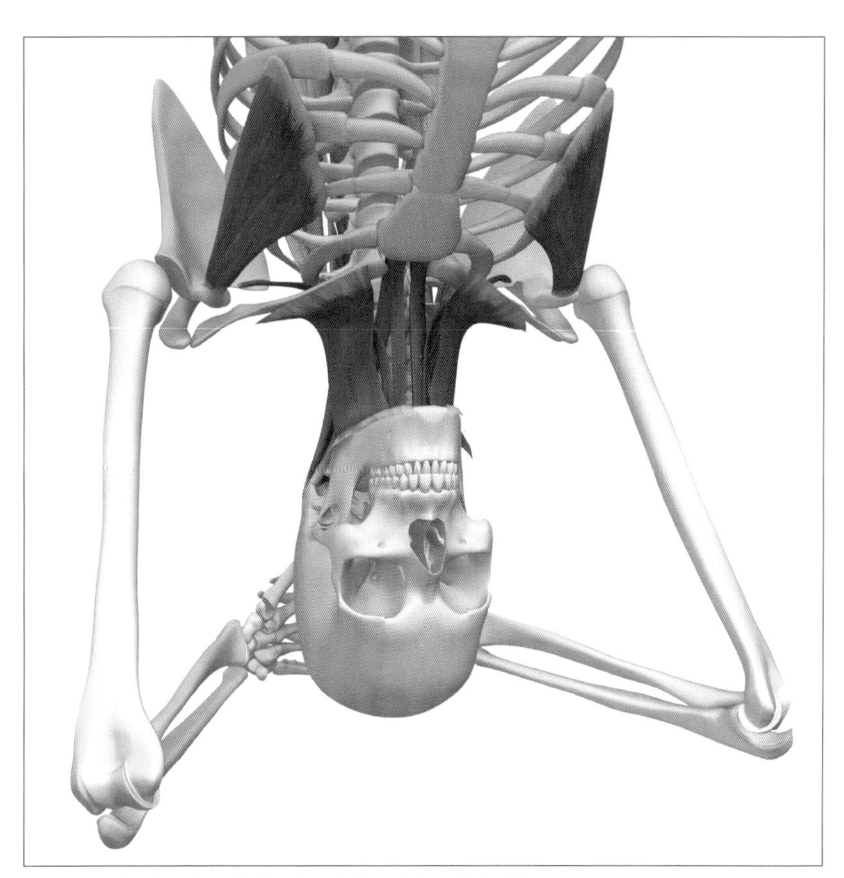

放鬆頸部前方的肌肉，啟動胸小肌來擴展胸廓、擴充肺部。

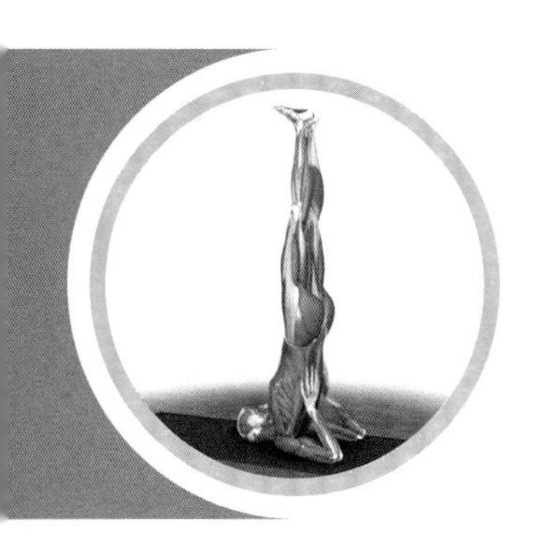

肩立式（Sarvangasana）

肩立式是一種恢復姿勢，在瑜伽練習近尾聲時可以用來放鬆身體。肩立式的效果與前面提過的「頭倒立式」差不多，可以刺激心臟、動脈監控及調節血壓的功能，有效促進腦脊髓液在大腦與脊髓的流動，循流及代謝腦脊髓液所流動的區域。

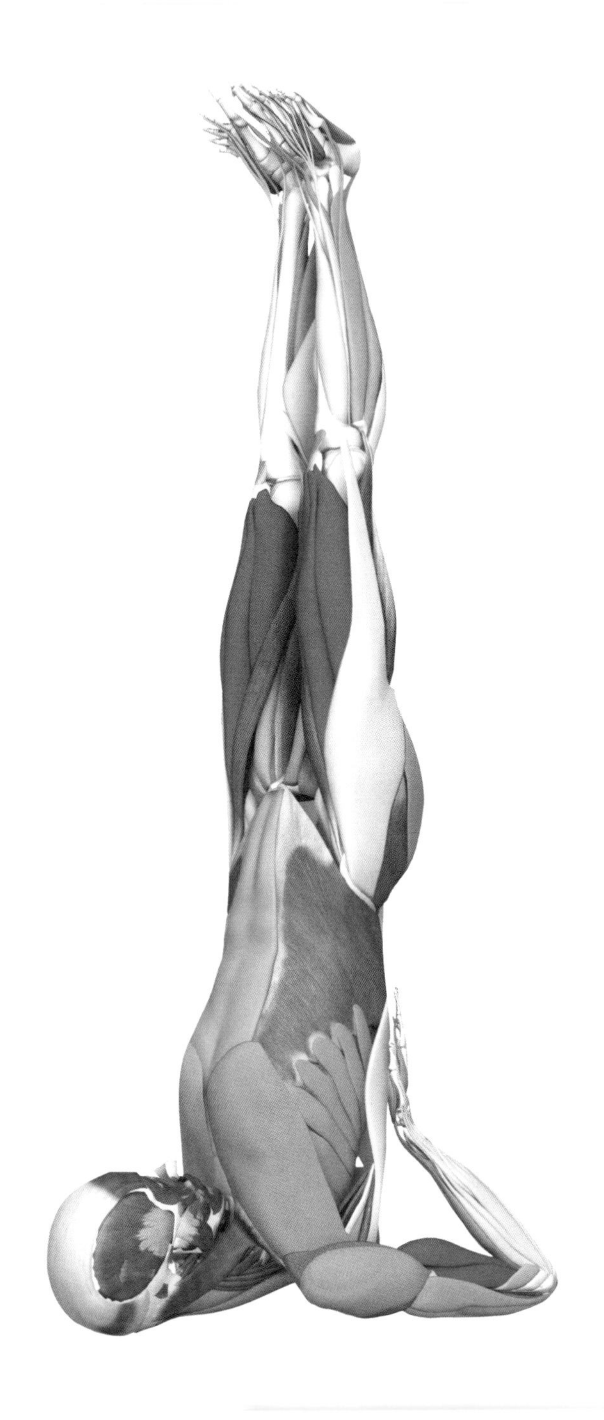

在肩立式這個倒立體位中，可以延展肩關節及擴展胸廓。像前拉式（Purvottanasana）這類的瑜伽體位可以透過延展肩膀來增加柔軟度及靈活度，上臂就可用來擴展胸廓。

協同／活化

肩膀與手臂

1. 收縮手臂的肱二頭肌與肱肌來彎曲手肘，將雙手壓在背部以支撐身體，讓體重可以從頸部轉移到雙手。縮短前臂的屈肌，可讓這個動作更容易進行。

2. 後三角肌讓肩膀背離軀幹方向延展，以便將手肘壓向地板。

3. 下斜方肌將肩胛骨拉離頸部。

4. 肩旋轉肌群的兩束肌肉（棘下肌及小圓肌）將上臂往外轉。

軀幹

1. 豎脊肌（在脊椎兩側）與腹直肌（從胸部延伸到恥骨）一起抬起軀幹。

2. 腰方肌與腰肌一起支撐下背部。這些神經相串連的肌群一起包覆及穩定腰椎。

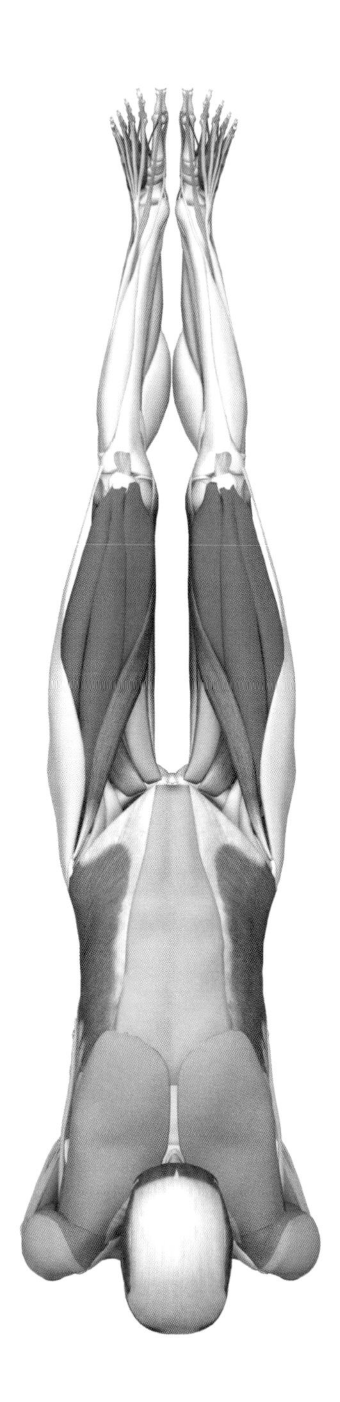

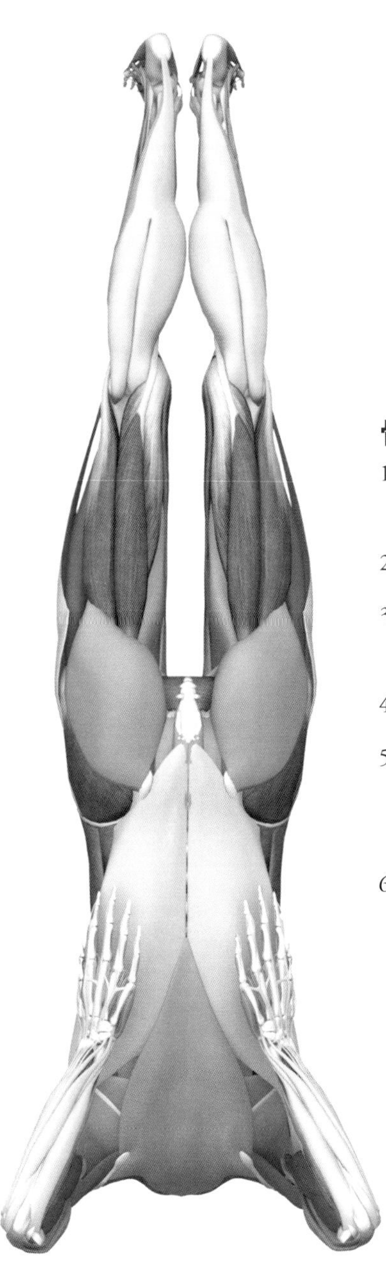

骨盆與雙腳

1. 臀大肌和大腿前方的腰肌一起支撐骨盆，使之保持水平。
2. 內收肌群併攏雙腿。
3. 闊筋膜張肌（在髖部外側）及臀中肌將髖部和大腿往內轉，並緩衝臀部肌肉外拉的力量。
4. 大腿前方的股四頭肌拉直膝蓋。
5. 小腿外側的腓骨肌稍微往外轉動雙腳（腳很容易往內傾），這個動作還可以將朝上的腳底板打開。
6. 脛骨前方的脛前肌將雙腳往頭部方向拉動。

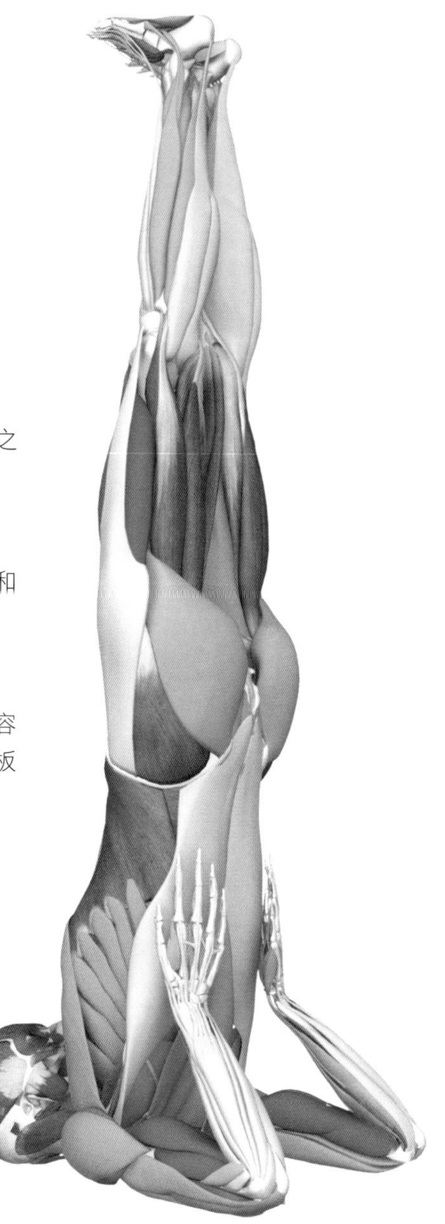

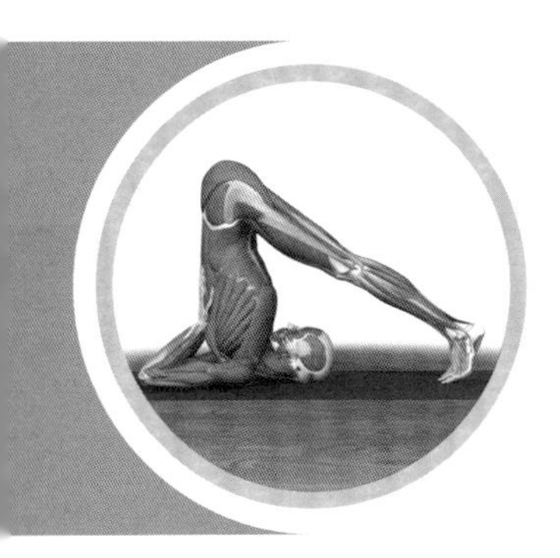

鋤式（Halasana）

鋤式也是恢復體位之一，通常會在瑜伽練習近尾聲時登場。這是個倒立姿勢，對心血管系統的功能以及腦脊髓液的流動都很有幫助。

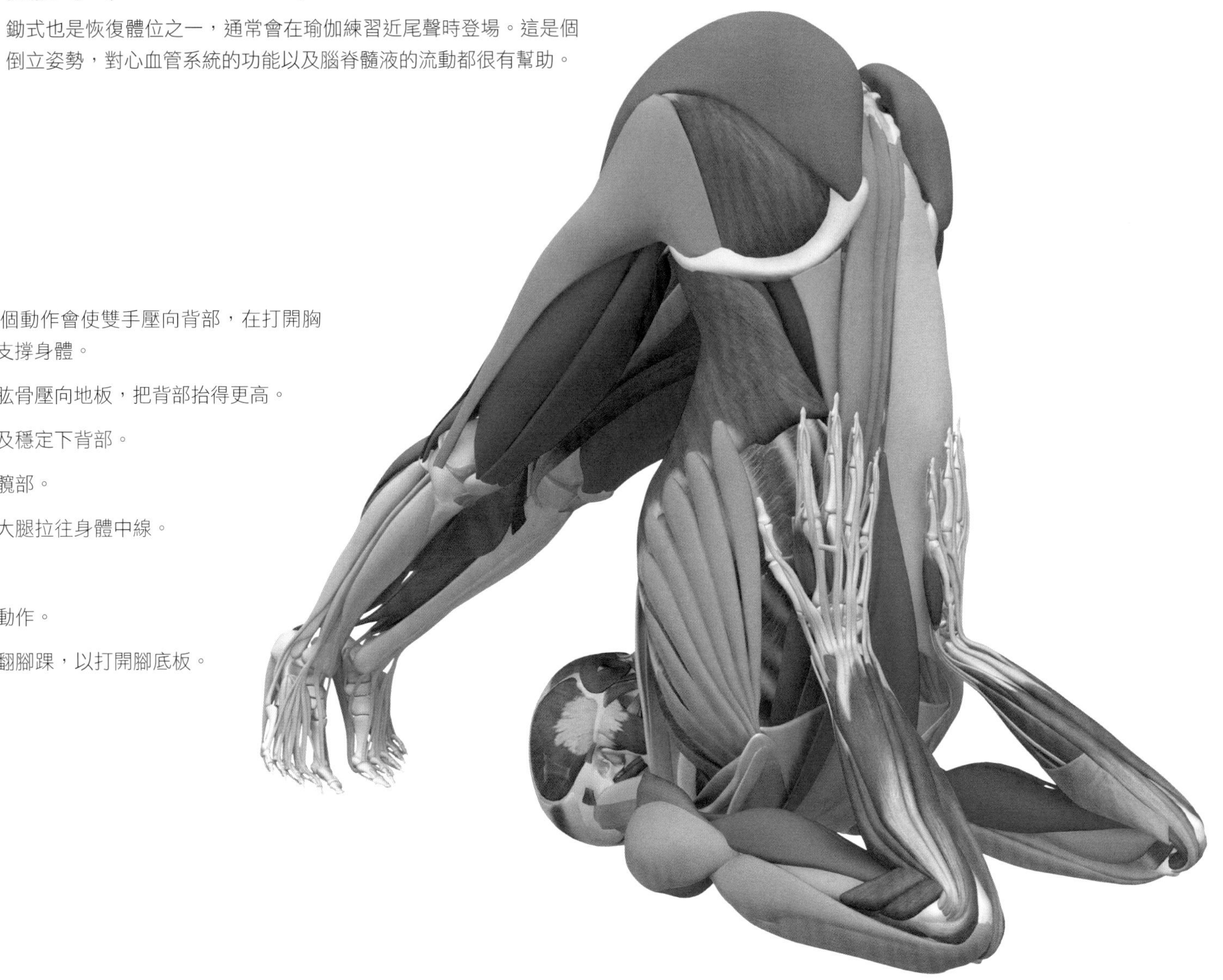

協同／活化

1. 肱二頭肌彎曲手肘，這個動作會使雙手壓向背部，在打開胸廓的同時也可以抬高並支撐身體。
2. 後三角肌延展肱骨，將肱骨壓向地板，把背部抬得更高。
3. 腰方肌與腰肌一起抬升及穩定下背部。
4. 腰肌與恥骨肌一起屈曲髖部。
5. 內收長肌與內收短肌將大腿拉往身體中線。
6. 股四頭肌延展膝蓋。
7. 脛前肌讓腳踝做出背屈動作。
8. 腓骨長肌與腓骨短肌外翻腳踝，以打開腳底板。

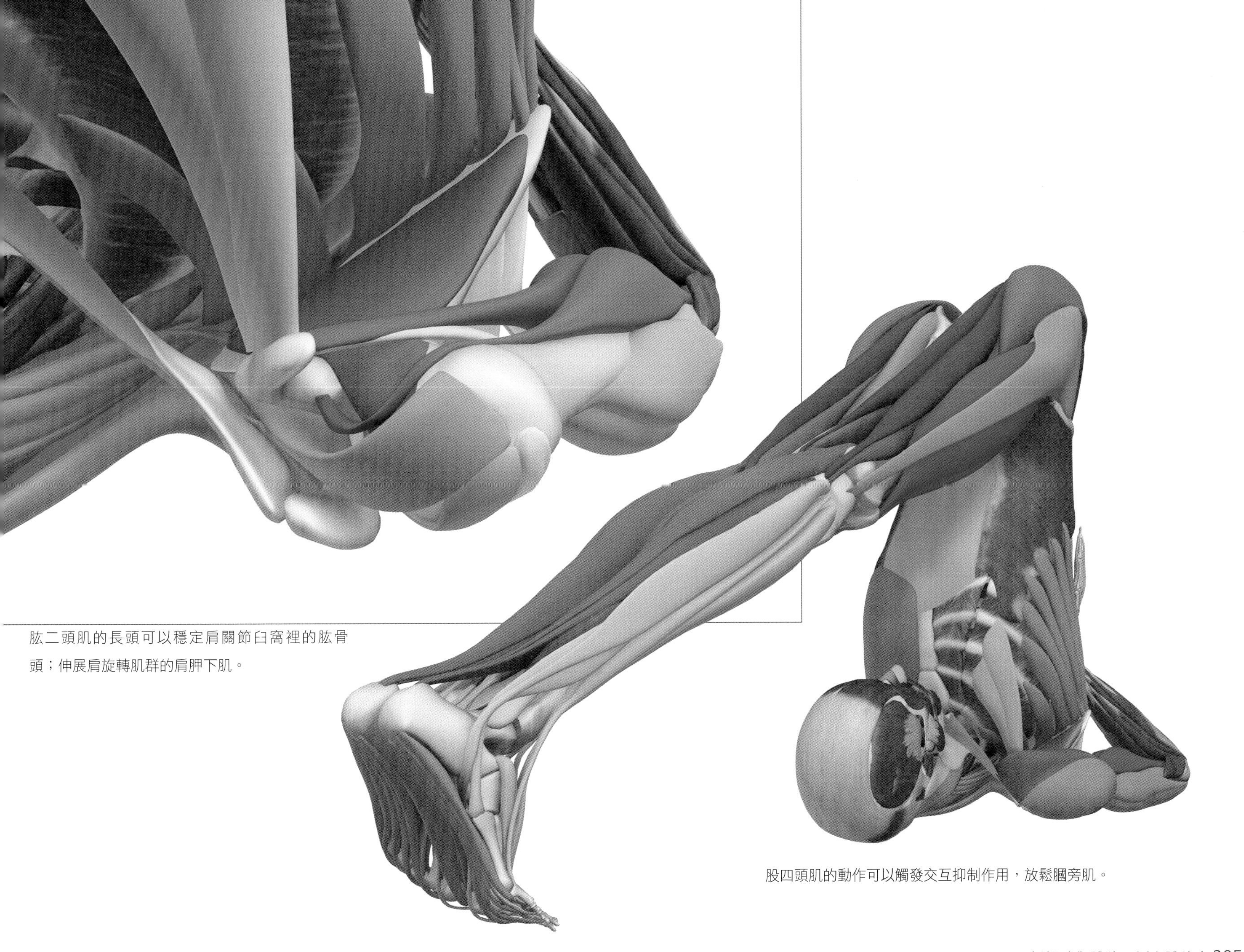

肱二頭肌的長頭可以穩定肩關節臼窩裡的肱骨頭；伸展肩旋轉肌群的肩胛下肌。

股四頭肌的動作可以觸發交互抑制作用，放鬆膕旁肌。

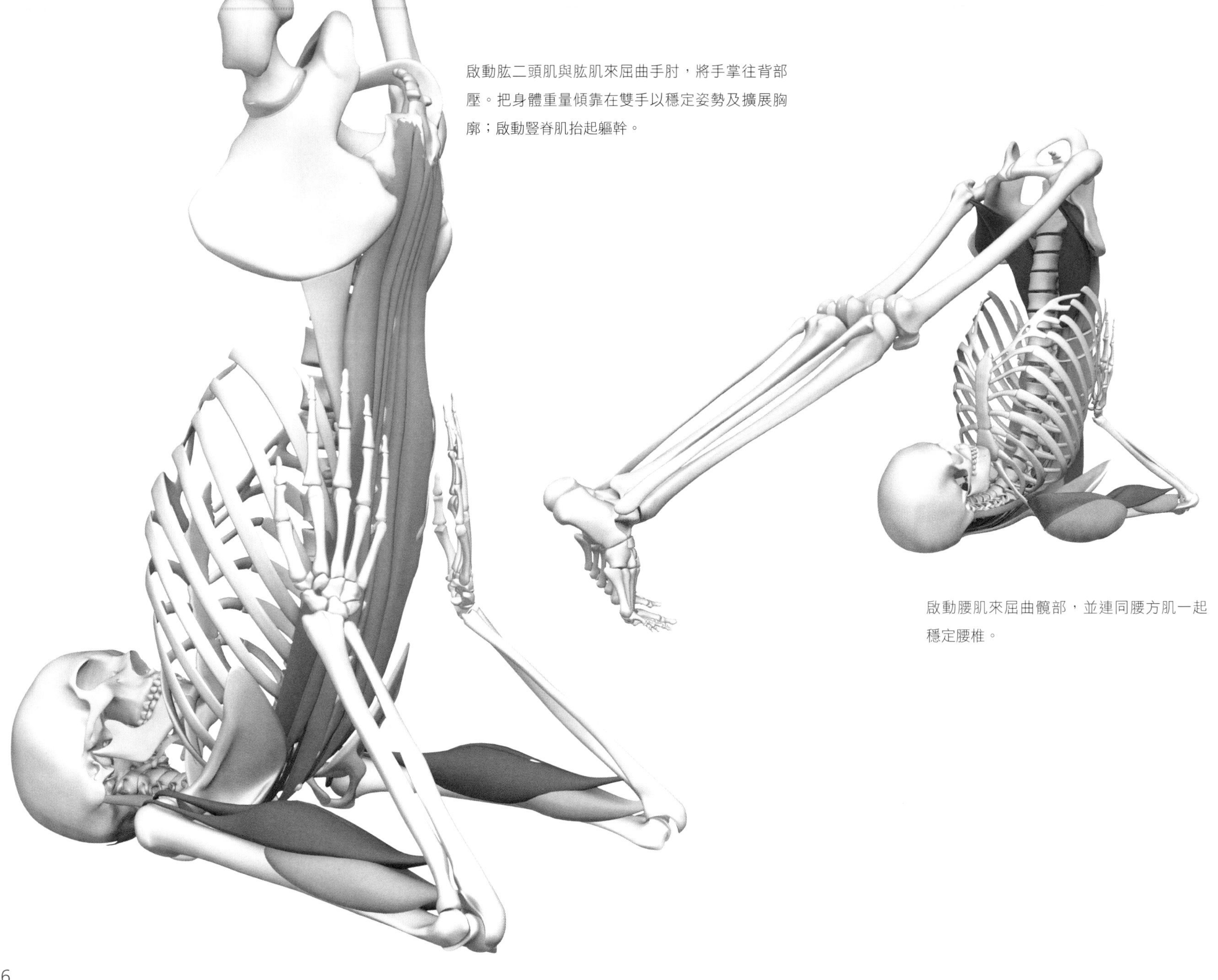

啟動肱二頭肌與肱肌來屈曲手肘，將手掌往背部壓。把身體重量傾靠在雙手以穩定姿勢及擴展胸廓；啟動豎脊肌抬起軀幹。

啟動腰肌來屈曲髖部，並連同腰方肌一起穩定腰椎。

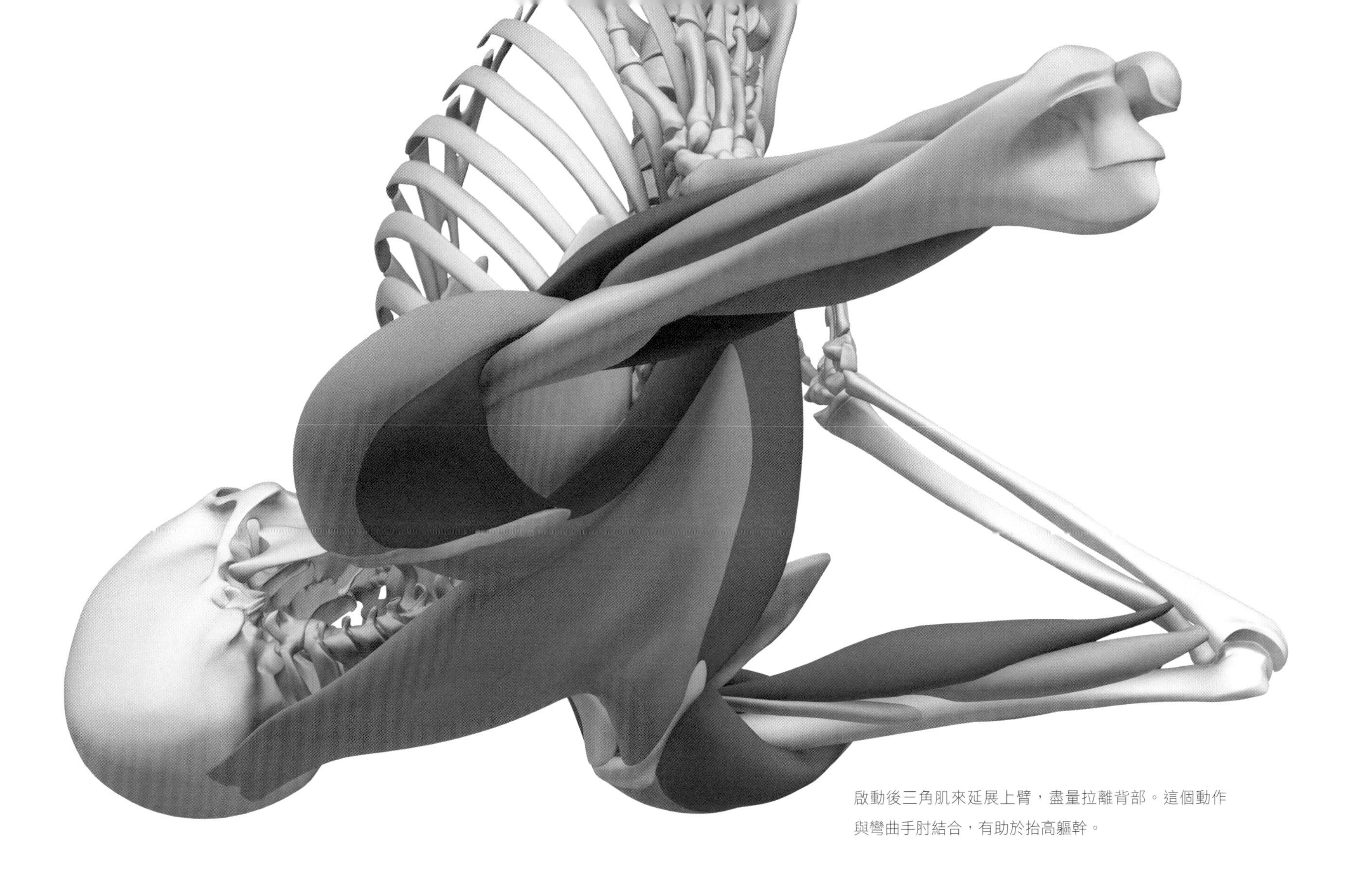

啟動後三角肌來延展上臂，盡量拉離背部。這個動作與彎曲手肘結合，有助於抬高軀幹。

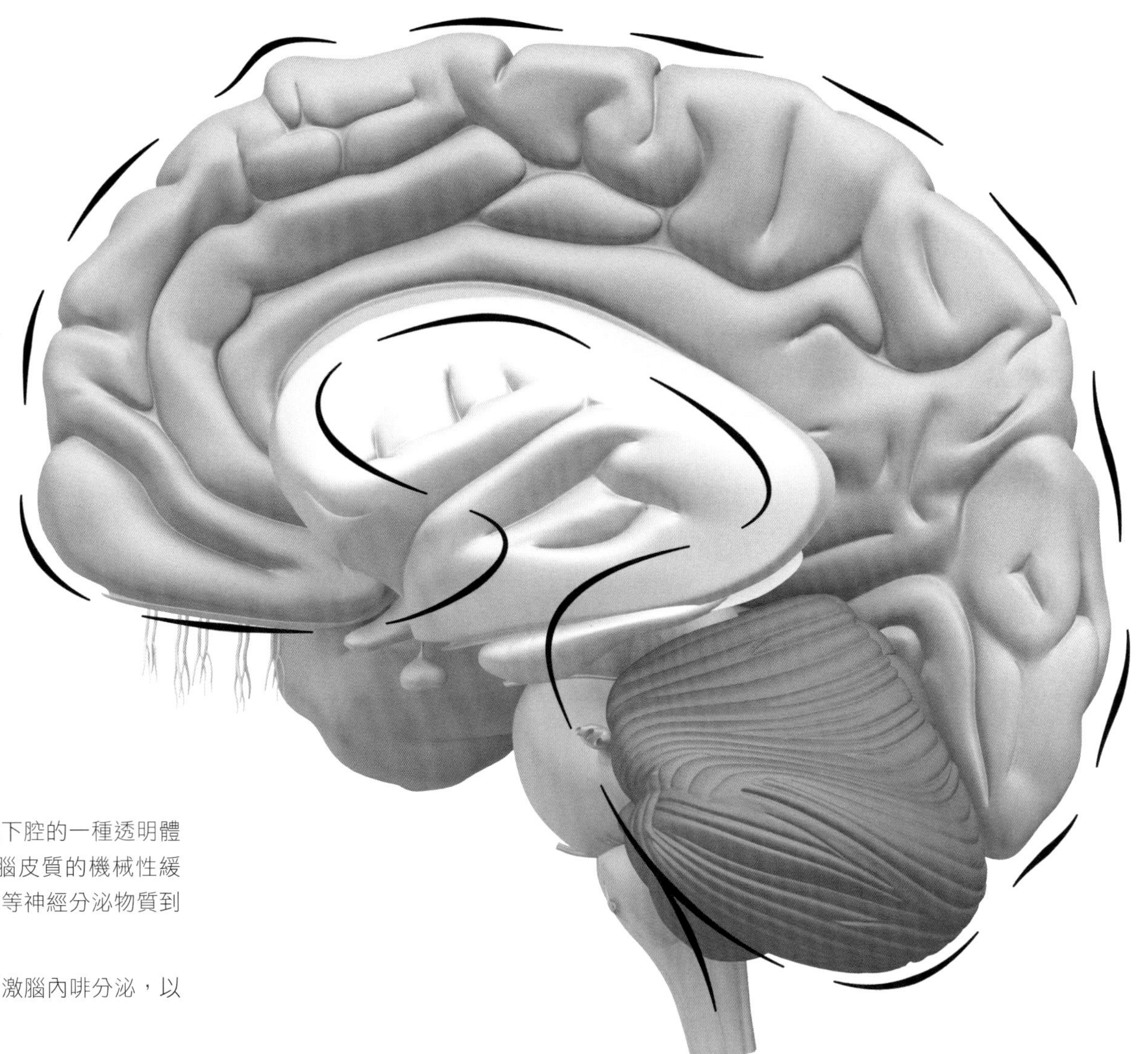

腦脊髓液

腦脊髓液是在大腦及脊髓中循環於蜘蛛網膜下腔的一種透明體液，循流於腦室系統。主要功能是做為大腦皮質的機械性緩衝，保護大腦不受傷，並輸送養分與腦內啡等神經分泌物質到中樞神經的各個部位。

身體倒立可以轉換腦脊髓液的流動方向、刺激腦內啡分泌，以及改善腦脊髓液停滯不流動的區域。

倒立體位與心血管系統

身體倒立會影響血流，幫助身體及下肢的下腔靜脈血液流回心臟。當心室充滿血液以及心室輸出增加時，心臟的運作就能更有效率。充滿氧氣的血液從心臟流到主動脈，再分送到全身。

主動脈與頸動脈都有壓力受體來幫助身體調節血壓，讓血壓平均值維持在正常範圍。這些壓力受體在心臟輸出或血壓增加時，會傳送訊息到腦部以刺激副交感神經作用。如此一來心跳就會放慢，血壓也會下降。相反的，血壓低時，壓力受體發出的訊息會減少，那麼心臟輸出率與血壓便會增加。最後，心臟血液輸出量與血壓都會達到自我平衡。

血壓正常的人在身體倒立時，會刺激壓力受體增加放電，如此就能增加副交感神經輸出[6]（從舌咽神經與迷走神經開始），可讓心跳與血壓短暫下降。

身體從倒立恢復成正常體位時，速度一定要放慢，以避免發生頭暈現象。嬰兒式（Balasana，見212頁）是讓血流恢復平衡的一個有效姿勢。

有血壓問題的人，包括高血壓與低血壓或青光眼患者，在練習頭倒立式或肩立式之前，務必要先詢問過醫生意見。

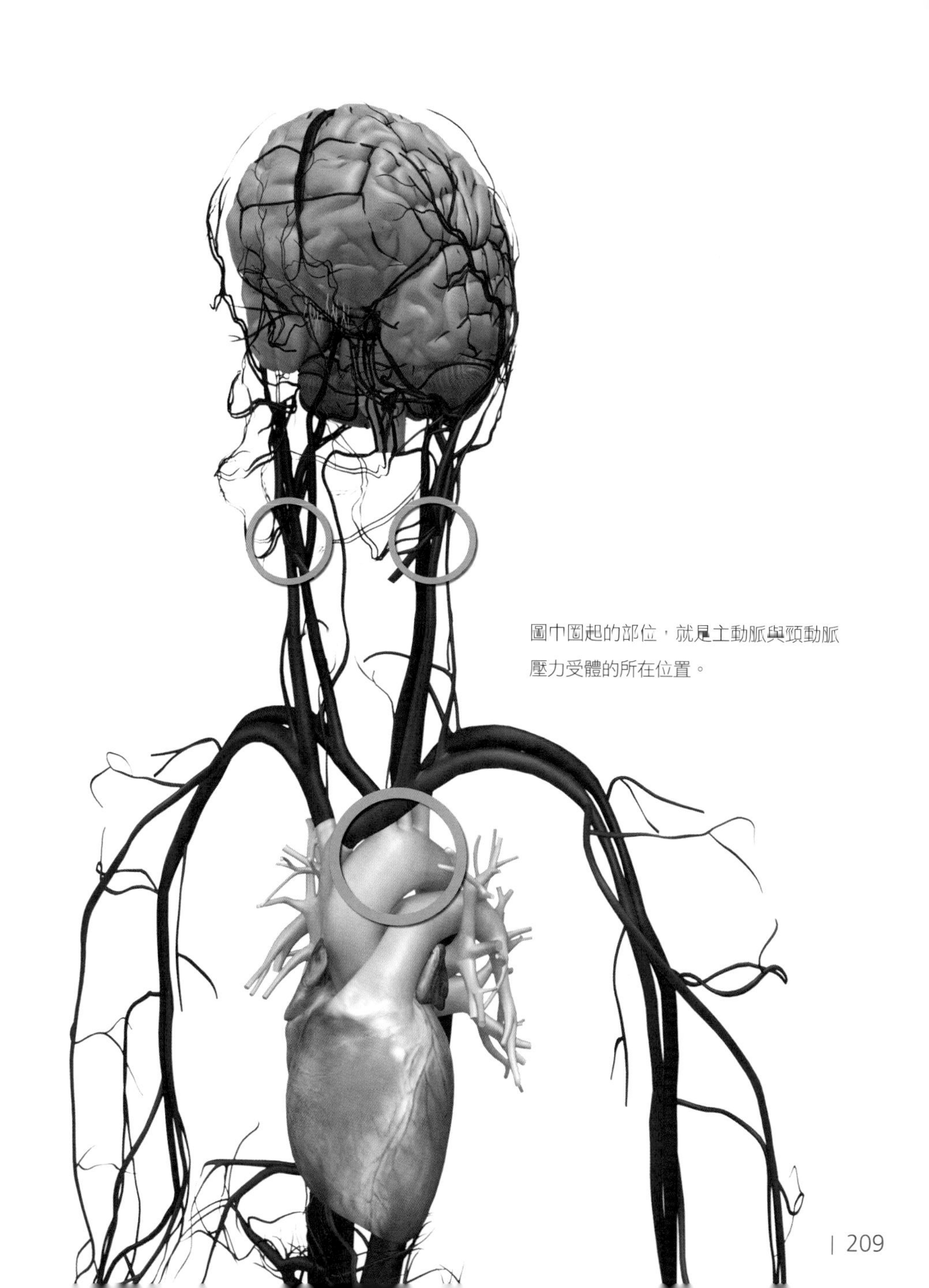

圖中圈起的部位，就是主動脈與頸動脈壓力受體的所在位置。

註6：人體的自律神經包括交感神經及副交感神經，兩者作用相反但又相輔相成。交感神經是促進性的，會使心跳加速、血壓上升、呼吸變快；副交感神經是抑制性的，負責讓人體鬆弛休息，保存體力。

10 恢復體位

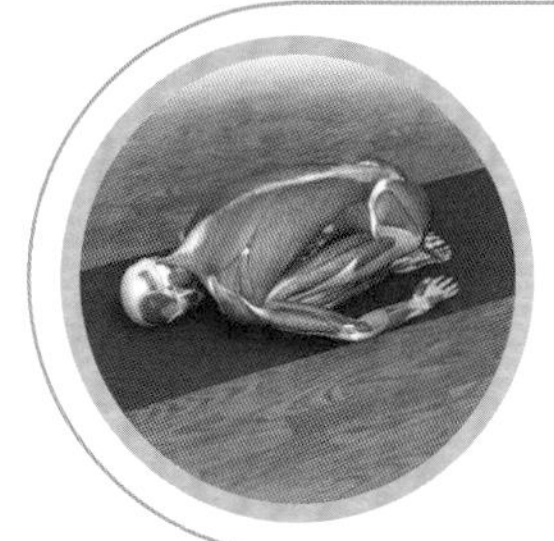

嬰兒式
Balasana
見212頁

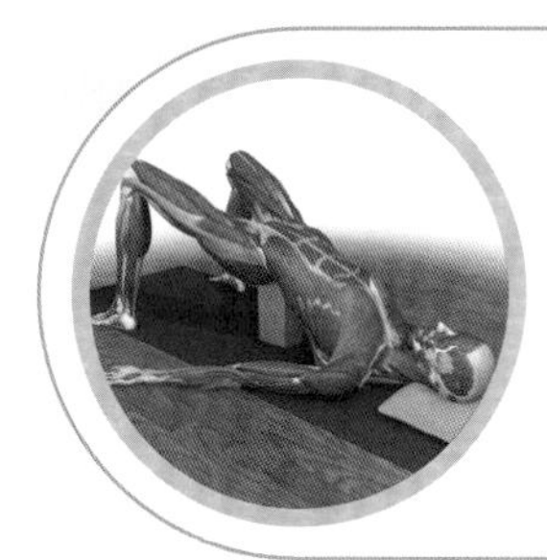

瑜伽磚支撐的橋式
Supported Setu
Bandha Sarvangasana
見214頁

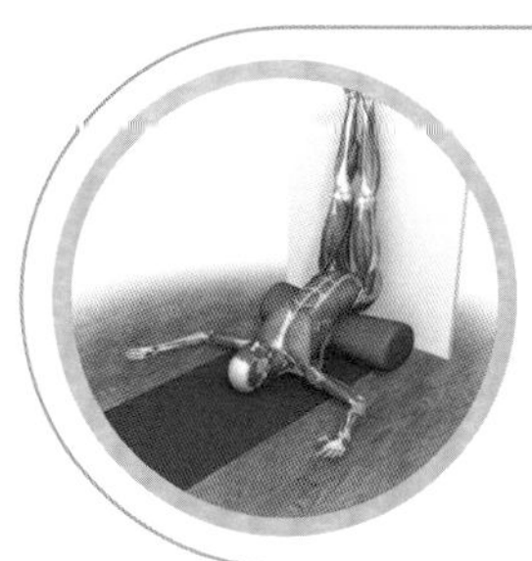

雙腳靠牆倒立式
Viparita Karani
見216頁

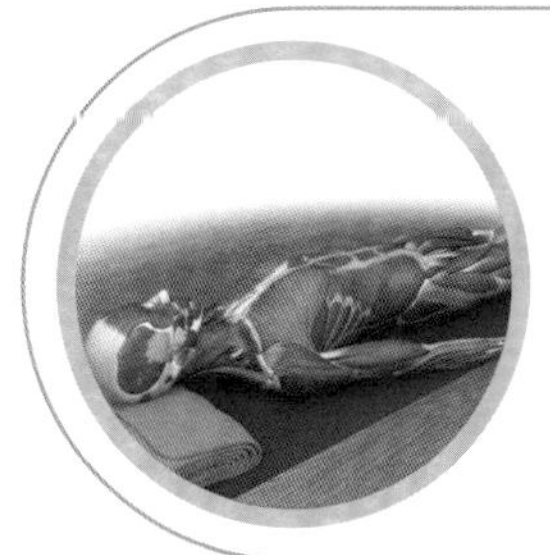

攤屍式
Savasana
見218頁

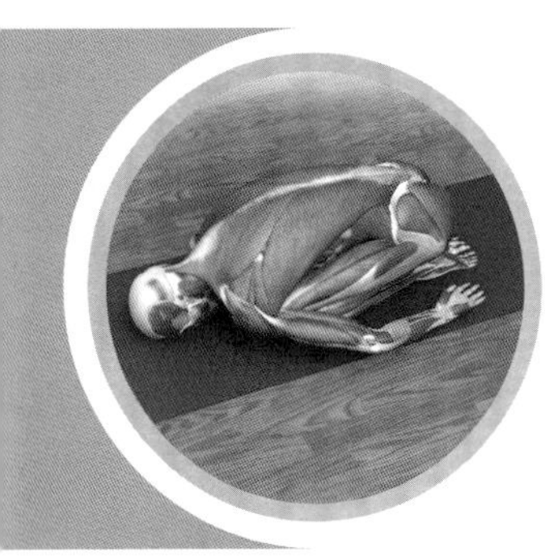

嬰兒式（Balasana）

嬰兒式是一種休息體位，練習瑜伽時只要覺得累就可以做。進行嬰兒式時會被動伸展背後的肌肉，並同時輕柔地放鬆身體前面的肌肉。這個動作可以帶動內臟往前，並擴展胸廓及肺部。

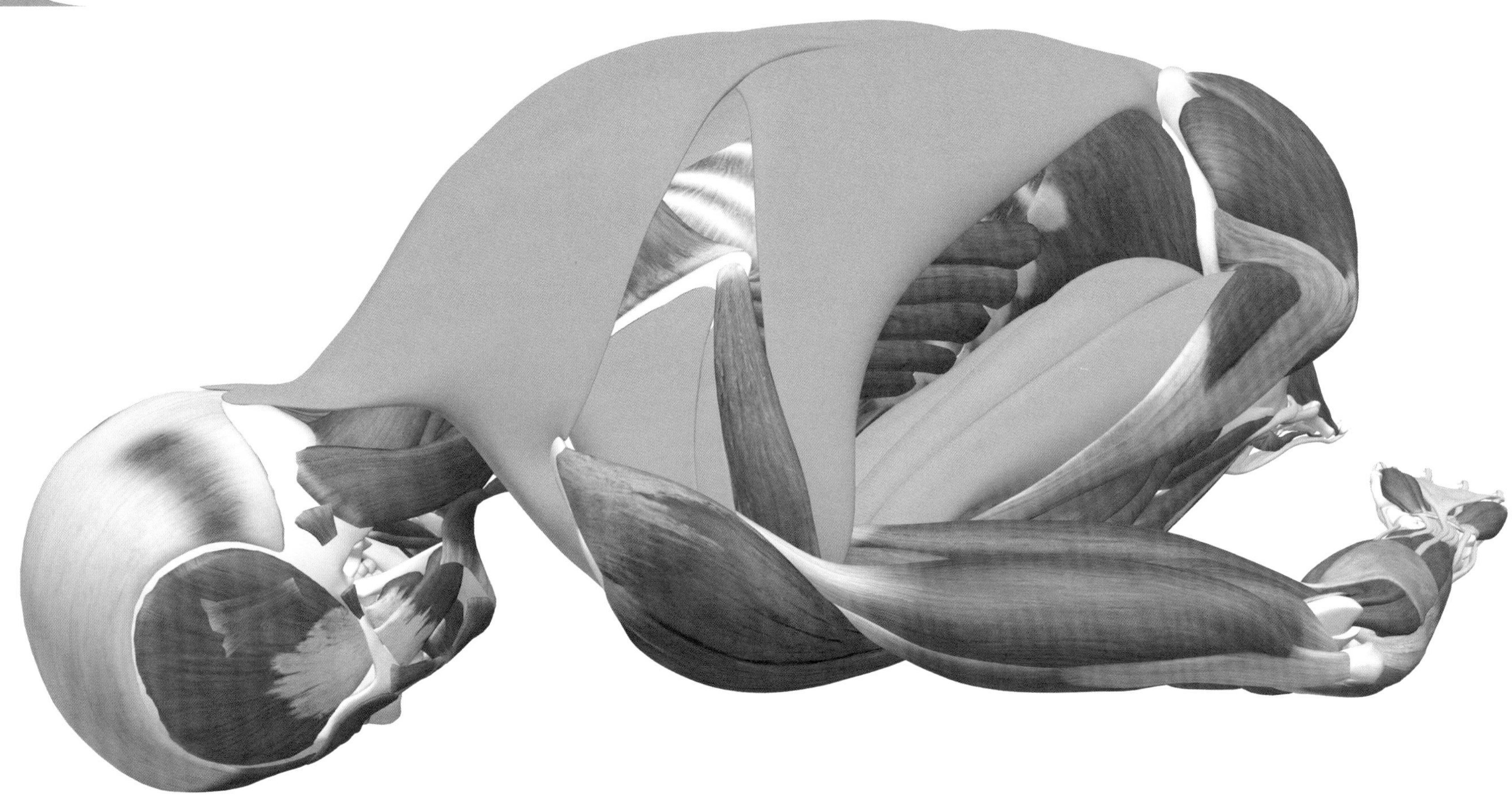

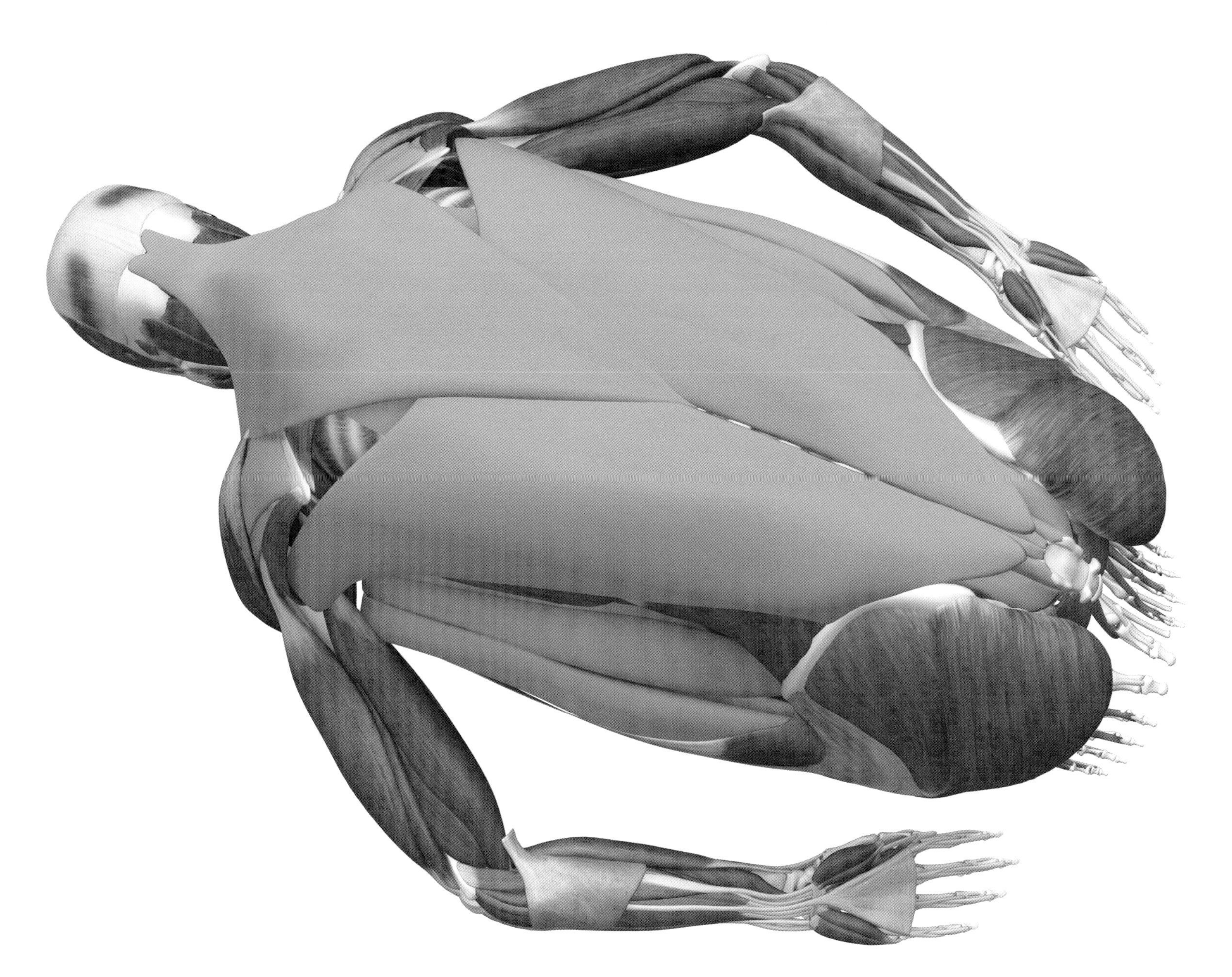

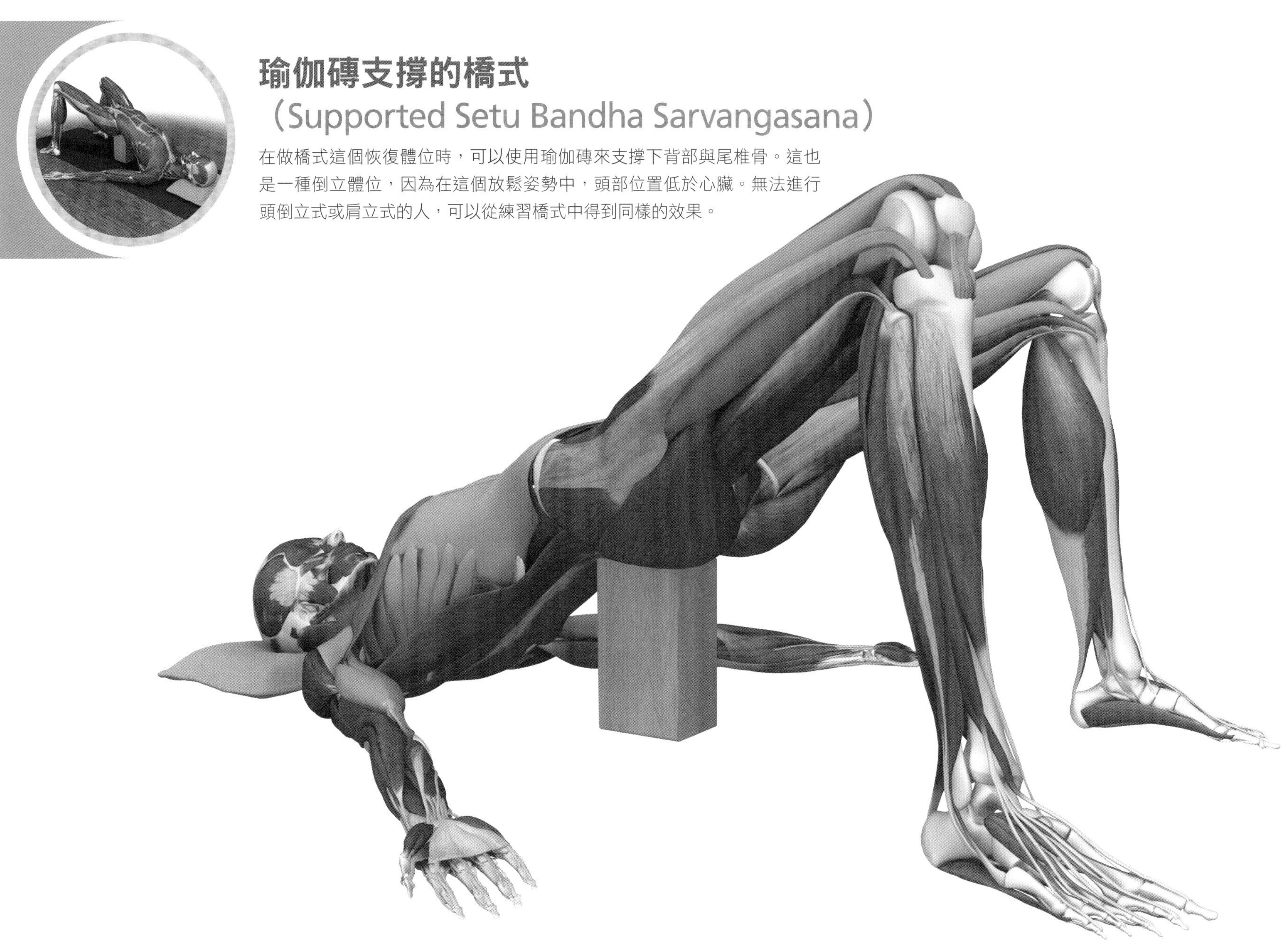

瑜伽磚支撐的橋式
（Supported Setu Bandha Sarvangasana）

在做橋式這個恢復體位時，可以使用瑜伽磚來支撐下背部與尾椎骨。這也是一種倒立體位，因為在這個放鬆姿勢中，頭部位置低於心臟。無法進行頭倒立式或肩立式的人，可以從練習橋式中得到同樣的效果。

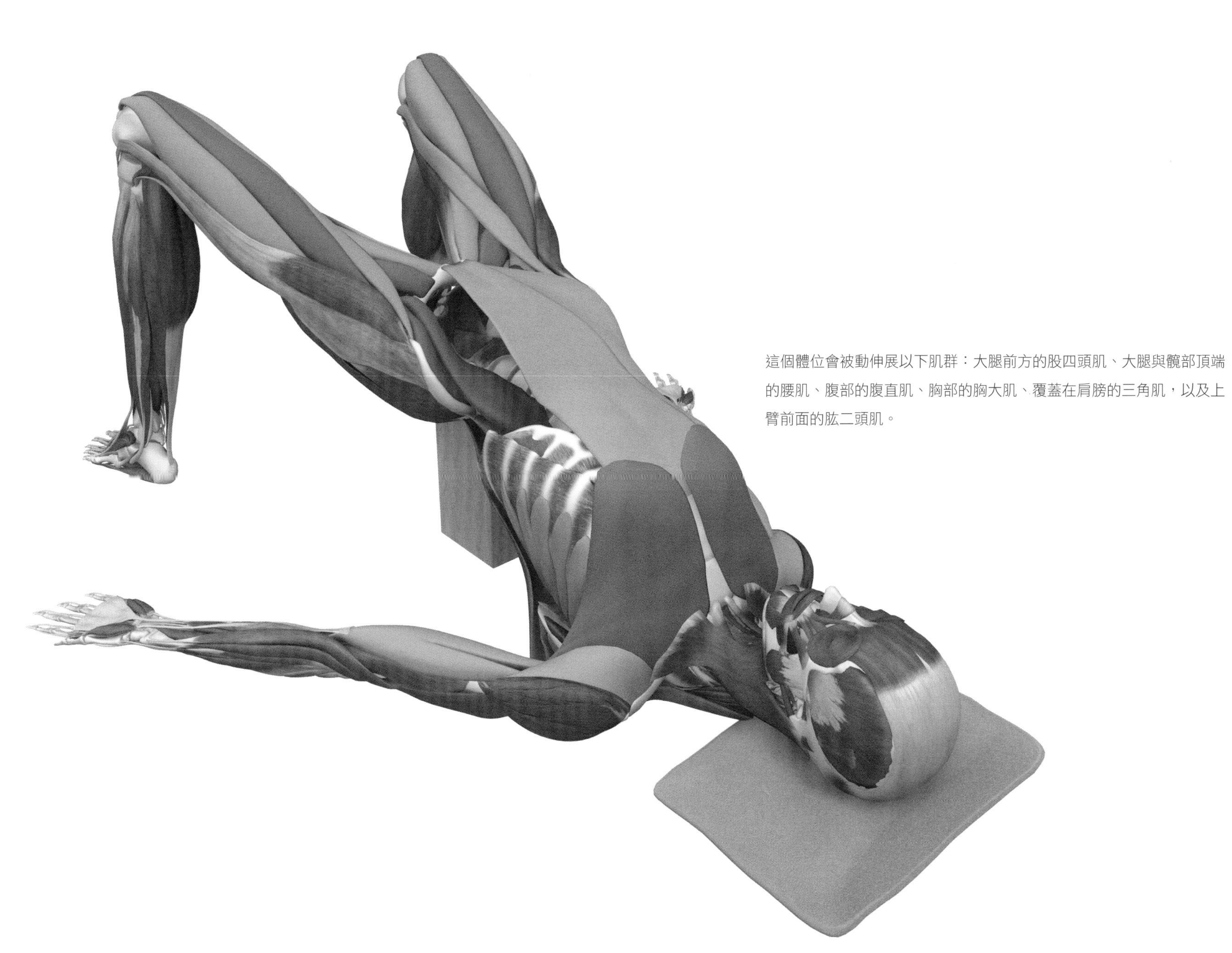

這個體位會被動伸展以下肌群：大腿前方的股四頭肌、大腿與髖部頂端的腰肌、腹部的腹直肌、胸部的胸大肌、覆蓋在肩膀的三角肌，以及上臂前面的肱二頭肌。

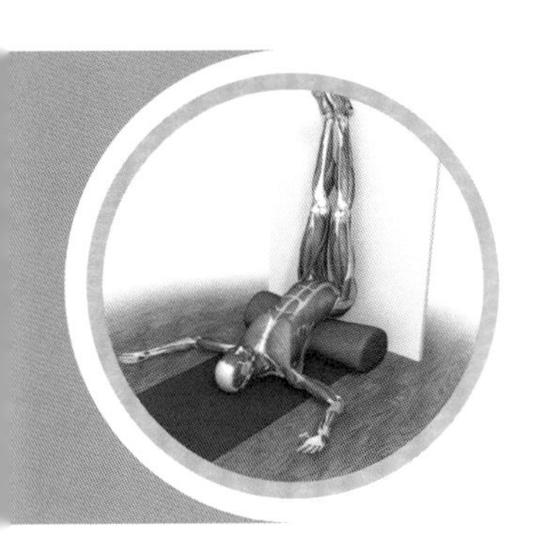

雙腳靠牆倒立式（Viparita Karani）

在這個體位中，屈曲髖關節、伸展膝蓋，讓雙腳貼靠在牆上休息。在這個姿勢中，也可以在骨盆下墊一塊圓桶墊，稍離牆面一點。這時的腹部是處在被動伸展的狀態，大腿後方肌肉同樣是被動伸展，而髖關節屈肌則是舒張狀態。

如同其他的倒立式，雙腳靠牆倒立式也有促進心血管功能的效用，包括幫助血液回流心臟，藉由啟動頸動脈與主動脈的壓力受體來刺激副交感神經系統的平衡機制。頸椎有問題而不能練習頭倒立式與肩立式的人，可以改做這個體位。

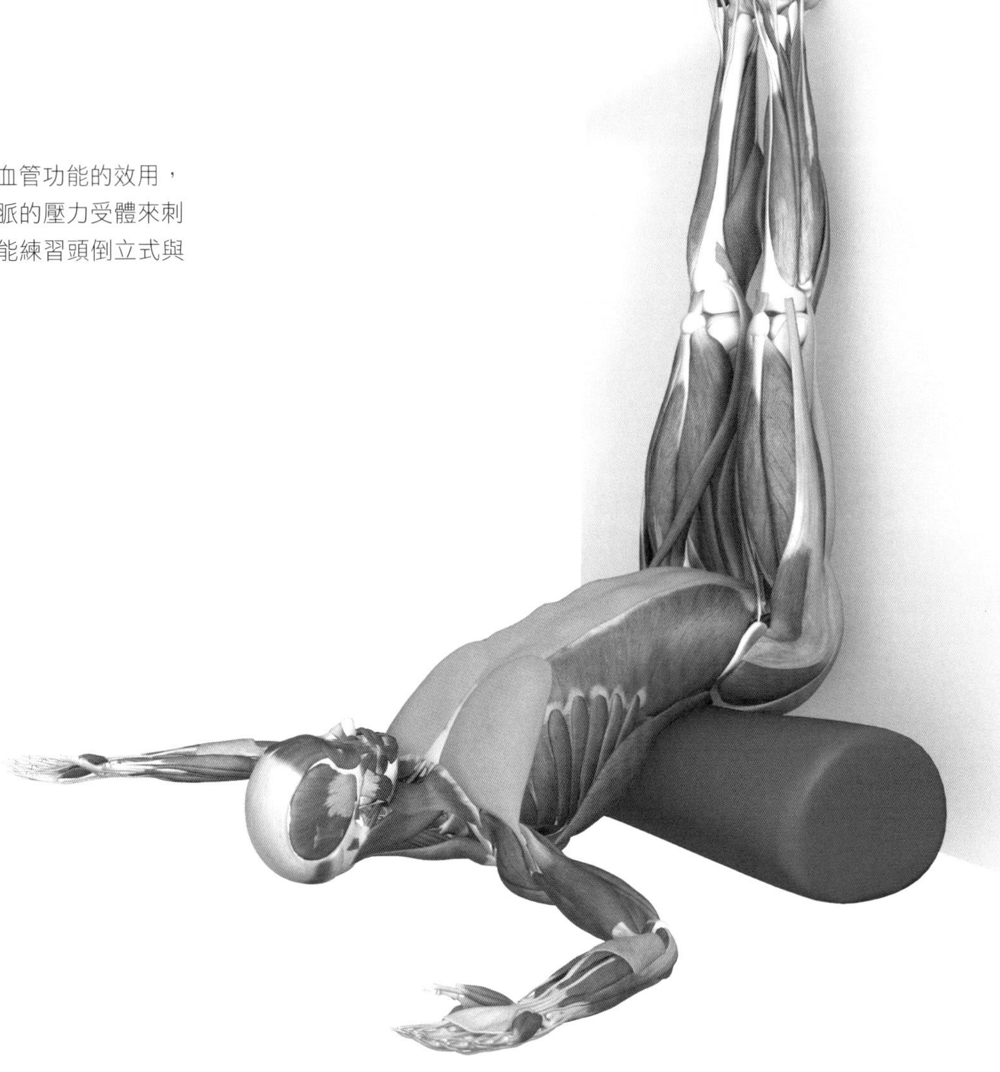

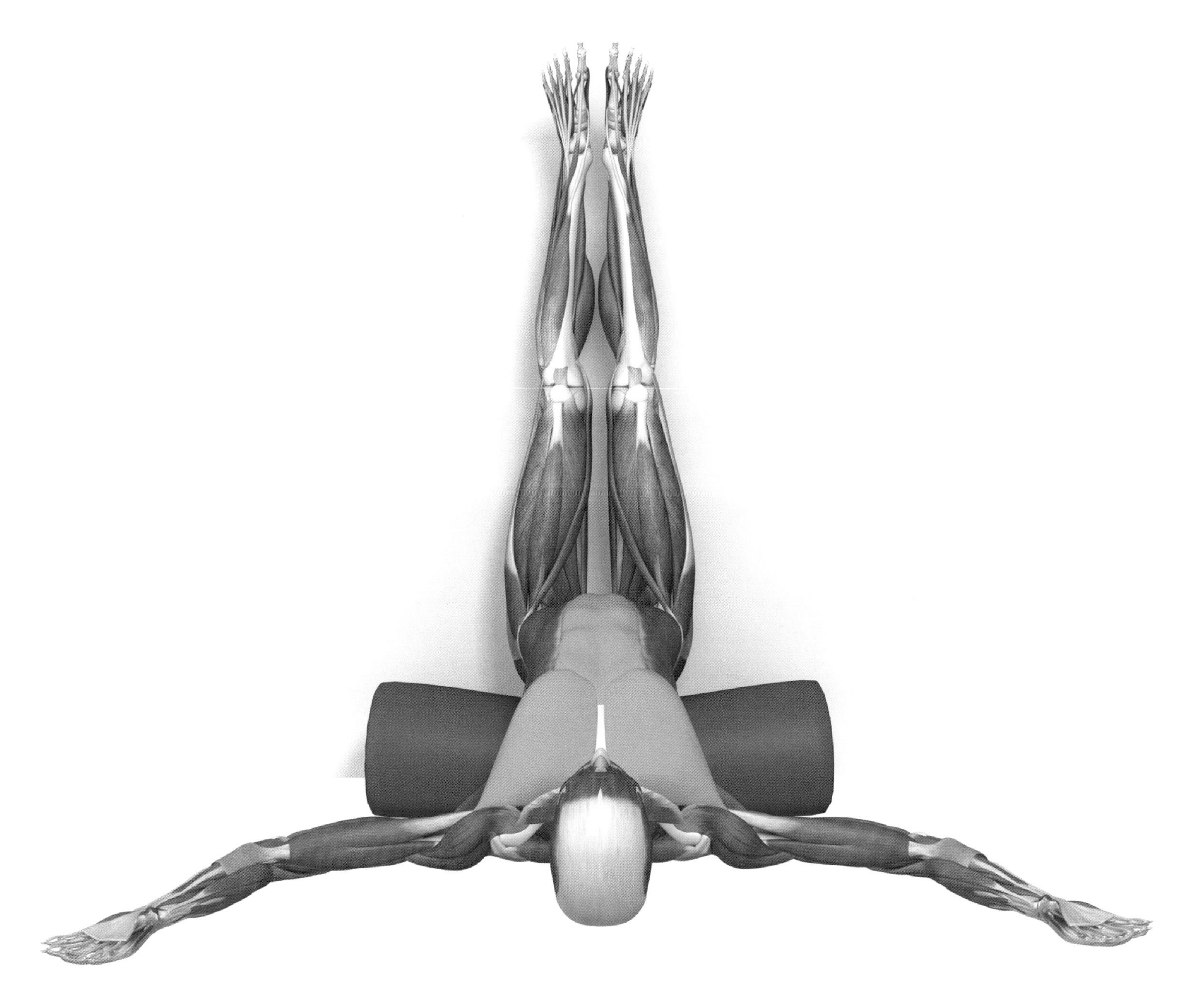

攤屍式（Savasana）

攤屍式是練習瑜伽的最後收尾姿勢。前面我們已經學到運用拜日式來暖身，以及重新設定大腦記憶的肌肉長度；當然還有本書所介紹的各式體位，分別用於拉長各個關節的肌肉群、刺激神經傳導，還有啟動身體的脈輪。最後，我們還運用了倒立體位來促進副交感神經系統的作用。現在，我們的身體已經準備好要進入深層的放鬆狀態了。

在做攤屍式時，腦內的δ波模式會處於主導地位，腦電波會以4～8赫茲的頻率振動。在這個狀態下，潛意識的直覺力會接手大腦的功能，進入深層記憶，並且與集體無意識（其意義相當於佛教的第八識阿賴耶識），進一步達到療癒效用。進入深層狀態的攤屍式時，腦波會以δ波的頻率（0.5～2 Hz）振動，這時的大腦處於做夢狀態。

練習攤屍式時，可以積極觀想體內「能量體」的微妙狀態，如本頁插圖所示。

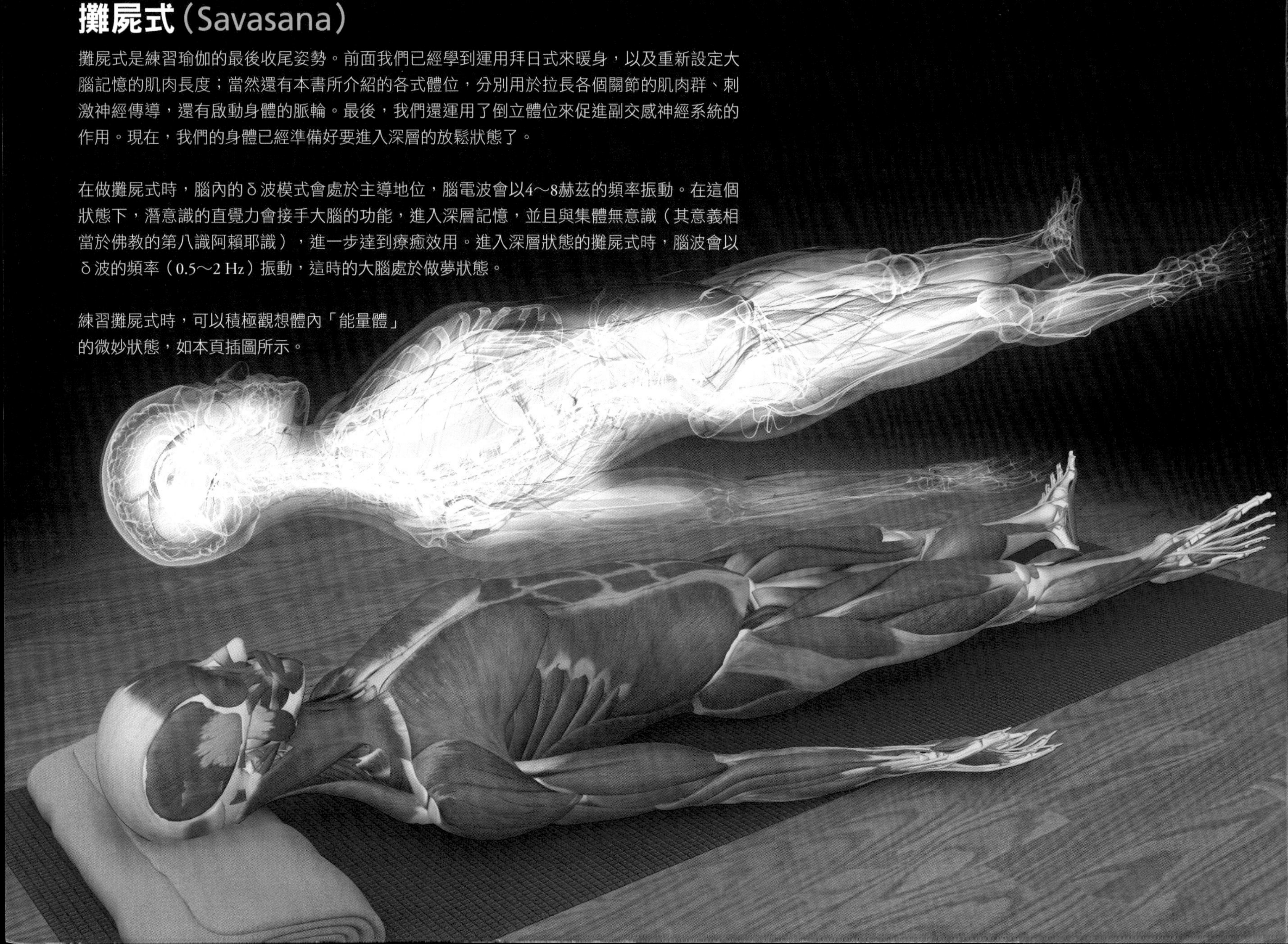

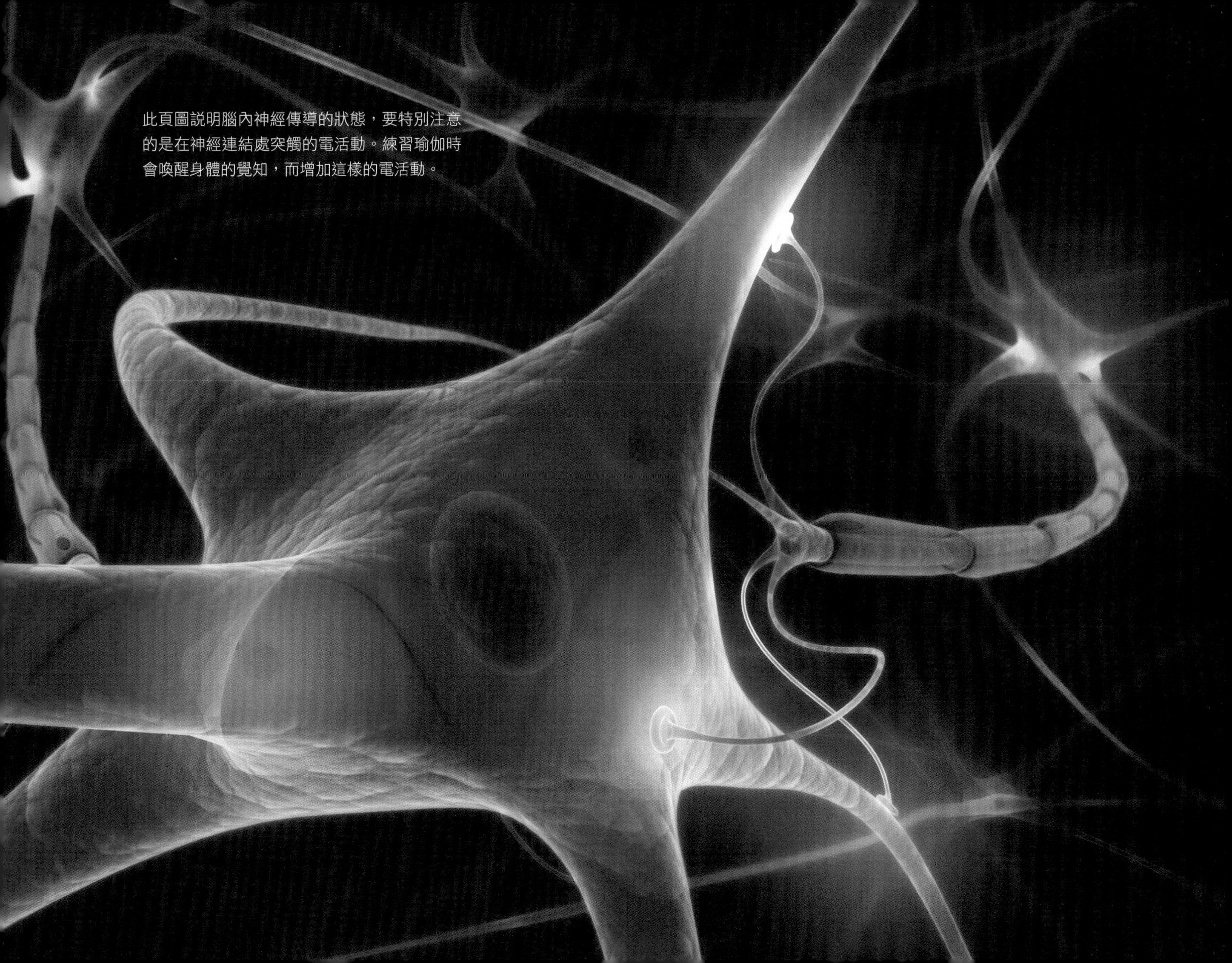

此頁圖說明腦內神經傳導的狀態，要特別注意的是在神經連結處突觸的電活動。練習瑜伽時會喚醒身體的覺知，而增加這樣的電活動。

人體解剖學中英名詞對照

三～四劃

三角肌　Deltoid muscle
下孖肌　Inferior gemellus
上孖肌　Superior gemellus
大菱形肌　Rhomboid major
大圓肌　Teres major
小菱形肌　Rhomboid minor
小圓肌　Teres minor
內收大肌　Adductor magnus
內收肌群　Adductors muscles
內收長肌　Adductor longus
內收短肌　Adductor brevis
尺骨　Ulna
比目魚肌　Soleus

五～七劃

主動肌　Agonist
半腱肌　Semitendinosus muscle
半膜肌　Semimembranosus muscle
外旋肌群　External rotators
外髁　Lateral condyle
收縮單元　Contractile element
肌節　Myomeres
舌咽神經　Glossopharyngeal nerve
孖肌　Gemelli
伸拇肌　Extensor hallucis
伸拇長肌　Extensor hallucis longus
伸趾長肌　Extensor digitorum longus
坐骨結節　Ischial tuberosity
尾骨肌　Coccygeus
肘肌　Anconeus

八劃

協同肌　Synergist
屈拇長肌　Flexor hallucis longus
肱二頭肌　Biceps brachii
肱三頭肌　Triceps
肱肌　Brachialis
肱骨　Humerus
肱骨頭　Humeral head
股二頭肌　Biceps femoris
股中間肌　Vastus intermedius
股內側肌　Vastus medialis
股外側肌　Vastus Lateralus
股直肌　Rectus femoris
股骨大轉子　Femoral greater trochanter
股薄肌　Gracilis
肩胛下肌　Subscapularis
肩胛帶　Shoulder girdle
肩胛提肌　Levator scapulae
肩峰　Acromion
肩峰突　Acromion process
阿基里斯腱／跟腱　Achilles tendon

九～十劃

前三角肌　Anterior deltoid
前鋸肌　Serratus anterior
後三角肌　Posterior deltoid
拮抗肌　Antagonist
背闊肌　Latissimus dorsi muscle
恥骨肌　Pectineus
恥骨尾骨肌　Pubococcygeus muscle
胸大肌　Pectoralis major muscle
胸小肌　Pectoralis minor muscle
胸肌　Pectoralis
胸骨　Sternum
胸鎖乳突肌　Sternocleidomastoid
胸鎖關節　sternoclavicular joint
迷走神經　Vagus Nerve
骨盆膈　Pelvic diaphragm
高爾肌腱器　Golgi tendon organ

十一劃

側三角肌　Lateral deltoid
斜方肌　Trapezius
旋前方肌　Pronator quadratus
旋前圓肌　Pronator teres
旋後肌　Supinator
旋轉肌群　Rotator cuff
梨狀肌　Piriformis
閉孔內肌　Obturator internus

閉孔肌　Obturators
脛前肌　Tibialis anterior
脛後肌　Tibialis posterior
脛骨　Tibia
脛骨長肌　Peroneus longus
脛骨短肌　Peroneus brevis

十二～十三劃

喙突　Coracoid process
提肛肌　Levator ani
棘下肌　Infraspinatus
棘上肌　Supraspinatus
筋膜鞘　Fascial sheath
腓骨肌　Peronei
腓骨長肌　Peroneus longus
腓骨短肌　Peroneus brevis
腓腸肌　Gastrocnemius
菱形肌　Rhomboids
腰大肌　psoas major
腰方肌　Quadratus lumborum
腰肌　Psoas
腸骨／髂骨　Iliac bone
腸骨尾骨肌　Iliococcygeus muscle
腹內斜肌　Internal oblique
腹外斜肌　External oblique
腹直肌　Rectus abdominis
腹斜肌　Obliques abdominals
腹橫肌　Transversus abdominis
腹斜肌　Internal oblique
腦脊髓液　Cerebrospinal fluid
運動皮質區　Motor cortex

十六～十八劃

豎脊肌　Erector spinae
膕旁肌　Hamstrings
橫膈膜　Diaphragm
橈骨　Radius bone
頸闊肌　Platysma
縫匠肌　Satorius muscle
臀大肌　Gluteus maximus
臀小肌　Gluteus minimus
臀中肌　Gluteus medius
闊筋膜張肌　Tensor fascia lata
薦骨／骶骨　Sacrum
薦骨粗隆韌帶　Sacrotuberous ligament
薦髂關節　Sacroiliac joint
鎖骨　Clavicle
蹠骨　Metatarsals
關節囊韌帶構造　Capsuloligamentous structres

十九劃以上

髂肌　Iliacus
髂脛束　Iliotibial band
髂嵴　Iliac crest
鷹嘴突　olecranon
髕骨　Patella
髕腱　patellar tendon
髖屈肌　Hip flexor

哈達瑜伽體位索引

二～四劃

五～八劃

九～十二劃

十三～十六劃

十七劃以上

免責聲明

讀者在開始練習瑜伽或任何運動前，都應先諮詢過醫生的意見。本書內容、網頁或其他資料僅供參考，無法取代任何醫療或外科診斷。若有健康上的疑慮，請尋求醫生幫助。此外，書中的瑜伽資訊亦無法取代專業瑜伽教練的指導。學瑜伽一定要有合格瑜伽教練的監督和引導，以免發生運動傷害。瑜伽或是其他運動不一定適合每個人，練習瑜伽必須自行承擔風險，本書出版社、作者、編輯、繪圖者或書商不負任何讀者因練習瑜伽或運動所造成的傷害或損失之共同或個別責任，亦不負任何讀者因使用本書內容、網站或其他資訊所造成的傷害或損失之共同或個別責任。

BH0016

瑜伽最適體位3D解剖書

5個步驟，量身定做最適合你的瑜伽體位

作　　者　瑞龍醫生（Ray Long）
繪 圖 者　克里斯・麥西爾（Chris Macivor）
譯　　者　賴孟怡
特約主編　莊雪珠
封面設計　郭嘉敏
內頁構成　舞陽美術・張淑珍／張祐誠
校　　對　莊雪珠・魏秋綢

發 行 人　蘇拾平
總 編 輯　周本驥
副總編輯　顏素慧
編　　輯　田哲榮
行　　銷　郭其彬、王綬晨、夏瑩芳、呂依緻、邱紹溢、陳詩婷、張瓊瑜
出　　版　橡實文化事業股份有限公司
地址：臺北市10544松山區復興北路333號11樓之4
電話：02-2718-2001 傳真：02-2718-1258
E-mail信箱：acorn@andbooks.com.tw
發　　行　大雁文化事業股份有限公司
地址：台北市10544松山區復興北路333號11樓之4
電話：02-2718-2001　傳真：02-2718-1258
讀者傳真服務：02-2718-1258
讀者服務信箱：andbooks@andbooks.com.tw
劃撥帳號：19983379 戶名：大雁文化事業股份有限公司
香港發行　大雁（香港）出版基地・里人文化
地址：香港荃灣橫龍街78號正好工業大廈25樓A室
電話：852-2419-2288 傳真：852-2419-1887
E-mail信箱：anyone@biznetvigator.com

印　　刷　中原造像股份有限公司
初版一刷　2013年6月
定　價　460元
ISBN 978-986-6362-76-7

國家圖書館出版品預行編目資料

瑜珈最適體位3D解剖書：5個步驟，量身定做最適合你的瑜伽體位／瑞龍醫生（Ray Long）著；賴孟怡譯. ──初版.──臺北市：橡實文化出版：大雁文化發行，2013.06
224面；26×19公分
譯自：The key poses of yoga : your guide to functional anatomy in yoga
ISBN 978-986-6362-76-7(平裝)

1.瑜伽 2.人體解剖學

411.15　　102008646